"十二五"职业教育国家规划教材

经全国职业教育教材审定委员会审定

BINGYUAN SHENGWUXUE YU MIANYIXUE

U0332951

病原生物学与免疫学

（第3版）

王承明　王松丽　主编

高等教育出版社·北京

内容提要

本书是"十二五"职业教育国家规划教材。全书共分六篇三十章。第一篇为细菌学总论,共四章;第二篇为医学免疫学基础,共九章;第三篇为细菌学各论,共四章;第四篇为真菌学基础,一个章节;第五篇为病毒学基础,共八章;第六篇为人体寄生虫学,共四章。本教材在培养学生创新思维能力、提高学生学习兴趣方面进行了两个方面的尝试。一是在每一章的起始部分增加了课堂教学引言,其目的是通过社会实践与人文社会知识、著名科学家生动的科研趣闻,吸引与调动学生的学习兴趣,培养学生的创新思维能力;二是在每章的末尾增加了学习小结,简要归纳了本章的学习重点与难点,有利于学生总结课堂教学重点,便于复习备考。

本书可作为高职高专临床医学及相关医学类专业学生的教学用书,也可作为在职医护人员学习参考用书。

图书在版编目(CIP)数据

病原生物学与免疫学 / 王承明,王松丽主编. --3版.-- 北京:高等教育出版社,2015.6(2016.12 重印)
ISBN 978-7-04-042468-3

I.①病… Ⅱ.①王… ②王… Ⅲ.①病原微生物 – 高等职业教育 – 教材 ②免疫学 – 高等职业教育 – 教材 Ⅳ.① R37 ② R392

中国版本图书馆 CIP 数据核字(2015)第 077592 号

策划编辑	夏 宇	责任编辑	夏 宇	封面设计	李小璐	版式设计	于 婕
责任校对	陈旭颖	责任印制	田 甜				

出版发行	高等教育出版社		咨询电话	400-810-0598
社　　址	北京市西城区德外大街4号		网　　址	http://www.hep.edu.cn
邮政编码	100120			http://www.hep.com.cn
印　　刷	北京人卫印刷厂		网上订购	http://www.landraco.com
开　　本	787mm×1092mm　1/16			http://www.landraco.com.cn
印　　张	20		版　　次	2004年1月第1版
字　　数	470千字			2015年6月第3版
插　　页	3		印　　次	2016年12月第2次印刷
购书热线	010-58581118		定　　价	36.00元

本书如有缺页、倒页、脱页等质量问题,请到所购图书销售部门联系调换
版权所有　侵权必究
物 料 号　42468-00

《病原生物学与免疫学》(第3版)编写人员

主　编　王承明　王松丽

副主编　王同祥　于　虹　范双利

编　者　(以姓氏汉语拼音为序)

陈文标(泉州医学高等专科学校)

范双利(济源职业技术学院)

李国利(重庆三峡医药高等专科学校)

马仁福(武汉轻工大学医学技术与护理学院)

彭慧丹(湖北中医药高等专科学校)

孙　莉(襄阳职业技术学院)

万巧凤(宁夏医科大学高等卫生职业技术学院)

王承明(荆楚理工学院医学院)

王海河(哈尔滨医科大学大庆校区)

王松丽(武汉大学医学职业技术学院)

王同祥(荆楚理工学院医学院)

于　虹(贵阳护理职业学院)

出 版 说 明

  教材是教学过程的重要载体,加强教材建设是深化职业教育教学改革的有效途径,推进人才培养模式改革的重要条件,也是推动中高职协调发展的基础性工程,对促进现代职业教育体系建设,切实提高职业教育人才培养质量具有十分重要的作用。

  为了认真贯彻《教育部关于"十二五"职业教育教材建设的若干意见》(教职成〔2012〕9号),2012 年 12 月,教育部职业教育与成人教育司启动了"十二五"职业教育国家规划教材(高等职业教育部分)的选题立项工作。作为全国最大的职业教育教材出版基地,我社按照"统筹规划,优化结构,锤炼精品,鼓励创新"的原则,完成了立项选题的论证遴选与申报工作。在教育部职业教育与成人教育司随后组织的选题评审中,由我社申报的 1 338 种选题被确定为"十二五"职业教育国家规划教材立项选题。现在,这批选题相继完成了编写工作,并由全国职业教育教材审定委员会审定通过后,陆续出版。

  这批规划教材中,部分为修订版,其前身多为普通高等教育"十一五"国家级规划教材(高职高专)或普通高等教育"十五"国家级规划教材(高职高专),在高等职业教育教学改革进程中不断吐故纳新,在长期的教学实践中接受检验并修改完善,是"锤炼精品"的基础与传承创新的硕果;部分为新编教材,反映了近年来高职院校教学内容与课程体系改革的成果,并对接新的职业标准和新的产业需求,反映新知识、新技术、新工艺和新方法,具有鲜明的时代特色和职教特色。无论是修订版,还是新编版,我社都将发挥自身在数字化教学资源建设方面的优势,为规划教材开发配备数字化教学资源,实现教材的一体化服务。

  这批规划教材立项之时,也是国家职业教育专业教学资源库建设项目及国家精品资源共享课建设项目深入开展之际,而专业、课程、教材之间的紧密联系,无疑为融通教改项目、整合优质资源、打造精品力作奠定了基础。我社作为国家专业教学资源库平台建设和资源运营机构及国家精品开放课程项目组织实施单位,将建设成果以系列教材的形式成功申报立项,并在审定通过后陆续推出。这两个系列的规划教材,具有作者队伍强大、教改基础深厚、示范效应显著、配套资源丰富、纸质教材与在线资源一体化设计的鲜明特点,将是职业教育信息化条件下,扩展教学手段和范围,推动教学方式方法变革的重要媒介与典型代表。

  教学改革无止境,精品教材永追求。我社将在今后一到两年内,集中优势力量,全力以赴,出版好、推广好这批规划教材,力促优质教材进校园、精品资源进课堂,从而更好地服务于高等职业教育教学改革,更好地服务于现代职教体系建设,更好地服务于青年成才。

高等教育出版社

2014 年 7 月

出版说明

第 3 版前言

　　本书是在前两版全国高专医学规划教材《病原生物学与免疫学》基础上进行修订的。本书修订的指导思想是：认真贯彻落实教育部关于"十二五"职业教育教材建设的若干意见，围绕"严谨、科学、精辟、创新"的原则，编写适用于全国医学高职高专院校的医学基础教材，努力提高教材编写质量，充分体现教学改革的新理念、新方法。全书继承了前两版教材"科学性、先进性、启发性、创新性与适用性"相结合的特点，并接受了全国多所医学高职高专院校教师使用后的建议，对教材的编排顺序，按照由浅入深、循序渐进的原则进行了调整。

　　本教材在培养学生创新思维能力、提高学生学习兴趣方面，进行了两个方面的尝试。一是在每一章的起始部分增加了课堂教学引言，其目的是通过社会实践与人文社会知识、著名科学家生动的科研趣闻，吸引与调动学生的学习兴趣，培养学生的创新思维能力；二是在每章的末尾增加了学习小结，简要归纳了本章的学习重点与难点，有利于学生总结课堂教学重点，便于复习备考。全书分为细菌学总论、医学免疫学基础、细菌学各论、真菌学基础、病毒学基础、人体寄生虫学六篇。

　　参与本教材修订的编写人员来自全国各地 11 所医学高职高专院校，他们均为从事一线教学、科研的专业教师。其中，王承明老师编写了绪论、第五章；陈文标老师编写了第一、二、二十七章；王同祥老师编写了第三和第二十八章第一节；万巧凤老师编写了第四、十五、三十章；马仁福老师编写了第六、七、二十六章；孙莉老师编写了第八、十三、十六章；于虹老师编写了第九、二十二、二十九章；李国利老师编写了第十、十七、二十三章；王松丽老师编写了第十一、十二、十八章；彭慧丹老师编写了第十四、二十四章和第二十八章的二、三节；王海河老师编写了第十九、二十、二十五章；范双利老师编写了第二十一章。

　　尽管参与本教材修订的全体编者不辞辛劳、恪尽职守，为本教材的修订倾注了大量心血，但鉴于水平有限，难免存在缺点或不足，敬请读者不吝指教。

王承明
2015 年 3 月

第1版前言

　　病原生物学与免疫学是我国医学高职高专学生必修的一门基础课程。根据国务院关于《中国教育改革和发展纲要》文件精神,为加快医学高职高专教育改革步伐,充分体现专业特色,培养造就社会急需的应用型高级技术人才,在教材编写过程中坚持"三基"(基本理论、基本知识、基本技能)、"五性"(思想性、科学性、先进性、启发性、应用性)原则,并着重提出了突出一条主线、坚持两个目标、体现三大特色的指导思想。即全套教材必须突出高级护理专业这条主线,文化课、基础课、专业课都必须为护士职业服务;坚持国家高职高专教育课程教学目标高标准,及高级护理应用型人才培养目标严要求;充分体现理论知识够用、突出能力培养特色,体现中国系统化整体护理特色,体现科技创新特色。从而,更好地为高级护理专业教学改革与临床护理实践服务。

　　本教材编写人员均为医学高职高专院校从事多年教学、科研的一线教师,教学经验丰富、理论基础雄厚、科研能力较强。根据病原生物学与免疫学教学规律,并借鉴国内外相关教材的编写经验,本教材在结构顺序、教材内容、编排格式等方面均作了较大改革。

　　首先,在教材结构顺序上,坚持由浅入深、循序渐进与科学知识系统化、整体化相统一的理念,将教材分为免疫学、细菌学、病毒学、寄生虫学四篇。每一篇的内容以"三基"为指导,少见的病原体均采用列表法进行归纳。

　　其次,在教材内容安排上,以基本理论知识为主,融汇现代医学免疫学、医学微生物学、人体寄生虫学的先进成果,如细胞凋亡、单克隆抗体、肝炎病毒、人类免疫缺陷病毒、SARS病毒等。本着理论联系实际,培养科技创新能力的思想,引导学生正确认识本课程在临床护理应用中的指导作用以及国家卫生部在执业护士考试中的重要性,激发学生的学习兴趣。

　　第三,在教材编排格式上,突出了人性化的思想,方便学生学习运用。在每章的开头均列出本章的学习要点,引导学生突出重点、把握难点。而在每章的结尾均列出思考题,供学生课后复习、检验学习效果之用。教材内容力求简洁明快、重点列表、图文并茂。在教材的最后增设了参考文献和常见细菌、寄生虫虫卵的彩图。

　　在教材编写过程中,各编委都付出了辛勤劳动。但由于时间仓促,加之编者学术水平和编写能力有限,本教材中的不足甚至错误仍在所难免,恳请广大师生率直斧正。

王承明

2003 年 8 月

目　录

第一篇　细菌学总论

第二篇　医学免疫学基础

第五篇　病毒学基础

第六篇　人体寄生虫学

绪　　论

学习要点

1. 掌握微生物与病原微生物、免疫的概念及三类微生物的主要特点。
2. 熟悉病原生物学与免疫学的发展过程及其对人类健康做出的重大贡献。
3. 理解病原生物学与免疫学在维护人类健康状况中的重要地位。

20 世纪初叶,微生物学奠基人巴斯德(Louis Pasteur)先生预言:"未来的话题将是微生物的。"事实证明,微生物已经与我们的生活密不可分。当你早餐品尝美味的蛋糕、馒头,喝上可口的酸奶时,你就开始享受到了微生物给你带来的好处;当你患某些传染病影响健康时,那就是有害的微生物感染你的身体;而当你在医生的指导下经过抗生素治疗后会很快地恢复健康,这便是微生物带给你生活的阳光。今天,人们已经清楚,绝大多数微生物对人类是有利的,只有极少数微生物能够引起人类与动植物的疾病。正确认识微生物的两面性,可以帮助我们运用学到的知识造福于人类。

第一节　病原生物学与免疫学概述

一、微生物与病原生物学

(一)微生物

微生物(microorganism)是存在于自然界的一群个体微小、结构简单、肉眼看不见,必须借助光学显微镜或电子显微镜放大后才能观察到的微小生物。在自然界中,微生物的种类繁多,至少有 10 万种。按其结构、组成,可分为 3 大类。

1. 非细胞型微生物　这类微生物的体积最小,能通过滤菌器,无完整的细胞结构与酶系统,只能在活细胞内增殖(如病毒)。

2. 原核细胞型微生物　仅有原始核,无核膜或核仁,缺乏完整的细胞器。此类微生物最多(如细菌、支原体、衣原体、立克次体、螺旋体和放线菌等)。

3. 真核细胞型微生物　细胞核分化程度高,有核膜与核仁,有完整的细胞器(如真菌)。

(二)病原生物学

病原生物学(pathogen biology)是医学微生物学与人体寄生虫学的总称。它是研究与人类疾病有关的微生物与寄生虫的生物学特性、生命活动规律及其与机体相互作用关系的一门科学。

（三）病原生物学与免疫学

病原生物学与免疫学（pathogenetic biology & immunology）是将病原生物学与免疫学进行有机整合后形成的。它是研究病原生物的生命活动规律、致病机制和在疾病预防、诊断与治疗过程中的应用，以及人体的免疫机制与免疫功能的一门科学。

二、免疫与医学免疫学

（一）免疫

免疫（immune）一词源于拉丁文，中文直译为免除瘟疫或免除传染病。随着生物科学技术的深入研究，人们发现免疫不仅仅与传染病有关，许多非传染性疾病如类风湿、青霉素过敏性休克等也与免疫有关。因此，现代免疫学认为免疫是机体识别并清除各种异物，维持机体生理平衡与稳定的一种功能。

（二）免疫学

免疫学（immunology）是一门新兴的生物科学。20世纪50年代以前，它以研究抗感染免疫为主，长期隶属于医学微生物学，直到20世纪60年代以后才从医学微生物学中分离出来，形成一门独立的学科。免疫学是研究机体免疫系统的组织结构与生理功能，及其在疾病预防、诊断与治疗过程中应用的一门基础科学。

第二节　微生物与人类的关系

在自然界中，微生物种类多、数量大、分布广，在泥土、水、空气、人和动植物的体表及人和动物与外界相通的呼吸道、消化管等腔道中均有微生物的存在。这些微生物大多数对人和动植物是有益的，而且是必需的。

1. 参与物质循环，净化自然界　自然界中，许多物质的循环要靠微生物的作用来完成，如土壤中的微生物能将动植物的尸体、残骸及人、畜排泄物中的有机氮化物转化为无机物，以供植物的生长需要，而植物又为人类和动物所食用。空气及环境中大量的游离氮，只有依靠固氮菌等微生物的作用后才能被植物吸收利用。从而，组成了生态体系中的食物链，净化了自然界。这是维持生态平衡及环境稳定不可缺少的重要环节。因此，没有微生物，植物就不能生长，人和动物也无法生存。

2. 广泛应用于工农业生产，创造出巨大的社会及经济效益　在工业方面，利用微生物发酵工程进行食品加工、酿酒、制醋、工业制革、石油勘探和废物处理等。如用化学方法生产1吨味精需30吨小麦，利用微生物发酵工艺只需3吨薯粉。在医药工业方面，许多抗生素是微生物的代谢产物；还可利用微生物生产维生素、辅酶等药物。

在农业方面，利用微生物生产细菌肥料、转基因农作物、植物生长激素、生物杀虫剂，如苏云金杆菌能在一些害虫的肠道内生长繁殖并分泌毒素,导致被寄生昆虫的死亡。从而,开辟了以菌造肥、以菌催长、以菌防病及以菌治病等农业增产新途径。

3. 基因工程的诞生,开辟了预防、诊断、治疗疾病的新篇章　基因工程是 20 世纪 70 年代初期在分子遗传学和分子生物学基础上发展起来的一项新兴技术,它的诞生标志着生命科学的飞跃,把生命科学推入新的、更高的阶段。1973 年,柯恩(Cohen)等在细菌质粒研究中,将抗四环素质粒、抗新霉素质粒和抗磺胺质粒的 DNA 在体外重组连接成一个新质粒,然后转化大肠埃希菌,成功地实现了抗药性在细菌间的转移,创立了基因工程的模式。在他的启发下,有的学者将乙型肝炎病毒表面抗原(HBsAg)基因转移并整合到酵母菌的 DNA 中,从而生产并提纯了 HBsAg 的基因工程疫苗,为预防、治疗乃至消灭乙型肝炎奠定了坚实的基础。目前,通过基因工程已能生产生长激素、尿激酶、干扰素、胰岛素和多种疫苗。有人预言,在今后 20 年内,世界各种生物产品销售额中,基因工程产品将占 1/3。

在自然界中,仅有少数微生物能引起人和动植物的病害,这些具有致病性的微生物称为病原微生物(pathogenic microbes)。

第三节　病原生物学与免疫学的发展与展望

一、经验时期

病原生物学与免疫学是在人类与传染病长期斗争过程中逐步发展起来的一门科学。从中国发现"人痘"预防天花,到英国医生琴纳(Jenner)创立牛痘苗至今,病原生物学与免疫学的发展经历了 4 个世纪。随着分子生物学、分子克隆、基因工程等高科技技术的迅猛发展,病原生物学与免疫学亦取得突破性进展,现已经渗透到基础医学、临床医学的各个领域,为预防、诊断、治疗和医疗保健提供了广阔的应用前景。

(一)中国古代发明了人痘法预防天花

这一时期自明朝隆庆年间即公元 16 世纪中叶至 19 世纪中叶。我国早在宋朝(公元 11 世纪)已有吸入天花痂粉预防天花之说。大量医书证明,我国到明朝隆庆年间人痘法预防天花才有了重大改进。《种痘心法》中记载有时苗和种苗之分,并认为种苗更为可靠。公元 17 世纪该方法已在我国推广应用,并很快经丝绸之路传入俄国、朝鲜、日本、土耳其,18 世纪传入英国。由于人痘预防天花带有很大的危险性,这一方法未能广泛应用。

(二)微生物的发现

1676 年,荷兰商人列文虎克(Antony van Leeuwenhoek)首先制造出能放大 40~270 倍的显微镜,第一次从污水、牙垢中观察并记录了各种形态的微生物,从客观上证实了微生物在自然界的存在。

(三)牛痘苗的发现

1787 年,英国乡村医生琴纳(Edward Jenner)观察到牛患有牛痘时,局部痘疹酷似人类天花。当挤奶女工为患有牛痘的病牛挤奶后，其手臂部亦得"牛痘"，但却不得天花。他意识到种牛痘有可能预防天花。为证实这一设想，他将牛痘接种于一名未曾患牛痘和天花的 8 岁男孩手臂上，使其患上"牛痘"。痊愈 2 个月后，再接种从天花患者来源的痘液，只引起手臂局部皮肤疱疹，未引起全身天花。他把接种牛痘称为"Vaccination"，并于 1798 年公布了他的论文。1980 年，世界卫生组织（WHO）宣布"人类天花已在全世界被消灭"，被认为是人类征服疾病历史上最为辉煌的成就。

二、科学实验时期

在琴纳年代，人们根本不知天花是由天花病毒感染所致。尽管牛痘苗预防天花既安全又有效，但在当时的历史条件下，人类对生物科学的认识十分有限，加上唯心主义盛行，以种"牛痘苗"会在人体不同部位长出牛头、牛角，成为怪物为借口，使牛痘苗预防天花推迟了整整一个世纪。19 世纪中叶，随着科学技术的不断提高，大量的病原微生物被发现，推动了医学免疫学与病原生物学的发展。从 19 世纪中叶至 20 世纪中叶，形成了以生物科学实验为基础，以发现新病原生物为导向，以研究免疫的基本原理与实验技术为突破口，以研制开发抗生素为目标等一系列理念，从而将医学免疫学与病原生物学推向一个新阶段。

（一）微生物学的主要成就

1. 固体培养基的发明　1875 年，德国科学家郭霍（Robert Koch）创立了固体培养基，使细菌的纯培养获得成功，解决了从环境或患者排泄物等标本中分离病原体的难题。同时，他还创立了细菌染色法及实验动物感染等方法，为解决传染病病原菌的鉴定做了大量的研究，并提供了技术。他先后发现了炭疽芽胞杆菌（1876）、结核分枝杆菌（1882）和霍乱弧菌（1883）。在他的带动下，大多数传染病的病原体在 19 世纪末被相继发现，如志贺杆菌、白喉棒状杆菌、脑膜炎奈瑟菌等。

2. 病毒的发现　1892 年，俄国学者伊凡诺夫斯基（Dimitri Ivanowski）第一个发现了烟草花叶病毒，并证实烟草花叶汁通过细菌滤器后仍保留传染性。1901 年，美国科学家瑞德（Walter Reed）首先分离出对人致病的黄热病毒。20 世纪 50 年代后，病毒学的研究有了飞跃发展，成为一门独立学科。

3. 抗生素的发现与应用　1929 年，英国细菌学家弗莱明（Alexander Fleming）首先发现污染的青霉菌能抑制固体培养基上金黄色葡萄球菌的生长。1940 年，弗诺（Howard Florey）和切恩（Ernst Chain）经过提纯，首次研制出青霉素 G 注射液并应用于临床。青霉素的发现，引发了微生物学家寻找抗生素的热潮，因而链霉素（1944）、氯霉素（1947）、四环素（1948）、头孢菌素（1948）、红霉素（1952）和庆大霉素（1963）等抗生素相继被发现，使许多由细菌引起的感染和传染病得到控制和治愈，为人类健康事业做出了巨大贡献。

（二）免疫学的主要成就

1. 减毒疫苗的发现　1881 年，法国科学家巴斯德（Louis Pasteur）应用高温培养法获得炭疽杆菌的减毒株，从而制备了炭疽菌苗。随后他又制备出狂犬病疫苗。巴氏减毒疫苗的发明为医学免疫学与病原生物学的科学实验时期建立了基础，开创了科学免疫预防之先河。此外，巴斯德通过科学实验证实了葡萄酒变质是由于污染了酵母菌以外的杂菌所引起的，并创立了加温处理法(巴氏消毒法,61.2℃),解决了葡萄酒的贮藏问题。鉴于巴斯德为人类所做的巨大贡献,他被公认为医学免疫学与病原生物学的奠基人。

2. 抗毒素的发现　1890年,德国学者贝林格(Emil von Behring)和日本学者北里在郭霍研究所应用白喉外毒素给动物免疫,发现在其血清中有一种能中和外毒素的物质,称为抗毒素(antitoxin)。他将这种免疫血清转移给正常动物,发现也有中和外毒素的作用。1891年,贝林格和克塞特(Kitasato)应用来自动物的免疫血清成功地治疗了1例白喉患儿。随后,他们又成功研制出白喉及破伤风类毒素,用于预防接种。

3. 克隆选择学说提出　1957年,澳大利亚免疫学家波里特(Burnet)以生物学及分子遗传学为基础,全面总结了免疫学的成就,在欧里克(Ehrlich)侧链学说和杰恩(Jerne)自然选择(natural selection)学说的基础上,提出了克隆选择(clonal selection)学说。他以免疫细胞为核心,认为免疫细胞是随机形成的多样性的细胞克隆,每一克隆的细胞均可表达同一特异性的受体,即胞膜抗体分子。当受抗原刺激,细胞表面受体特异性识别并结合抗原,致细胞进行克隆扩增,产生大量后代细胞,合成大量相同特异性的抗体。不同抗原结合不同特异性的细胞表面受体,选择活化不同的细胞克隆,产生不同的特异性抗体。

三、现代时期

20世纪中叶以来,随着化学、物理学、生物化学、遗传学、分子生物学和免疫学等学科的发展,以及扫描电镜、免疫电镜、超薄切片技术、细胞培养、组织化学、标记技术、核酸杂交技术、聚合酶链反应(PCR)和基因克隆技术等高科技研究方法的应用,医学免疫学与病原生物学有了飞跃发展,从而进入医学免疫学与病原生物学的现代时期。

(一)大量的新病原体被发现

1. 新的病原菌被发现　1976年,美国发现了嗜肺军团菌;1982年,幽门螺杆菌的分离培养获得成功;1992年,霍乱弧菌O139血清群被发现;1996年,分离出肠出血性大肠埃希菌O157等。

2. 新的病毒被发现

(1)肝炎病毒的发现　1963年,澳大利亚学者布鲁伯格(Baruch Blumberg)从血清型肝炎患者血清中发现了一种新的抗原,被称为澳大利亚抗原(Australia antigen)。1968年证实此抗原就是乙型肝炎病毒(HBV)。1989—1995年先后分离出丙型肝炎病毒(HCV)、丁型肝炎病毒(HDV)、戊型肝炎病毒(HEV)、己型肝炎病毒(HFV)、庚型肝炎病毒(HGV)。

(2)成功分离出人类免疫缺陷病毒　1981年,美国报道首例获得性免疫缺陷综合征(acquired immunodeficiency syndrome,AIDS)即艾滋病病例。1983年,法国病毒学家蒙太尼(Luc Montagnier)等在巴斯德研究所,从一名淋巴结综合征患者的淋巴结中分离到一株新的反转录病毒,命名为淋巴结病相关病毒(lymphopathy associated virus,LAV),随后证实LAV就是艾滋病病原体。1986年,国际病毒分类委员会将LAV统一命名为人类免疫缺陷病毒(HIV)。

(3)SARS冠状病毒的发现　2003年1月,不明原因的非典型肺炎由亚洲蔓延全球,引起世界卫生组织(WHO)及各国科学家的高度重视。美国及加拿大病毒学家研究发现,本病是由冠状病毒变种所致,引起人类严重急性呼吸系统综合征(severe acute respiratory syndrome,

SARS)，死亡率较高。2003年3月，中国军事医学科学院微生物流行病研究所专家从非典型肺炎组织标本中成功地分离出SARS冠状病毒，并研制出SARS诊断试剂，为早期诊断、早期隔离治疗及疫苗研制提供了科学依据。

（二）分子免疫学得到空前发展

1. 抗原识别受体的多样性　　1978年，汤格瓦（Tonegawa）应用基因重排技术，发现了免疫球蛋白编码基因的重排。重排后形成由不同基因节段组成的功能基因，编码不同氨基酸序列的蛋白，从而产生了不同特异性的抗体，而抗体的膜结合形式即为B细胞的抗原识别受体。

2. DNA疫苗的研制成功　　DNA疫苗主要是以细菌质粒DNA为载体，预先提取病原体特异性抗原的编码基因，将此基因插入并整合到细菌质粒中。目前，乙型病毒性肝炎（HBV）DNA疫苗已经研制成功，在使用中效果显著。DNA疫苗造价低廉，活性稳定，使用方便。当今，不少肿瘤特异性抗原编码基因已被克隆，其DNA疫苗的预防及治疗即将得到应用。

医学免疫学与病原生物学广为利用现代科学技术所取得的各项成果，在探讨传染病的病因、流行规律和防治措施，控制和征服人类疾病方面，已做出了巨大贡献。20世纪80年代消灭了人类烈性传染病天花，绝大多数传染病得到了控制。在不久的将来，麻疹、脊髓灰质炎将会被消灭。随着DNA疫苗的问世，相信人类攻克艾滋病将指日可待。

学 习 小 结

微生物是存在于自然界的一群个体微小、结构简单、肉眼看不见，必须借助光学显微镜或电子显微镜放大后才能观察到的微小生物。它可分为非细胞型微生物、原核细胞型微生物、真核细胞型微生物等三大类。它们大多对人是有益的，只有极少一部分能引起人类或动、植物疾病，我们称为病原微生物。原核与真核细胞型微生物的主要区别在于细胞核的结构不同。前者无典型细胞核，无核膜、无核仁；后者有典型细胞核，有核膜、有核仁，细胞内线粒体丰富。

免疫是机体识别并清除各种异物，维持机体生理平衡与稳定的一种功能。

思 考 题

1. 何谓微生物、病原微生物、免疫？微生物可分为哪几类？各有哪些特点？
2. 请举例说明微生物与人类的关系。
3. 结合文献资料，列举10例科学实验时期病原生物学与免疫学的主要成果。

（王承明）

第一篇

细菌学总论

第一章 细菌的形态学

学习要点

1. 掌握细菌的基本形态和革兰染色法等细菌的形态学检查法。
2. 熟悉细菌基本结构和特殊结构的功能。

16 世纪之前,人类对细菌及微生物在自然界存在的现象就有所认识,并应用于工农业生产和疾病的防治中。但受当时生产力发展水平的限制,人类无法对其进行观察和研究。1590年,人类发明了第一台显微镜后,荷兰人列文虎克于 1674 年加以改进,使其放大倍数提高到270 倍。他先后从水、动物血液中发现了单细胞生物和血细胞,成为人类第一个看到细菌和细胞的人。人类经过 300 多年的不断探索,认识到细菌等微生物与人类生存的密切关系,基本上掌握了细菌对人类的致病作用和防治方法。

第一节 细菌的大小与形态

细菌(bacterium)是一类形体微小、结构简单、无核膜核仁、无成型细胞核、除核糖体外无其他细胞器的原核细胞型微生物。

一、细菌的大小

细菌的形体微小,以微米(μm)为测量单位,各种细菌的大小不一,同一种细菌也可因菌龄和环境因素等的影响而有差异。一般球菌的直径为 1.0 μm,中等大小的杆菌长为 2.0~3.0 μm,宽为 0.3~0.5 μm,用显微镜放大数百倍至上千倍才能看到。

二、细菌的形态

细菌根据其外形分为 3 大类:球菌、杆菌、螺形菌(图 1-1-1)。

(一)球菌

球菌(coccus)呈球形或近似球形。按其分裂平面和分裂后相互黏附程度,可分为双球菌、链球菌、葡萄球菌等。

1. 双球菌 在一个平面上分裂,分裂后 2 个菌体成双排列,如脑膜炎奈瑟菌。
2. 链球菌 在一个平面上分裂,分裂后多个菌体粘连成链状,如溶血性链球菌。
3. 葡萄球菌 在多个不规则的平面上分裂,分裂后菌体无规则地粘连堆积在一起类似葡萄串,如金黄色葡萄球菌。

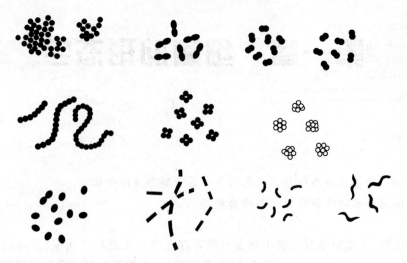

图 1-1-1　细菌的基本形态

此外,还有四联球菌和八叠球菌。由于受环境和培养因素等的影响,在标本和培养物中有时也可看到单个分散的菌体。

（二）杆菌

杆菌(bacillus)呈杆状或近似杆状。不同杆菌的大小、长短、粗细差别较大。杆菌形态多数呈直杆状,也有的菌体略有弯曲;多数分散存在,呈链状排列的称为链杆菌,菌体两端大多为钝圆形,少数两端平齐(如炭疽芽胞杆菌)。有的杆菌末端膨大呈棒状,称为棒状杆菌;有的菌体短小,近似椭圆形,称为球杆菌;有的常呈分枝生长趋势,称为分枝杆菌。

（三）螺形菌

螺形菌(spiral bacterium)菌体弯曲或扭转,有的菌体只有一个弯曲,呈弧形或逗点状,称为弧菌(vibrio),如霍乱弧菌;有的菌体有数个弯曲,称为螺菌(spirillum),如鼠咬热螺菌;也有的菌体细长弯曲,呈弧形或螺旋形,称为螺杆菌(helicobacterium),如幽门螺杆菌。细菌的形态受生长环境中多种因素的影响,当条件适宜时,形态比较典型,若环境发生变化则可失去典型形态。

第二节　细菌的结构与特性

细菌具有单细胞基本结构(图 1-1-2),即细胞壁、细胞膜、细胞质和核质;除基本结构外,有些细菌还有一些特殊结构,如荚膜、鞭毛、菌毛、芽胞等。

一、细菌的基本结构

（一）细胞壁

细胞壁(cell wall)位于菌体细胞的最外层,是包绕在细胞膜外的一层无色透明、坚韧富有

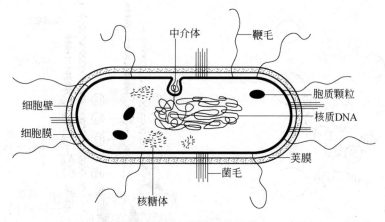

图 1-1-2　细菌细胞结构模式

弹性的膜状结构。用革兰染色法可将细菌分为革兰阳性菌和革兰阴性菌。革兰阳性菌细胞壁是由 20~50 层肽聚糖结构与磷壁酸串联而成;革兰阴性菌细胞壁是由 1~2 层肽聚糖结构与外膜联结而成。细胞壁的组成较为复杂,并随不同细菌而异。两类细菌细胞壁的共有组分为肽聚糖,但各自有其特殊组分。

1. 肽聚糖(peptidoglycan)　是一类复杂的多聚体,是细菌细胞壁中的主要组分,为原核细胞型微生物所特有,又称黏肽(mucopeptide)。革兰阳性菌与革兰阴性菌细胞壁中肽聚糖的含量与结构差异显著。革兰阳性菌的肽聚糖占细胞壁干重的 50%~80%,其结构由聚糖骨架、四肽侧链和五肽交联桥三部分组成(图 1-1-3)。

聚糖骨架由 N-乙酰葡萄糖胺和 N-乙酰胞壁酸交替排列,以 β-1,4 糖苷键连接而成。四肽侧链的组成和连接方式随菌种而异。如葡萄球菌(革兰阳性菌)肽聚糖的四肽侧链的氨基酸依次为 L-丙氨酸、D-谷氨酸、L-赖氨酸和 D-丙氨酸;交联桥由 5 个甘氨酸组成,四肽侧链第三位 L-赖氨酸通过五肽桥与相邻聚糖骨架四肽侧链末端的 D-丙氨酸相连,从而构成机械强度很大的三维立体结构。革兰

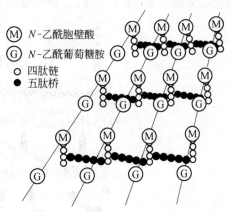

图 1-1-3　金黄色葡萄球菌细胞壁肽聚糖结构

阴性菌的肽聚糖占细胞壁干重的 5%~15%,在大肠埃希菌的四肽侧链中,第三位氨基酸是二氨基庚二酸(DAP),并由 DAP 与相邻四肽侧链末端的 D-丙氨酸直接连接,没有五肽交联桥,因而只形成单层平面网络的二维结构(图 1-1-4)。

2. 磷壁酸(teichoic acid)　为革兰阳性菌特有成分。磷壁酸按其结合部位分为壁磷壁酸和膜磷壁酸,膜磷壁酸又称脂磷壁酸(lipoteichoic acid,LTA)。前者与肽聚糖上的胞壁酸共价连接,后者则与细胞膜连接(图 1-1-5)。磷壁酸是革兰阳性菌的重要表面抗原,在部分细菌(如金黄色葡萄球菌)的脂磷壁酸具有黏附宿主细胞的功能,与细菌的致病性有关。

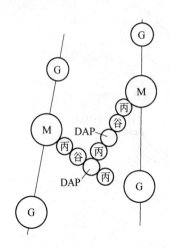

图 1-1-4 大肠埃希菌细胞壁肽聚糖结构

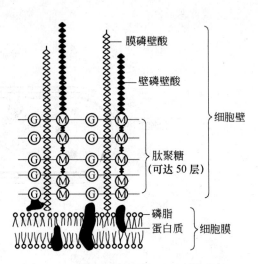

图 1-1-5 革兰阳性菌细胞壁结构模式

此外,某些革兰阳性菌细胞壁表面尚有一些特殊的表面蛋白质,如金黄色葡萄球菌的 A 蛋白,A 群链球菌的 M 蛋白等。

3. 外膜(outer membrane) 为革兰阴性菌特有成分,位于肽聚糖外侧,由脂质双层、脂蛋白和脂多糖组成(图 1-1-6)。脂多糖即革兰阴性菌的内毒素。

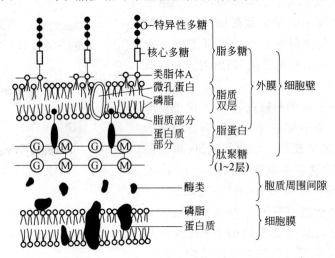

图 1-1-6 革兰阴性菌细胞壁结构模式

革兰阳性菌和革兰阴性菌细胞壁结构不同。两类细菌在染色性、致病性及对药物的敏感性等方面亦存在很大差异。如革兰阳性菌一般对青霉素和溶菌酶敏感,其原因是溶菌酶可破坏肽聚糖中 N-乙酰葡萄糖胺和 N-乙酰胞壁酸之间的 β-1,4 糖苷键的连接,引起细菌裂解。青霉素抑制五肽桥与四肽侧链之间的连接,使细菌不能合成完整的细胞壁而导致细菌死亡。革兰阴性菌细胞壁中肽聚糖含量较少,又有外膜的保护作用,故对溶菌酶和青霉素不敏感。

细胞壁的功能包括:维护细菌固有外形并保护细菌抵抗低渗环境,细菌的细胞壁与细胞膜共同完成细胞内外的物质交换,细胞壁上存在多种抗原决定簇决定细菌的抗原性。

4. 细菌细胞壁缺陷型（细菌 L 型） 受外界理化和生物因素的影响，￼ 细胞壁中的肽聚糖结构合成被抑制或被破坏，但在高渗环境下尚能生长和分裂，这种细 ￼ 菌称为细菌细胞壁缺陷型或 L 型（bacterial L form）。L 型细菌在临床上常引 ￼ 、心内膜炎等疾病。临床上有明显症状而标本常规细菌培养阴性者，应 ￼ 。

（二）细胞膜

细胞膜（cell membrane）位于细胞壁内侧，是包绕在 ￼ 半渗透性的生物膜。其基本结构是脂质双层并镶嵌有多 ￼ 有选择性渗透作用，与细胞壁共同完成细胞内外的物质交换，￼ 胞的呼吸过程。细胞膜内陷、折叠、卷曲形成的囊状物称为中介 ￼ 与细菌分裂、呼吸、生物合成以及芽胞的形成有关。

（三）细胞质

细胞质（cytoplasm）又称细胞浆，是细胞膜所包裹的无色透明溶胶状物质，基 ￼ 蛋白质、脂质、核酸、少量糖类和无机盐等。内含多种酶系统，是细菌新陈代谢的主要场 ￼ 其中还含有质粒、核糖体、胞质颗粒等多种超微结构。

1. 核糖体（ribosome） 游离于细胞质中，菌体内可达数万个，化学成分为 RNA 和蛋白质，是细菌合成蛋白质的场所。细菌核糖体沉降系数为 70S，由 50S 和 30S 两个亚基组成，有些抗生素如链霉素能与 30S 小亚基结合，红霉素能与 50S 大亚基结合，干扰菌体蛋白质合成，从而显示其杀菌作用。

2. 质粒（plasmid） 是染色体外的遗传物质，为闭合环状的双链 DNA 分子。质粒基因是细菌生命活动的非必需基因，但控制着某些特定的遗传性状。质粒能独立自行复制，随细菌分裂转移到子代细胞中，也可通过接合或其他方式传给无质粒的细菌。医学上重要的质粒有决定细菌耐药性的 R 质粒、决定细菌性菌毛的 F 质粒、决定大肠埃希菌产生大肠菌素的 Col 质粒等。质粒是基因工程研究中的重要载体。

3. 胞质颗粒 细菌胞质中含有多种颗粒，多数为一种营养和能量的贮存物，包括多糖、脂质、磷酸盐等，一般在营养供应充足时胞质颗粒较多，养料和能源短缺时，动用贮备，胞质颗粒减少甚至消失。胞质颗粒中有一种主要成分是 RNA 和多偏磷酸盐的颗粒，其嗜碱性强，用特殊染色法与菌体着色不同，故称异染颗粒。如白喉棒状杆菌的异染颗粒对细菌的鉴定有一定意义。

（四）核质

细菌属原核细胞型微生物，无核膜和核仁、不具成形的核称为核质（nuclear material）或拟核。核质呈细丝状，闭环双链 DNA 反复卷曲盘绕成松散的网状结构，一般每个菌体中有 1~2 团，呈球形、棒形或哑铃形。核质具有细胞核的功能，控制细菌的各种遗传性状，与细菌的生长繁殖和遗传变异密切相关。

二、细菌的特殊结构

细菌的特殊结构是指某些细菌特有的结构，如荚膜、鞭毛、菌毛和芽胞等。

（一）荚膜

某些细菌合成并分泌至细胞壁外的一层黏液性物质，厚度≥0.2 μm，边界明显者称为荚膜（capsule）；厚度<0.2 μm 者称为微荚膜。荚膜对碱性染料的亲和力低，普通染色法不易着色，如用墨汁做负染色，则荚膜显现较为清楚（图 1-1-7）。用特殊染色法可将荚膜染成与菌体不同的颜色。荚膜的形成受遗传基因的控制和生长环境的影响，一般在人和动物体内及营养丰富的培养基上容易形成。荚膜的化学成分随菌种的不同而异，大多数细菌为多糖，少数细菌为多肽。多糖分子组成和构型的多样化使其结构极为复杂，成为细菌鉴定分型的基础。

荚膜的功能：① 抗吞噬作用。荚膜具有抵抗机体吞噬细胞吞噬和消化的作用，因而是病原菌的重要毒力因子。② 抗干燥作用。荚膜多糖含有较多水分，当菌体处于干燥环境中，能从中取得一定的水分，以维持必需的新陈代谢，延续生命。③ 抗有害物质的损伤作用。荚膜处于菌体的最外层，有保护菌体，避免或减少受溶菌酶、补体、抗菌抗体、抗菌药物等物质的损伤作用。

（二）鞭毛

许多细菌，包括所有的弧菌和螺菌，约半数杆菌和个别球菌在菌体上附有细长并呈波状弯曲的丝状物，称为鞭毛（flagellum），少则 1~2 根，多则数百根，是细菌的运动器官。根据鞭毛的数目和位置，可将有鞭毛的细菌分为 4 大类：单毛菌、双毛菌、丛毛菌、周毛菌（图 1-1-8）。用电子显微镜或经特殊染色在普通光学显微镜下可看到，根据鞭毛的类型可帮助鉴别细菌。

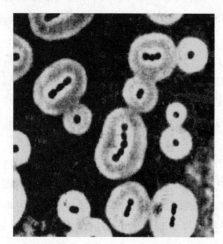

图 1-1-7　细菌的荚膜

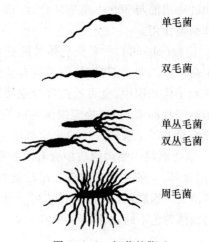

单毛菌

双毛菌

单丛毛菌
双丛毛菌

周毛菌

图 1-1-8　细菌的鞭毛

鞭毛的化学成分主要是蛋白质，也有少量的糖类和脂质，鞭毛蛋白质具有免疫原性，通常称为 H 抗原，对细菌的鉴定与分型有重要意义。有些细菌的鞭毛与致病性有关，如霍乱弧菌通过活泼的鞭毛运动，可以穿透覆盖在小肠黏膜表面的黏液层，使菌体黏附于肠黏膜上皮细胞，产生毒性物质导致病变发生。

（三）菌毛

许多革兰阴性菌和少数革兰阳性菌菌体表面存在着一种比鞭毛更细、短而直的丝状物，称为菌毛(pilus),其化学成分是蛋白质。菌毛在普通光学显微镜下看不到,必须用电子显微镜才能看到(图1-1-9)。细菌的菌毛分为普通菌毛和性菌毛两种。

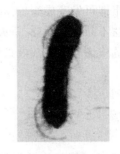

1. 普通菌毛 遍布菌体表面,多者有数百根,是细菌的黏附结构,细菌借此可牢固地黏附于呼吸道、消化道和泌尿道黏膜上皮表面,抵抗黏膜上皮的纤毛运动、肠蠕动,以及分泌液、排泄液的冲洗,进而生长繁殖,故与细菌的致病性有关,细菌失去菌毛,致病性也随之消失。

2. 性菌毛 比普通菌毛长而粗,一般只有1~4根,为中空管状,仅见于少数的革兰阴性菌,又称F菌毛。带有性菌毛的细菌称为F⁺菌或雄性菌,无性菌毛的细菌称为F⁻菌或雌性菌。当F⁺菌和F⁻菌接触,可通过性菌毛传递遗传物质,将质粒或染色体DNA输入F⁻菌,使F⁻菌获得F⁺菌的某些性状。如细菌的毒力、耐药性等性状可通过此方式传递。

图1-1-9 细菌的菌毛

(四)芽胞

某些细菌在一定的环境条件下,菌体内部的细胞质、核质逐渐脱水浓缩凝集形成一个圆形或卵圆形折光性强、通透性很低的小体,称为芽胞(spore)。

芽胞的形成是由菌体内的芽胞基因决定的。芽胞带有完整的核质、酶系统和合成菌体组分的结构,能保存细菌的全部生命必需物质。一般认为芽胞是细菌的休眠状态,其代谢相对静止,抵抗力强。芽胞在适宜的条件下,又可发芽形成新的菌体,一个细菌只形成一个芽胞,一个芽胞发芽也只能生成一个菌体,细菌数量并未增加,故芽胞不是细菌的繁殖方式。与芽胞相比,未形成芽胞而具有繁殖能力的菌体可称为繁殖体。

芽胞折光性强、壁厚、不易着色,染色时需经媒染、加热等处理。芽胞的大小、形状、位置(图1-1-10)等随菌种而异,有重要的鉴别价值。

成熟的芽胞具有多层膜结构(图1-1-11),含水量少,能合成耐热耐干燥的特有成分吡啶二羧酸钙,对热力、干燥、辐射、化学消毒剂等理化因素均有强大的抵抗力。一般细菌繁殖体在80℃水中迅速死亡,而有的细菌芽胞可耐100℃沸水数小时,在自然界能存活多年。被炭疽芽胞杆菌的芽胞污染的草原,传染性可保持20~30年。故芽胞亦可成为某些传染病的重要传染源。

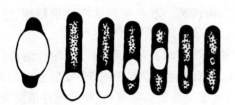

图1-1-10 细菌芽胞模式

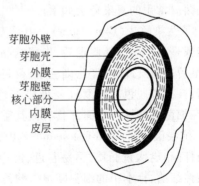

芽胞外壁 ——
芽胞壳 ——
外膜 ——
芽胞壁 ——
核心部分 ——
内膜 ——
皮层 ——

图1-1-11 细菌芽胞的结构

细菌芽胞并不直接引起疾病,仅当发芽成为繁殖体后,迅速生长繁殖产生毒素而致病。例如,土壤中常有破伤风梭菌的芽胞,一旦外伤深部创口被泥土污染,进入伤口的芽胞在适宜条件下即可发芽成繁殖体再产毒致病。被芽胞污染的用具、敷料、手术器械等,用一般消毒灭菌方法不易将其杀死,杀灭芽胞最可靠的方法是高压蒸汽灭菌法。在消毒灭菌过程中,应以杀死芽胞作为判断灭菌效果的指标。

第三节　细菌的形态学检查

普通光学显微镜以可见光为光源,平均波长 0.5 μm,分辨率为 0.25 μm,一般细菌都大于 0.25 μm,使用油镜可将细菌放大 1 000 倍成为 0.25 mm,故可在光学显微镜下清楚地观察细菌。

一、不染色标本检查

不染色标本检查主要用于观察细菌生活状态下的形态轮廓、运动情况。常用的方法有压滴法和悬滴法:① 压滴法,将细菌液滴在载玻片上,盖玻片压于其上,置显微镜下观察;② 悬滴法,将细菌液滴于盖玻片上,盖玻片反转置于玻片孔上,置显微镜下观察。

二、染色标本检查

细菌蛋白质等电点低,pH 2~5,在碱性环境中带负电荷,易与带正电荷的碱性染料结合。

（一）单染色法

单染色法是将标本涂片固定,用一种染料(如亚甲蓝或复红)对细菌进行染色,可观察细菌的大小、形态、排列,但不能鉴别细菌染色性。

（二）复染色法

复染色法是用两种或两种以上染料先后染色,除可观察细菌的形态、大小与排列外,还可鉴别细菌。常用的复染色法如下。

1. 革兰染色法(Gram stain)　由丹麦细菌学家革兰(Hans christain Gram)于 1884 年创立,染色步骤是将标本涂片固定后,先用结晶紫或甲紫染液初染,然后加碘液媒染,再用 95% 乙醇脱色,最后用复红复染,经此染色后,可将细菌分为两大类:不被乙醇脱色而保留紫色者为革兰阳性菌;被乙醇脱色而被复红复染成红色者为革兰阴性菌。革兰染色法在鉴别细菌、选择药物、研究细菌致病性等方面都具有极其重要的意义。

2. 抗酸染色法(acid-fast stain)　可鉴别抗酸性细菌与非抗酸性细菌。抗酸性细菌(如结核分枝杆菌)含大量脂质,不易着色,但用苯酚复红加温染色后,能抵抗 3% 盐酸乙醇的脱色。非抗酸性细菌,标本中的细胞则被盐酸乙醇脱色后被亚甲蓝复染呈蓝色,而抗酸性细菌菌体为红色。

学 习 小 结

细菌是一种具有细胞壁的单细胞微生物,属原核细胞型微生物。其基本形态有球菌、杆菌和螺形菌。细菌的基本结构包括细胞壁、细胞膜、细胞质和核质。细菌经革兰染色分为革兰阳性菌和革兰阴性菌,二者细胞壁结构有很大差异,与细菌的着色性、致病性及对抗生素的敏感性有关。细菌的特殊结构有荚膜、芽胞、鞭毛和菌毛。荚膜和菌毛与细菌的致病性有关;鞭毛与细菌的运动有关;芽胞是细菌的休眠状态,其抵抗性强,在消毒灭菌时,是以杀死芽胞作为灭菌的标准。

思 考 题

1. 解释下列名词:质粒、L型细菌、芽胞、荚膜、鞭毛、菌毛。
2. 试述细菌的特殊结构及其在医学上的意义。
3. 革兰阳性菌与革兰阴性菌细胞壁结构有何不同? 在医学上有何意义?
4. 简述革兰染色法的结果及意义。

(陈文标)

第二章　细菌的生理

学习要点

1. 掌握细菌生长繁殖的条件和规律以及细菌合成代谢产物在医学上的意义。
2. 熟悉细菌在培养基中的生长现象及人工培养细菌的实用意义。
3. 理解细菌糖和蛋白质分解代谢产物与鉴别细菌的关系。

19世纪中叶，法国葡萄酿酒业十分兴旺发达，但酒类存放时间过长会出现变酸腐败，严重影响了葡萄酿酒业的发展。当时，很多庄园主请求法国有机化学家巴斯德(Louis Pasteur)破解其迷。巴斯德通过实验证实：陈酒腐败变质是由乳酸杆菌发酵所致，他创立的巴氏消毒法解决了酒类变质的难题，并认识到不同的细菌其生长繁殖所需的条件不同，而且随着生长环境的变化，细菌的形态结构、生理代谢和致病性也发生改变，由此开启了微生物学的生理时代。目前，人类基本上掌握了微生物生理代谢的特性，利用微生物造福人类，也为人类防治由微生物引起的疾病奠定了基础。

第一节　细菌的理化性状

一、细菌的化学组成

细菌和其他生物细胞相似，含有多种化学成分，包括水、无机盐、蛋白质、糖类、脂质、核酸等。水是细菌细胞的主要成分，约占细胞总质量的80%。菌细胞除去水分后，主要为有机物，还有少数的无机离子，如钾、镁、钙、铁、氯、钠等，用以构成菌细胞的各种成分及维持酶的活性和跨膜化学梯度。此外细菌尚含有一些特殊的化学组成，如肽聚糖、胞壁酸、磷壁酸、D-氨基酸、二氨基庚二酸、吡啶二羧酸等，这些物质在真核细胞中还未发现。

二、细菌的物理性状

1. 带电现象　细菌固体成分的50%~80%是蛋白质，蛋白质由兼性离子氨基酸组成，革兰阳性菌等电点为2~3，革兰阴性菌等电点为4~5，在近中性或弱碱性环境中，细菌均带负电荷。细菌的带电现象与细菌的染色反应、凝集反应、抑菌和杀菌等都有密切关系。

2. 表面积　因细菌菌体微小，单位体积的表面积比其他较大生物的表面积大，有利于细菌与外界进行物质交换。因此细菌代谢旺盛，繁殖迅速。

3. 半透性　细菌的细胞壁和细胞膜都有半透性，允许水及部分小分子物质通过，有利于吸收营养和排出代谢产物。

4. 光学性　细菌呈半透明状态,当光线照射至细菌,部分被吸收,部分被折射,故细菌悬液呈浑浊状态,用比浊法或分光光度计可以粗略地估计细菌数量。

5. 渗透压　细菌体内含有高浓度的营养物质和无机盐,所处环境相对低渗,但有坚韧的细胞壁保护不致崩裂。若置于比菌体内渗透压更高的环境中,菌体内水分可渗出,使细胞质浓缩,而阻碍细菌的生命活动。

第二节　细菌的生长与繁殖

一、细菌生长繁殖的条件

(一)营养物质

1. 水　细菌所需营养物质必须先溶于水,营养的吸收与代谢才能进行。

2. 碳源　各种碳的无机物或有机物都能被细菌吸收和利用,合成菌体组分和作为获得能量的主要来源。病原菌主要从糖类获得碳。

3. 氮源　用于合成菌体的蛋白质、酶、核酸等。病原菌主要从氨基酸、蛋白质等有机氮化物中获得氮。少数细菌如克雷伯菌可利用硝酸盐甚至氮气,但利用率较低。

4. 无机盐　细菌需要钾、钠、钙、镁、铁、硫、磷等无机盐,其主要功能是:构成有机化合物,成为菌体的成分;作为酶的组成部分,维持酶的活性;参与能量的储存和转运;调节菌体内外的渗透压;某些元素与细菌的生长繁殖和致病作用密切相关。例如,白喉棒状杆菌在含适量铁的培养基中,其毒素的产量最高,与其致病作用有关。

5. 生长因子　某些细菌生长所必需而自身又不能合成的有机化合物,主要是维生素、某些氨基酸、嘌呤、嘧啶等。有些细菌需特殊的生长因子,如 X 因子和 V 因子等,X 因子是高铁血红素,V 因子是辅酶 I 或辅酶 II,两者在细菌的呼吸上都有重要的作用。

(二)酸碱度

每种细菌都有一个可生长的 pH 范围,以及最适生长 pH。大多数病原菌最适 pH 为 7.2~7.6,在宿主体内极易生存;个别细菌如霍乱弧菌最适 pH 在 8.4~9.2 生长最好,结核分枝杆菌生长的最适 pH 为 6.5~6.8。

(三)温度

大多数病原菌在长期进化过程中适应人体环境,最适生长温度为 37℃。

(四)气体

根据细菌代谢时对分子氧的需要与否,可以分为 4 类。

1. 专性需氧菌(obligate aerobe)　具有完善的呼吸酶系统,需要分子氧作为受氢体以完成需氧呼吸,仅能在有氧环境下生长。如结核分枝杆菌、霍乱弧菌。

2. 微需氧菌(microaerophilic bacterium)　在低氧压(5%~6%)环境中生长最好,氧浓度

>10%对其有抑制作用。如空肠弯曲菌、幽门螺杆菌。

3. 兼性厌氧菌(facultative anaerobe) 兼有需氧呼吸和无氧发酵两种功能,无论在有氧或无氧环境中都能生长,但以有氧时生长较好。大多数病原菌属此类。

4. 专性厌氧菌(obligate anaerobe) 缺乏完善的呼吸酶系统,利用氧以外的其他物质作为受氢体,只能在无氧环境中进行发酵。有游离氧存在时,不但不能利用分子氧,且还将受其毒害,甚至死亡(如破伤风梭菌、脆弱类杆菌)。

二、繁殖方式与速度

(一)细菌个体的生长繁殖

细菌一般以二分裂方式进行无性繁殖。在适宜条件下,大多数细菌繁殖速度很快,分裂一次仅需 20~30 分钟。个别细菌繁殖速度较慢,如结核分枝杆菌18~20 小时才分裂一次。

(二)细菌群体的生长繁殖

细菌生长速度很快,一般细菌约 20 分钟分裂一次。若按此速度计算,一个细胞经 7 小时可繁殖到约 200 万个,10 小时后可达到 10 亿以上,但事实上由于细菌繁殖中营养物质的逐渐耗竭,有害代谢产物的逐渐积累,细菌不可能始终保持高速度的无限繁殖。经过一段时间后,细菌繁殖速度渐减,死亡菌数增多,活菌增长率随之下降并趋于停滞。

将一定数量的细菌接种于适宜的液体培养基中,连续定时取样检查活菌数,可发现其生长过程的规律性。以培养时间为横坐标,培养物中活菌数的对数为纵坐标,可绘制出一条生长曲线(图 1-2-1)。根据生长曲线,细菌群体生长繁殖可分为 4 期。

1. 迟缓期 细菌进入新环境后的短暂适应阶段,该期菌体增大,代谢活跃,但分裂缓,繁殖极少。此期一般为 1~4 小时。

2. 对数期 细菌在该期生长迅速,活菌数以恒定的几何级数增长,生长曲线图上细菌数的对数呈直线上升,达到顶峰状态。此期细菌的形态、染色性、生理活性等都较典型,对外界环境因素的作用敏感。因此,研究细菌的生物学性状(形态染色、生化反应、药物敏感试验等)应选用该期的细菌。一般细菌对数期在培养后的 8~18 小时。

3. 稳定期 由于培养基中营养物质消

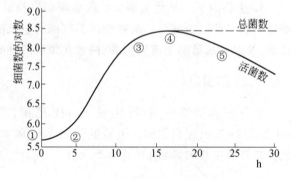

图 1-2-1 细菌的生长曲线
①~② 迟缓期   ②~③ 对数期
③~④ 稳定期   ④~⑤ 衰亡期

耗,有害代谢产物积聚,该期细菌繁殖速度渐减,死亡数逐渐增加,细菌形态、染色性和生理性状常发生改变。细菌外毒素、抗生素等合成产物在此期内产生,芽胞在此期形成。

4. 衰亡期 细菌的繁殖速度从减慢至停止,死菌数超过活菌数。该期细菌形态显著改变,出现衰退型或菌体自溶,因此,陈旧培养的细菌难以鉴定。

第三节 细菌的人工培养

一般细菌都可通过人工方法培养,这对明确传染病的病因、制备疫苗、流行病学调查、抗生素的选择和生产及科学研究等方面都具有重要的意义。

一、培养基

培养基(culture medium)是由人工方法配制而成的,专供微生物生长繁殖使用的混合营养物制品。一般培养基的 pH 为 7.2~7.6,少数细菌按生长要求调整 pH 偏酸或偏碱。培养基制成后必须经灭菌处理方可使用。

培养基按其组成和用途不同,分为以下几类。

1. 基础培养基 含有多数细菌生长繁殖所需的基本营养成分。它是配制特殊培养基的基础,也可作为一般培养基(如营养肉汤、营养琼脂、蛋白胨水等)使用。

2. 营养培养基 若了解某种细菌的特殊营养要求,可配制出适合这种细菌而不适合其他细菌生长的增菌培养基。通用增菌培养基为基础培养基中添加合适的生长因子或微量元素等,以促使某些特殊细菌生长繁殖,例如,链球菌需在含血液或血清的培养基中生长;专用增菌培养基又称为选择性增菌培养基,即除固有的营养成分外,再添加特殊抑制剂,有利于目的菌的生长繁殖,如碱性蛋白胨水用于霍乱弧菌的增菌培养。

3. 选择培养基 在培养基中加入某种化学物质,使之抑制某些细菌生长,而有利于另一些细菌生长,从而将后者从混杂的标本中分离出来,这种培养基称为选择培养基。例如,培养肠道致病菌的 SS 琼脂。

4. 鉴别培养基 用于培养和区分不同细菌种类的培养基称为鉴别培养基。利用各种细菌分解糖类和蛋白质的能力及其代谢产物不同,在培养基中加入特定的作用底物和指示剂,一般不加抑菌剂,观察细菌在其中生长后对底物的作用如何,从而鉴别细菌。如常用的糖发酵管。

5. 厌氧培养基 专供厌氧菌的分离、培养和鉴别用的培养基,称为厌氧培养基。常用的有疱肉培养基、硫乙醇酸盐肉汤等,并在液体培养基表面加入凡士林或液状石蜡以隔绝空气。

此外,也可根据培养基的物理状态的不同分为液体、固体和半固体 3 大类。在液体培养基中加入 1.5%~2.5% 琼脂粉,即凝固成固体培养基,琼脂粉含量在 0.3%~0.5% 时,则为半固体培养基。琼脂在培养基中起赋形剂作用,对病原菌不具营养意义。

二、细菌在培养基中的生长现象

1. 在液体培养基中生长情况 大多数细菌在液体培养基中生长繁殖后呈现均匀混浊状态;少数链状细菌或厌氧菌则呈沉淀生长;专性需氧菌呈表面生长,常形成菌膜。

2. 在固体培养基中生长情况 将标本或培养物划线接种在固体培养基的表面,因划线的分散作用,使许多原混杂的细菌在固体培养基表面散开,称为分离培养。一般经过 18~24 小时培养后,单个细菌繁殖成一堆肉眼可见的细菌集团,称为菌落(colony)。各种细菌在固体培养基上形成的菌落,在大小、形状、颜色、气味、透明度、表面光滑或粗糙、湿润或干燥、边缘整齐与否,以及在血琼脂平板上的溶血情况等均有不同表现,这些有助于识别和鉴定细菌。

3. 在半固体培养基中生长情况　半固体培养基黏度低,有鞭毛的细菌在其中仍可自由游动,沿穿刺线呈羽毛状或云雾状浑浊生长。无鞭毛细菌只能沿穿刺线呈明显的线状生长。

第四节　细菌的代谢产物

细菌的新陈代谢包括分解代谢和合成代谢,分解代谢是将营养物质或胞内物降解为简单的化合物,同时释放能量;合成代谢是将简单的小分子合成为复杂的大分子,组成菌体成分和酶,同时消耗能量。细菌的代谢产物包括合成代谢产物和分解代谢产物,其中有一些在医学上有重要的意义。

一、分解代谢产物及生化反应

各种细菌所具有的酶不完全相同,新陈代谢对营养物质分解能力亦不一样,因而其代谢产物有别。根据此特点,利用生物化学方法来鉴别不同细菌称为细菌的生化反应试验。常见的有以下几种。

1. 糖发酵试验　不同细菌分解糖类的能力和分解产物均不同,借此可鉴别细菌。例如,大肠埃希菌能发酵葡萄糖和乳糖;而伤寒沙门菌可发酵葡萄糖,但不能发酵乳糖。

2. VP 试验　大肠埃希菌和产气杆菌均能发酵葡萄糖,产酸产气,两者不能区别。但产气杆菌能使丙酮酸脱羧生成中性的乙酰甲基甲醇,此物质在碱性溶液中被空气中的氧分子氧化生成二乙酰,二乙酰与培养基中含胍基化合物反应生成红色化合物,为 VP 试验阳性。大肠埃希菌不能生成乙酰甲基甲醇,故 VP 试验阴性。

3. 甲基红试验　产气杆菌分解葡萄糖产生丙酮酸,后者经脱羧后生成中性的乙酰甲基甲醇,故培养液 pH>5.4,甲基红指示剂呈橘黄色,为甲基红试验阴性。大肠埃希菌分解葡萄糖产生丙酮酸,培养液 pH≤4.5,甲基红指示剂呈红色,则为甲基红试验阳性。

4. 枸橼酸盐利用试验　当某些细菌(如产气杆菌)利用铵盐作为唯一碳源,并可在枸橼酸盐作为唯一碳源的枸橼酸盐培养基上生长,分解枸橼酸盐生成碳酸盐,并分解铵盐生成氨,使培养基由酸性变为碱性,使培养基中的指示剂溴 BTB 由淡绿色转变为深蓝色为该试验阳性。大肠埃希菌不能利用枸橼酸盐为唯一碳源,故在该培养基上不能生长,为枸橼酸盐试验阴性。

5. 吲哚试验　有些细菌(如大肠埃希菌、霍乱弧菌等)能分解培养基中的色氨酸生成吲哚(靛基质),经与试剂中的对二甲基氨基苯甲醛作用,生成玫瑰吲哚而呈红色,为吲哚试验阳性。

6. 硫化氢试验　有些细菌如沙门菌、变形杆菌等能分解培养基中的含硫氨基酸(如胱氨酸、甲硫氨酸)生成硫化氢,硫化氢遇铅或铁离子生成黑色的硫化铅或硫化亚铁沉淀物。

细菌的生化反应用于鉴别细菌,尤其对形态、革兰染色反应和培养特性相同或相似的细菌更为重要,吲哚(I)、甲基红(M)、VP(V)、枸橼酸盐利用(C)4 种试验常用于鉴定肠道杆菌,合称为 IMVC 试验。例如,大肠埃希菌对这 4 种试验的结果是"++--",产气肠杆菌则为"--++"。

二、合成代谢产物及实际意义

细菌在合成代谢中除可合成菌体自身成分外,尚可合成一些与医学有关的特殊产物,有的与细菌的致病性有关,有的可用于鉴别细菌或防治疾病。

1. 热原质(pyrogen) 或称致热原,是细菌合成的一种注入人体或动物体内能引起发热反应的物质。产生热原质的细菌大多是革兰阴性菌,少数为革兰阳性菌,革兰阴性菌的热原质即其细胞壁中的脂多糖。

热原质耐高温,高压蒸汽灭菌(121℃,20 分钟)亦不被破坏,玻璃器皿及用具要经 250℃ 30 分钟 高温干烤才能破坏热原质。用吸附剂和特殊石棉滤板可除去液体中大部分热原质,蒸馏法效果最好。因此,在制备和使用注射药品过程中应严格遵守无菌操作,防止细菌污染。

2. 毒素和侵袭性酶 毒素(toxin)是病原菌在代谢过程中合成的对机体有毒害作用的物质,包括外毒素和内毒素。外毒素是 G^+ 菌及少数 G^- 菌产生的一种蛋白质,毒性极强。内毒素是 G^- 菌细菌壁中的脂多糖,菌体死亡或裂解后才能释放出来。某些细菌还能产生具侵袭性的酶,能损伤机体组织,促使细菌的侵袭和扩散。毒素与侵袭性酶在细菌的致病作用中甚为重要。

3. 抗生素 某些放线菌、真菌、细菌在代谢过程中产生的一类能抑制或杀死某些其他微生物或肿瘤细胞的物质,称抗生素(antibiotic)。如真菌产生的青霉素,放线菌产生的链霉素,细菌产生的杆菌肽等。抗生素可用于感染性疾病与肿瘤的治疗。

4. 细菌素(bactericin) 是某些细菌菌株产生的一类具有抗菌作用的蛋白质,但抗菌范围狭窄,仅对产生菌有亲缘关系的细菌有杀伤作用。细菌素的合成受菌体内质粒控制,如大肠埃希菌的细菌素产生受 Col 质粒控制,称大肠菌素。由于细菌素有菌种和菌型特异性,可用于某些细菌分型和流行病学调查。

5. 色素 某些细菌在一定条件下(氧气充足、温度适宜等)能产生各种颜色的色素(pigment)。如铜绿假单胞菌可产生水溶性的绿色色素,可使培养基及感染的脓液、纱布敷料呈绿色。金黄色葡萄球菌能产生脂溶性色素,不溶于水,只存在于菌体,因此菌落呈金黄色,培养基不显色。细菌的色素有助于细菌的鉴别。

6. 维生素 细菌能合成某些维生素(vitamin),除供自身所需外,还能分泌至周围环境中,如人肠道中的大肠埃希菌可合成 B 族维生素和维生素 K,供人体吸收利用。

学 习 小 结

细菌是单细胞生物,其化学组成与其他单细胞生物相似。细菌生长繁殖需要充足的营养、适宜的温度、合适的酸碱度和一定的气体环境。细菌的繁殖方式为二分裂法,大多数细菌每20 分钟分裂一次。细菌在液体培养基中有的呈混浊生长,有的呈沉淀生长,有的则呈表面生长并形成菌膜;在半固体培养基中,有鞭毛的细菌扩散生长,无鞭毛的细菌则沿划线生长;在固体培养基中细菌生长堆积在一起形成菌落。各种细菌对糖和蛋白质的分解代谢不同,其代谢产物各异,借此可鉴别细菌。细菌可合成毒素、侵袭性酶等对人有致病作用的物质,有些细菌还可合成抗生素、细菌素、维生素等可供人类利用的物质。有些细菌还可合成色素,在鉴别细菌上有一定的意义。

思 考 题

1. 细菌生长繁殖的条件有哪些？繁殖方式和速度如何？
2. 细菌在培养基中有哪些生长现象？与临床护理用药的关系如何？
3. 与医学有关的细菌分解代谢产物有哪些？有何实际意义？
4. 何谓热原质？在临床护理用药中有何实际意义？
5. 细菌有哪些合成代谢产物？在医学上分别有哪些实际意义？

（陈文标）

第三章　细菌的分布与消毒灭菌

学习要点

1. 掌握消毒、灭菌、正常菌群、条件致病菌的概念。
2. 熟悉常用消毒灭菌的方法及高压蒸汽灭菌法的实际应用。
3. 理解常用化学消毒剂的作用原理、用途及影响消毒灭菌效果的因素。

1867 年,英国外科医生李斯特(Joseph Lister)研究发现,苯酚具有较强的杀菌作用,并率先应用于外科手术中,极大地降低了手术后的感染率。在李斯特之后,人们逐渐发现,引起伤口感染的微生物除了来自患者自身以外,还可来自手术室的空气、手术器械、敷料和手术者的双手等。1877 年,德国的伯格曼(Bergmann)发明了手术器械和敷料的热蒸汽消毒法;1890 年,美国的哈斯特德(Halsted)发现了橡胶外科手套。从而形成了较为完善的外科手术消毒程序。

第一节　细菌的分布

细菌广泛分布于土壤、水、空气等自然环境中,在人体的体表及其与外界相通的腔道中也有各种细菌的存在。了解细菌在自然环境及正常人体的分布,对保护环境、加强无菌观念、严格无菌操作、防止医院感染、控制传染病及菌群失调的发生等具有重要意义。

一、细菌在自然界的分布

土壤中含有细菌生长繁殖的良好条件,因此土壤中细菌的种类和数量很多。土壤中的细菌多数为非病原菌,在自然界的物质循环中起着重要作用。但土壤中也有一些来自人和动物的排泄物及死于传染病的人畜尸体的病原菌,多数细菌在土壤中很容易死亡。但有一些能形成芽胞的细菌,如破伤风梭菌、产气荚膜梭菌、炭疽芽胞杆菌等,它们在土壤中可存活几年或几十年,并能通过伤口感染,因此,当伤口被泥土污染时,须采取清创等必要的措施进行预防和治疗。

水是细菌生存的天然环境,水中的细菌主要来自土壤和人、动物的排泄物等。水中含有沙门菌、志贺菌、霍乱弧菌等病原菌。水源的污染可引起多种消化系统传染病的流行,因此保护水源,加强水和粪便的管理,是预防和控制肠道传染病的重要环节。

空气中缺乏营养物质与水分,且受日光照射,细菌不易繁殖。但由于人群和动物通过呼吸、唾液、飞沫排出细菌,土壤中的细菌随尘土飞扬在空气中,因此,空气中可存在不同种类的细菌。常见的病原菌主要有金黄色葡萄球菌、链球菌、结核分枝杆菌等,它们可引起伤口或呼吸道感染。此外,空气中的非病原菌常可造成生物制品、培养基、药物制剂的污染。因此,医院的手术室、病房、制剂室等要经常进行空气消毒,并严格按照有关制度和无菌技术进行医疗操作,以防止疾病的传播及手术后的感染。

二、细菌在正常人体的分布

正常人体体表及与外界相通的腔道存在着不同种类和数量的微生物。在正常情况下,这些微生物对人体无害,称为正常菌群(normal flora)或正常微生物群(表1-3-1)。正常菌群不仅与人体保持相对平衡关系,而且对构成机体的微生态平衡起着重要作用,其主要生理意义有:生物拮抗作用、营养作用、免疫作用、抗衰老作用及抗肿瘤作用等。

表1-3-1　人体常见的正常菌群

部位	主要菌类
皮肤	葡萄球菌、类白喉棒状杆菌、铜绿假单胞菌、丙酸杆菌、白假丝酵母菌、非致病性分枝杆菌
口腔	葡萄球菌、甲型和丙型链球菌、肺炎链球菌、奈瑟菌、乳杆菌、类白喉棒状杆菌、放线菌、螺旋体、白假丝酵母菌、梭菌
鼻咽腔	葡萄球菌、甲型和丙型链球菌、肺炎链球菌、奈瑟菌、类杆菌
胃	一般无菌
肠道	大肠埃希菌、产气肠杆菌、变形杆菌、铜绿假单胞菌、葡萄球菌、肠球菌、类杆菌、产气荚膜梭菌、破伤风梭菌、双歧杆菌、乳杆菌、白假丝酵母菌
尿道	葡萄球菌、类白喉棒状杆菌、非致病性分枝杆菌
阴道	乳杆菌、大肠埃希菌、类白喉棒状杆菌、白假丝酵母菌
眼结膜	葡萄球菌、干燥棒状杆菌、奈瑟菌
外耳道	葡萄球菌、类白喉棒状杆菌、铜绿假单胞菌、非致病性分枝杆菌

寄居在人体一定部位的正常菌群相对稳定,但在特定条件下,正常菌群与宿主间、正常菌群中的各种细菌之间的生态平衡可被破坏而致病,这类在正常条件下不致病,但在特殊情况下能引起疾病的细菌称为条件致病菌(conditioned pathogen)或机会致病菌(opportunistic pathogen)。其特定的条件通常是:① 寄居部位改变,如大肠埃希菌从原寄居的肠道进入腹腔、血流或泌尿道等;② 免疫功能低下,如大面积烧伤、长期消耗性疾病、应用大剂量皮质激素、抗肿瘤药物或放射治疗等,造成机体免疫功能低下时;③ 不适当的抗菌药物治疗导致的菌群失调。

菌群失调(flora disequilibrium)是指由于某种原因使正常菌群的种类、数量和比例发生较大幅度的改变,导致机体微生态失去平衡。由于严重菌群失调而使宿主发生一系列临床症状,则称为菌群失调症(dysbacteriosis)。因菌群失调症往往是在抗菌药物等治疗原有感染性疾病过程中产生的另一种新感染,故临床上又称为二重感染(superinfection)。引起二重感染的细菌以金黄色葡萄球菌、革兰阴性杆菌、白假丝酵母菌等多见。患二重感染的患者免疫力低,治疗难度大,应避免发生。对已发生二重感染的患者,应立即停用原抗菌药物,并对患者标本中分离的致病菌做药敏试验,选用合适的药物治疗。同时,亦可使用微生态制剂,使之恢复正常菌群的生态平衡。

第二节　消毒与灭菌

细菌为单细胞生物,与外环境关系密切。若环境适宜,细菌生长繁殖极为迅速;若环境变化过剧,细菌因代谢障碍而生长受到抑制,甚至死亡。因此,可以采用物理、化学或生物学方法来抑制或杀死外环境中的病原微生物。以下术语常用来表示物理或化学方法对微生物的杀灭程度。

1. 消毒(disinfection)　指杀死物体上或环境中的病原微生物,并不一定能杀死细菌芽胞或非病原微生物的方法。用以消毒的化学药品称为消毒剂。一般消毒剂在常用浓度下只对细菌的繁殖体有效,对芽胞则需要提高消毒剂的浓度和延长作用的时间。

2. 灭菌(sterilization)　是杀灭物体上所有微生物的方法。包括杀灭细菌芽胞在内的全部病原微生物和非病原微生物。

3. 防腐(antisepsis)　指防止或抑制体外细菌生长繁殖的方法。一般同一种化学药品在高浓度时为消毒剂,低浓度时常为防腐剂。

4. 抑菌(bacteriostasis)　抑制体内或体外细菌生长繁殖的一种方法。常用的抑菌剂为各种抗生素,可在体内抑制细菌繁殖,或在体外用于抑菌试验以检测细菌对抗生素的敏感性。

5. 无菌(asepsis)及无菌操作　无菌指无活菌存在。防止细菌进入人体或其他物品的操作技术,称为无菌操作。例如,进行外科手术时需防止细菌进入创口,微生物学实验中要注意防止污染和感染。

一、物理消毒灭菌法

消毒与灭菌的方法一般可分为物理学方法和化学方法两大类。用于消毒灭菌的物理因素有热力、紫外线辐射、超声波、滤过、干燥和低温等。

(一)热力灭菌法

高温对细菌有明显的致死作用,因此常用于消毒和灭菌。热力灭菌法分为干热灭菌和湿热灭菌两大类,在同一温度下,后者的效力比前者大。这是因为:① 湿热中细菌菌体蛋白较易凝固;② 湿热的穿透力比干热大;③ 湿热的蒸汽有潜热存在。水由气态变为液态时放出的潜热,可迅速提高被灭菌物体的温度。

1. 常用的湿热灭菌法

(1) 高压蒸汽灭菌法　是目前应用最广,灭菌效果最好的方法。使用密闭的高压蒸汽灭菌器,在加热时,锅内蒸汽压力升高,蒸汽的温度也相对升高。在 103.4 kPa(1.05 kg/cm^2)蒸汽压力下,温度达到 121.3℃,维持 15~20 分钟,可杀灭包括细菌芽胞在内的所有微生物。常用于一般培养基、生理盐水、手术敷料等耐高温、耐湿物品的灭菌。

(2) 煮沸法　煮沸 100℃、5 分钟,可杀死细菌的繁殖体,主要用于饮水、食具、一般外科器械等的消毒。杀灭芽胞则需煮沸 1~2 小时,若水中加入 2%碳酸钠,既可提高沸点达 105℃,又可防止金属器械生锈。

（3）流通蒸汽法　常用于不耐高温的含糖、牛奶等培养基灭菌。用蒸笼或阿诺蒸锅加热至100℃、15～30分钟可杀死细菌繁殖体。第一天消毒后,将物品置37℃温箱过夜使芽胞发育成繁殖体,次日再经流通蒸汽加热100℃、15～30分钟,如此重复3次,可达灭菌的目的,称为间歇蒸汽灭菌法。

（4）巴氏消毒法　由巴斯德创立而得名。用较低温度杀死物品中病原菌的同时又不影响消毒物品的营养成分及香味。加温61.1～62.8℃、30分钟或71.7℃、15～30秒即可,常用于牛奶或酒类的消毒。

2. 常用的干热灭菌法

（1）焚烧和烧灼　焚烧是直接点燃或在焚化炉内焚化。用于废弃物品或死于传染病的人或动物尸体的焚化;烧灼是直接用火焰灭菌,如微生物实验室中的接种针、试管口等可在火焰中直接烧灼。

（2）干烤　在密闭的电热干烤箱内利用加热的空气进行灭菌。一般需加热至160～170℃维持2小时,即可杀死包括芽胞在内的一切微生物。本法仅用于高温不变质、不损坏、不蒸发的物品,如玻璃器皿、瓷器、油类制剂、粉剂药品等的灭菌。

（二）辐射杀菌法

1. 紫外线　紫外线的波长在200～300 nm时,具有杀菌作用,其中以265～266 nm杀菌力最强。紫外线的杀菌机制主要是损坏DNA的构型,从而干扰了DNA的复制和转录,导致细菌死亡或变异。紫外线的穿透力弱,普通玻璃、纸张等均能阻挡紫外线,故仅适用于手术室、传染病房和无菌室等的空气消毒。杀菌波长的紫外线对人体皮肤、眼睛有损伤作用,使用时应注意防护。

2. 电离辐射　包括高速电子、X线和γ射线等。在足够剂量时,对各种细菌均有致死作用。其机制在于产生游离基,破坏DNA。电离辐射常用于大量一次性医用塑料制品的消毒;亦可用于食品的消毒,而不破坏其营养成分。

（三）滤过除菌法

滤过除菌法是用物理阻留的方法将液体或空气中的细菌除去,以达到无菌目的。所用的器具是滤菌器,滤菌器含有微细小孔,只允许液体或气体通过,而大于孔径的细菌等颗粒不能通过。滤过法主要用于一些不耐高温灭菌的血清、毒素、抗生素及空气等的除菌。现代医院的手术室、烧伤病房、制剂室等已逐步采用高效滤菌器,以除去空气中的细菌。

二、化学消毒灭菌法

许多化学药物能影响细菌的化学组成、物理结构和生理活动,从而发挥防腐、消毒甚至灭菌的作用。消毒防腐药物一般都对人体组织有害,只能外用或用于环境的消毒。

（一）消毒剂的种类

常用消毒剂的种类与用途见表1-3-2。

表 1-3-2　常用消毒剂的种类与用途

类别	常用消毒剂	用途
酚类	3%~5%苯酚	地面、器具表面的消毒,皮肤消毒
	2%甲酚皂	地面、器具表面的消毒,皮肤消毒
	0.01%~0.05%氯己定	术前洗手、阴道冲洗等
醇类	70%~75%乙醇	皮肤、体温计消毒
重金属盐类	0.05%~0.1%升汞	非金属器皿的消毒
	2%红汞	皮肤、黏膜、小创伤消毒
	0.1%硫柳汞	皮肤消毒、手术部位消毒
	1%硝酸银	新生儿滴眼、预防淋病奈瑟菌感染
氧化剂	0.1%高锰酸钾	皮肤、尿道、蔬菜、水果消毒
	3%过氧化氢	创口、皮肤、黏膜消毒
	0.2%~0.3%过氧乙酸	塑料、玻璃器材消毒
	2.0%~2.5%碘酒	皮肤消毒
	0.2×10^{-6}~0.5×10^{-6} mol/L 氯	饮水及游泳池消毒
	10%~20%漂白粉	地面、厕所与排泄物消毒
	0.5%~1.5%漂粉精	地面、墙壁、家具消毒,饮水消毒(0.3%~0.4%)
	0.2%~0.5%氯胺	室内空气及表面消毒,浸泡衣服(0.1%~1.2%)
	4×10^{-6} mol/L 二氯异氰尿酸钠	水消毒
	3%二氯异氰尿酸钠	空气及排泄物消毒
	0.05%~0.1%苯扎溴铵	外科手术洗手,皮肤、黏膜消毒,浸泡手术器械
表面活性剂	0.05%~0.1%度米芬	皮肤创伤冲洗,金属器械、塑料、橡胶类消毒
烷化剂	10%甲醛	物品表面消毒,空气消毒
	50 mg/L 环氧乙烷	手术器械、敷料等消毒
	2%戊二醛	精密仪器、内镜等消毒
染料	2%~4%甲紫	浅表创伤消毒
酸碱类	5~10 ml/m³ 醋酸加等量水蒸发	空气消毒
	生石灰(按 1:4~1:8比例加水配成糊状)	地面、排泄物消毒

（二）消毒剂的应用

1. 皮肤　2.5%碘酒、75%乙醇、2%红汞均可应用。

2. 黏膜　新生儿预防淋病奈瑟菌性眼结膜炎可用1%硝酸银或2%蛋白银滴眼;口腔黏膜可用3%过氧化氢;冲洗尿道、阴道、膀胱等可用 0.01%~0.1%氯己定(洗必泰)或 0.1%高锰酸钾。

3. 饮水　自来水用氯气,少量的饮用水可用漂白粉。

4. 厕所、阴沟　可用生石灰,其有效成分是氢氧化钙。

5. 空气　常用甲醛溶液(福尔马林)加热法:12.5~25 ml/m³ 熏蒸 12~24 小时;肝炎病房可用过氧乙酸 3 g/m³ 熏蒸 90 分钟。

6. 手　一般用 2%甲酚皂(来苏)。当疑有肝炎病毒污染时,用 0.2%~0.4%过氧乙酸浸泡 1~2 分钟后,流水冲洗。或用 2%碘酊涂擦后用 70%乙醇擦洗。

7. 患者排泄物与分泌物　粪、尿、脓、痰等,一般多用等量的 20%漂白粉、5%苯酚或 2%甲酚皂,搅拌均匀,作用 2 小时再倾去。

（三）影响消毒灭菌效果的因素

影响消毒剂作用的因素:① 消毒剂的浓度与作用时间,一般情况下浓度愈大,作用时间愈长,杀菌作用愈强,但乙醇例外。消毒剂在一定浓度下,对细菌的作用时间愈长,消毒效果也愈好。② 细菌的种类与生活状态,不同种类的细菌,对消毒剂的敏感不同。如结核分枝杆菌对酸、碱的抵抗力比其他细菌强,但对 75%乙醇敏感。幼龄菌比老龄菌对消毒剂敏感,细菌的芽胞对消毒剂的抵抗力最强。③ 环境中有机物的影响,被消毒的环境中如有血清、脓汁、粪便、痰等有机物存在,可与消毒剂结合而影响杀菌效果。故消毒皮肤或器械之前需要先洗净再消毒,对排泄物消毒时,应选择那些受有机物影响较小的消毒剂。④ 酸碱度,消毒剂的杀菌作用受酸碱度的影响。如苯扎溴铵灭菌作用是 pH 愈低所需杀菌浓度愈高,在 pH 为 3 时所需的杀菌浓度较 pH 为 9 时要高 10 倍左右。⑤ 温度,温度升高可提高消毒效果。如,2%戊二醛杀灭每毫升含 10^4 个炭疽芽胞杆菌的芽胞,20℃时需 15 分钟,40℃时为 2 分钟,56℃时仅 1 分钟即可。

学 习 小 结

土壤、水、空气、人体的体表及其与外界相通的腔道中存在着不同种类和数量的细菌,绝大多数是非致病菌,只有极少数是致病菌。在正常条件下,人体体表以及与外界相通的腔道存在着对人体无害的微生物群,称正常菌群;在机体免疫力低下、细菌寄居部位改变、滥用抗生素等情况下引起疾病的,称为条件致病菌或机会致病菌。消毒是指杀死物体上或环境中的病原微生物,并不一定能杀死细菌芽胞或非病原微生物的方法。灭菌是杀灭物体上所有微生物的方法,包括杀灭细菌芽胞在内的全部病原微生物和非病原微生物。消毒灭菌的方法很多,一般分为物理学方法和化学方法。常用的有高压蒸汽灭菌、紫外线、消毒剂等。

思 考 题

1. 解释下列名词:正常菌群、条件致病菌、消毒、灭菌、防腐、无菌、无菌操作。
2. 条件致病菌形成的特定条件有哪些? 在医学上有何意义?
3. 常用的物理消毒灭菌法有哪些? 哪种效果最好? 为什么?
4. 高压蒸汽灭菌法为什么是最常用、最好的方法? 用途如何?
5. 举例说明消毒剂的用途。
6. 影响消毒灭菌效果的因素有哪些?

（王同祥）

第四章 细菌的致病性与感染

学习要点

1. 掌握菌血症、败血症、毒血症、内毒素血症、脓毒血症的特点及区别,细菌的致病因素,内、外毒素的区别。

2. 熟悉细菌的感染方式、感染途径、感染的类型。

细菌致病性研究的快速发展应归功于德国细菌学家郭霍(Robert Koch),他创用了固体培养基和细菌染色技术,使病原菌的分离培养和鉴定成为可能。19 世纪末—20 世纪初,在郭霍的带领下,大批学者先后发现并成功分离出不同的病原菌,掀起了全球探索病原菌的热潮。郭霍因对结核菌的成功分离所做出的杰出贡献,荣获 1905 年诺贝尔生理学或医学奖。1888 年,人类分离出第一种细菌毒素——白喉毒素,后来郭霍的学生朴费福(Pfeiffer)在研究霍乱弧菌感染的发病机制时,发现该菌可产生两种不同性质的毒性物质,即外毒素和内毒素。从而,为人类寻求细菌的致病机制奠定了坚实的基础。

第一节 细菌的致病性

细菌能引起感染的能力称为致病性(pathogenicity)。细菌的致病性是对特定宿主而言,有的只对人类有致病性,有的只对某些动物有致病性,有的则对人类和动物都有致病性。不同致病菌对宿主可引起不同的病理过程,如伤寒沙门菌对人类引起伤寒,而结核分枝杆菌引起结核病。因此,致病性是细菌的特征之一。

致病菌的致病性强弱程度称为毒力(virulence),各种致病菌的毒力常不一致,并可随不同宿主而异;即使同种细菌也常因菌型、菌株的不同而有一定的毒力差异。

病原菌的致病作用与其毒力、侵入数量、侵入机体的途径及机体的免疫力等因素有关。

一、细菌的毒力

构成毒力的物质基础主要是侵袭力和毒素。

(一)侵袭力

侵袭力(invasiveness)是指病原菌突破机体的某些防御功能,进入机体并在机体内定植、繁殖和蔓延扩散的能力。侵袭力与菌体表面结构和侵袭性物质的作用有密切关系。

1. 菌体表面结构

(1)黏附素 是位于细菌细胞表面的蛋白质,如 G^- 菌的菌毛、G^+ 菌的膜磷壁酸。细菌感染须先黏附在宿主的呼吸道、消化道或泌尿生殖道等黏膜上皮细胞表面,然后在局部定植、繁殖,产生毒性物质或继续侵入组织细胞,直至形成感染。

(2)荚膜和微荚膜 荚膜和微荚膜均具有抗吞噬和抗体液中杀菌物质的作用,使致病菌能在宿主体内大量繁殖,产生病变。

2. 侵袭性酶 属胞外酶,一般不具有毒性,在感染过程中可以协助致病菌抗吞噬或向四周扩散,如 A 群链球菌产生的透明质酸酶、链激酶和链道酶,能降解细胞间质透明质酸、溶解纤维蛋白、液化脓液等中高黏度的 DNA 等,利于细菌在组织中扩散。致病性葡萄球菌产生的血浆凝固酶,能使血浆中的液态纤维蛋白原变成固态的纤维蛋白,围绕在细菌表面,具有抗吞噬作用。

(二)毒素

毒素(toxin)按其来源、性质和作用不同,可分为外毒素(exotoxin)和内毒素(endotoxin)两种。

1. 外毒素

(1)化学成分及免疫原性 外毒素是细菌在代谢过程中合成并分泌至菌体外的有毒性的蛋白质,不耐热。如白喉外毒素在 $58 \sim 60^{\circ}C$ 经 $1 \sim 2$ 小时,破伤风外毒素在 $60^{\circ}C$ 经 20 分钟可被破坏。但葡萄球菌肠毒素例外,能耐 $100^{\circ}C$、30 分钟。外毒素具有良好的抗原性,经 $0.3\% \sim 0.4\%$ 甲醛液处理脱去毒性,但仍保留免疫原性,称为类毒素(toxoid)。类毒素注入机体后,可刺激机体产生具有中和外毒素作用的抗毒素。类毒素和抗毒素可防治一些传染病,前者主要用于人工主动免疫,后者常用于治疗和紧急预防。

(2)毒性与致病作用 外毒素毒性极强,1 mg 肉毒毒素纯品能杀死 2 亿只小鼠,毒性比等量 KCN 大 1 万倍。不同细菌产生的外毒素对机体的组织器官具有选择作用,可引起特殊的病变。如肉毒毒素能阻断胆碱能使神经末梢释放乙酰胆碱,使眼和咽肌等麻痹,引起上睑下垂、斜视、吞咽困难等,严重者可因呼吸麻痹而死。又如白喉毒素对周围神经末梢、心肌等有亲和性,通过抑制靶细胞蛋白质的合成而导致外周神经麻痹和心肌炎等。

2. 内毒素

(1)化学成分及免疫原性 内毒素是革兰阴性菌细胞壁中的脂多糖(lipopolysaccharide,LPS)组分,耐热,加热 $100^{\circ}C$、1 小时不被破坏;需加热至 $160^{\circ}C$、$2 \sim 4$ 小时,或用强碱、强酸或强氧化剂煮沸 30 分钟才能被破坏。不能用甲醛液脱毒成类毒素。细菌外毒素与内毒素的主要区别见表 1-4-1。

表 1-4-1 外毒素与内毒素的主要区别

区别要点	外毒素	内毒素
来源	革兰阳性菌与部分革兰阴性菌	革兰阴性菌
存在部分	从活菌分泌出,少数菌崩解后释出	细胞壁组分,菌裂解后释出
化学成分	蛋白质	脂多糖
稳定性	$60 \sim 80^{\circ}C$,30 分钟被破坏	$160^{\circ}C$,$2 \sim 4$ 小时才被破坏
抗原性	强,刺激机体产生抗毒素;甲醛液处理脱毒形成类毒素	弱,刺激机体产生的中和抗体作用弱,甲醛液处理不形成类毒素
毒性作用	强,对组织器官有选择性毒害效应,引起特殊临床表现	较弱,各菌的毒性效应大致相同,引起发热、白细胞增多、微循环障碍、休克、DIC 等

（2）毒性与致病作用　脂质 A 是内毒素的主要毒性组分。不同革兰阴性菌的脂质 A 结构基本相似。因此不同革兰阴性菌感染时，由内毒素引起的毒性作用大致类同。

1）发热反应。内毒素作用于巨噬细胞、中性粒细胞等，使之产生 IL-1、IL-6 和 TNF-α，这些细胞因子作为内源性致热原作用于下丘脑体温调节中枢，使体温升高。

2）白细胞反应：LPS 诱生的中性粒细胞释放因子刺激骨髓释放中性粒细胞进入血流，使外周血中白细胞数量显著增加。但伤寒沙门菌内毒素例外，血循环中的白细胞总数始终减少。

3）内毒素血症与内毒素休克：当血液中细菌或病灶内细菌释放大量内毒素入血时，可导致内毒素血症。内毒素作用于巨噬细胞、中性粒细胞等，引起 IL-1、IL-6、5-羟色胺、前列腺素、激肽等血管活性介质的释放，使小血管功能紊乱而造成微循环障碍，表现为低血压、组织器官毛细血管灌注不足、缺氧、酸中毒等。严重可导致内毒素休克。

4）弥散性血管内凝血（disseminated intravascular coagulation，DIC）：内毒素可直接或间接活化凝血系统，使液态纤维蛋白原变成固态纤维蛋白，形成 DIC。内毒素还能直接活化并促进纤溶系统，使血管内的凝血又被溶解。由于血管内凝血过程造成凝血因子的消耗和减少，可引起皮肤的出血和渗血，严重者可致死亡。

二、细菌侵入的数量

具有毒力的病原菌侵入机体后，需有足够的数量才能引起感染。菌量的多少，一方面与致病菌毒力强弱有关，另一方面取决于宿主免疫力的高低。一般是细菌毒力愈强，引起感染所需的菌量愈小；反之则需菌量大。

三、细菌侵入途径

病原菌引起特定的感染，除了需具有一定的毒力和足够数量外，还必须通过适当的途径才能致病。这与病原菌生长繁殖需要特定的微环境有关，如破伤风梭菌的芽胞侵入深部创伤组织，在厌氧环境中才能发芽、繁殖引起破伤风，经口食入则不能致病；伤寒沙门菌需经消化道才能致病。但有的病原菌可通过多种途径侵入引起感染，如结核分枝杆菌可经呼吸道、消化道、皮肤创伤等途径感染。

第二节　细菌的感染

一、感染的来源

1. 外源性感染（exogenous infection）　指来源于机体外的病原体引起的感染，如来自宿主体外的患者、带菌者、带菌的动物及环境中的细菌通过各种途径引起机体的感染。

2. 内源性感染（endogenous infection）　指来源于机体自身体内或体表的病原体引起的感染。这类细菌在发生感染前已经存在于体表或体内，多数为正常菌群中的条件致病菌，少数是以潜伏状态存在的病原体。

3. 医院获得性感染（hospital acquired infection）　指患者在住院期间发生的感染，根据传染来源不同分下列几种情况:① 交叉感染,由医院内患者或医务人员直接或间接传播引起的感染;② 内源性感染,或称自身感染,由患者自己体内正常菌群引起的感染;③ 医源性感染,在治疗、诊断或预防过程中,因所用的器械等消毒不严而造成的感染。

二、感染的方式与途径

1. 呼吸道感染　患者或带菌者通过痰液、唾沫等散布到周围空气中,健康人通过吸入污染的空气引起感染。如肺结核、白喉、百日咳、军团病等。

2. 消化道感染　通过摄入粪便污染的饮食所感染。如伤寒、菌痢、霍乱、食物中毒等胃肠道传染病。

3. 接触感染　可通过人-人或动物-人的密切接触而感染。如淋病、梅毒、麻风等。

4. 节肢动物叮咬感染　有些传染病是通过吸血昆虫传播的。如鼠蚤传播人类鼠疫,恙螨幼虫传播恙虫病等。

5. 创伤感染　致病性葡萄球菌、链球菌等常可侵入皮肤、黏膜的细小破损而引起化脓性感染。泥土、人类和动物粪便中有破伤风梭菌、产气荚膜梭菌等芽胞的存在。这些芽胞若进入深部伤口,在微环境适宜时就会发芽、繁殖、产生外毒素而致病。

6. 多途径感染　有些致病菌可通过呼吸道、消化道、皮肤创伤等多种途径感染。例如,结核分枝杆菌、炭疽芽胞杆菌等。

三、感染的类型

感染的发生、发展和结局是病原菌与机体相互作用的复杂过程,根据两者力量对比,可出现隐性感染、潜伏感染、显性感染和带菌状态等不同临床表现。

(一)隐性感染

机体的抗感染免疫力强,或侵入的病原菌毒力弱、数量少,感染后对机体损害较轻,不出现或仅出现轻微的症状,称为隐性感染或称亚临床感染(subclinical infection)。隐性感染后,机体常可获得足够的特异免疫力,能抵御相同致病菌的再次感染。

(二)潜伏感染

当宿主与致病菌在相互作用过程中暂时处于平衡状态时,病菌潜伏在病灶内或某些特殊组织中,一般不出现在血液、分泌物或排泄物中。当机体免疫力下降时,潜伏的致病菌大量繁殖而引发感染。例如,结核分枝杆菌有潜伏感染。

(三)显性感染

当机体免疫力较弱,或入侵的病菌毒力强、数量多时,机体组织细胞受到较严重的损害,生理功能发生障碍,出现一系列临床症状,称为显性感染,通称传染病。由于每一病例的宿主抗病能力和病菌的毒力等存在着差异,因此,显性感染又有轻、重、缓、急等不同类型。

1. **按病情缓急不同分类**

（1）急性感染（acute infection）　发作突然，病程较短，一般是数日至数周。病愈后，致病菌从宿主体内消失，致病菌如脑膜炎奈瑟菌、霍乱弧菌、肠产毒型大肠埃希菌等。

（2）慢性感染（chronic infection）　病程缓慢，常持续数月至数年。胞内菌往往引起慢性感染，例如，结核分枝杆菌、麻风分枝杆菌。

2. **按感染的部位不同分类**

（1）局部感染（local infection）　致病菌侵入宿主体后，局限在一定部位生长繁殖引起病变的一种感染类型。例如，化脓性球菌所致的疖、痈等。

（2）全身感染（systemic infection）　感染发生后，致病菌或其他毒性代谢产物向全身播散引起全身性症状的一种感染类型。临床上常见的有下列几种情况。

1）菌血症（bacteremia）：病原菌由局部侵入血流，但未在血流中繁殖，故无明显中毒症状。如伤寒早期有菌血症。

2）败血症（septicemia）：病原菌侵入血流，并在血中大量生长繁殖，产生毒性代谢产物，引起高热、皮肤和黏膜瘀斑、肝脾大等全身中毒症状。如金黄色葡萄球菌、鼠疫耶尔森菌等可引起败血症。

3）脓毒血症（pyemia）：化脓性细菌侵入血流后大量繁殖，并通过血流扩散到其他组织或器官，产生新的化脓性病灶。如金黄色葡萄球菌的脓毒血症，常导致多发性肝脓肿、肾脓肿和皮下脓肿等。

4）毒血症（toxemia）：病原菌在局部生长繁殖，不侵入血流，但其产生的外毒素进入血流。外毒素经血到达易感的组织和细胞，引起特殊的中毒症状。例如，白喉、破伤风等。

5）内毒素血症（endotoxemia）：革兰阴性菌侵入血流，并在其中大量繁殖、崩解后释放出大量的内毒素引起中毒症状。

（四）带菌状态

有些致病菌在显性感染或隐性感染后并未立即消失，在体内继续留存一定时间，与机体免疫力处于相对平衡状态，称带菌状态。该宿主称为带菌者（carrier）。如患伤寒病后，患者常出现带菌状态。

学 习 小 结

细菌的致病性由细菌的毒力、感染的数量和侵入途径三部分组成。其中细菌的毒力是由细菌的侵袭力、毒素（内毒素、外毒素）两部分组成。细菌外毒素大多由革兰阳性菌产生，主要成分为蛋白质；毒性强且有明显的组织选择性；抗原性强，能经甲醛脱毒转变成类毒素。内毒素大多由革兰阴性菌产生，主要成分为脂多糖；毒性相对较弱，不同细菌产生的内毒素作用基本一致，主要表现为：发热、白细胞反应、内毒素血症与内毒素休克、DIC 等。

感染的来源包括外源性、内源性及医院获得性。感染的方式有呼吸道、消化道、接触、节肢动物叮咬、创伤及多途径感染。细菌感染的类型分为隐性感染、潜伏感染、显性感染、带菌状态四类。

思 考 题

1. 解释下列名词：细菌的感染、病原菌、菌血症、败血症、脓毒血症、毒血症、内毒素血症。
2. 病原菌的致病作用与哪些因素有关？
3. 外毒素与内毒素的区别是什么？
4. 细菌感染的方式有哪些？

（范双利）

第二篇

医学免疫学基础

第五章 免疫系统

学习要点

1. 掌握免疫系统的组成。
2. 熟悉免疫细胞的种类及其主要功能。
3. 理解细胞因子的概念及其在机体免疫应答过程中所发挥的主要作用。

1957年,柯里克(Click)在研究抗体产生机制时,发现切除小鸡富含淋巴细胞的腔上囊组织时,可导致鸡抗体产生缺陷。随后,他将此类淋巴细胞命名为B细胞。据此,柯里克认为人类一定有类似腔上囊的组织。现在大多数免疫学家认为人类的类似腔上囊组织就是骨髓。无独有偶,1961年,米勒(Miller)在研究细胞免疫的发生机制时,通过动物实验证实,当切除小鼠胸腺后,小鼠外周血淋巴细胞数量急骤减少,免疫功能明显下降。他将依赖胸腺发育的淋巴细胞称为T细胞。从此,免疫学家揭开了人类免疫系统神秘的面纱。

第一节　免疫器官

免疫器官由中枢免疫器官(central immune organ)和外周免疫器官(peripheral immune organ)所组成。人类中枢免疫器官包括骨髓和胸腺,外周免疫器官包括淋巴结、脾和黏膜相关淋巴组织。

一、中枢免疫器官

中枢免疫器官是免疫细胞产生、发育、接受抗原刺激(主要是自身抗原)和分化、成熟的场所,并对外周免疫器官的发育起主导作用。

(一)骨髓

骨髓(bone marrow)是机体的造血器官和免疫细胞的发源地。在骨髓中,含有强大分化潜力的多能干细胞(pluripotent stem cell)。它们在某些因素的作用下分化为不同的造血祖细胞,进而继续分化为髓样干细胞和淋巴样干细胞。前者发育为红细胞系、粒细胞系、单核-巨噬细胞系和巨核细胞系等;后者发育为淋巴细胞系,并继续分化为B细胞(bone marrow dependent lymphocyte)。

骨髓的主要功能是造血,它既是B细胞分化与成熟的唯一场所,又是机体发生再次免疫应答的主要部位。

（二）胸腺

胸腺（thymus）是由胚胎期第Ⅲ、Ⅳ对咽囊的内胚层分化而来，它是 T 细胞分化、发育、成熟的中枢免疫器官，出生时胸腺的质量为 10～15 g；出生后 2 年达胸腺活动的高峰期，至青春期达35～40 g；青春期后胸腺开始缓慢退化、萎缩，但仍残留一定功能。

胸腺的主要功能是提供 T 细胞分化、成熟的场所。此外，还具有免疫调节、建立自身免疫耐受及维持免疫稳定等功能。

二、外周免疫器官

外周免疫器官是成熟淋巴细胞定居的场所，也是对外来抗原产生免疫应答的部位之一。外周免疫器官主要包括淋巴结、脾和黏膜相关淋巴组织。

（一）淋巴结

1. 淋巴结的结构与细胞组成　淋巴结由被膜与实质两部分组成（图 2-5-1）。被膜是包绕在实质表面的一层薄而柔软的膜；实质又分为皮质和髓质两部分。其中，皮质可分为浅皮质和深皮质 2 个区域，淋巴滤泡位于浅皮质区，内含大量 B 细胞、树突细胞和少量 CD4$^+$T 细胞，在接受抗原刺激后，出现生发中心，该区称为骨髓依赖区；深皮质区又称副皮质区，内含大量的 T 细胞、巨噬细胞和并指状细胞，该区称为胸腺依赖区。

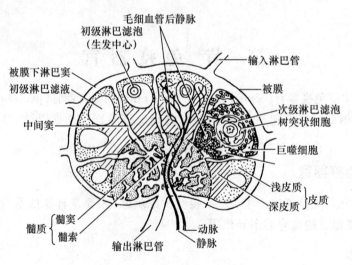

图 2-5-1　淋巴结的组织结构

2. 淋巴结的主要功能　包括：① 是成熟 T 细胞和 B 细胞居留场所；② 是发生初始免疫应答的场所；③ 参与淋巴细胞再循环；④ 过滤淋巴液。

（二）脾

脾（spleen）是人体最大的淋巴器官，具有造血、贮血和过滤血液的作用，也是 T 细胞、B 细胞定居和接受抗原刺激后产生免疫应答的重要场所。

1. 脾的结构与细胞组成　脾外有结缔组织被膜包裹,实质部分由白髓和红髓组成,两者交界处为边缘区。白髓由小动脉周围淋巴鞘和鞘内淋巴滤泡两部分组成。前者为脾的胸腺依赖区,主要含有 T 细胞;后者为脾的非胸腺依赖区,主要含 B 细胞。红髓由髓索和髓窦组成,主要含有 B 细胞、巨噬细胞和树突细胞及其他血细胞;边缘区含有 T 细胞、B 细胞和巨噬细胞。

2. 脾的功能　主要包括:① 过滤血液;② 提供血源性抗原免疫应答场所;③ 提供成熟 T 细胞和 B 细胞居住场所;④ 合成某些生物活性物质(如补体成分)。

(三)黏膜相关淋巴组织

黏膜相关淋巴组织(mucosa-associated lymphoid tissue,MALT)主要包括呼吸道、消化道和泌尿生殖道黏膜下分散的淋巴小结和弥散的淋巴组织。机体 50% 的淋巴组织存在于黏膜系统,它们在免疫防御中发挥重要作用。

第二节　免疫细胞

一、淋巴细胞

淋巴细胞(lymphocyte)是免疫系统的主要细胞,占外周血白细胞总数的 20%~45%,主要包括 T 淋巴细胞、B 淋巴细胞和自然杀伤淋巴细胞(natural killer cell,NK 细胞)。其中,T 淋巴细胞、B 淋巴细胞接受抗原刺激后,能继续分化、增殖并产生免疫效应,故称其为免疫活性细胞。

(一)T 淋巴细胞

1. T 细胞的分化发育　骨髓祖 T 细胞,在胸腺微环境作用下,分化发育、增殖并成熟为胸腺依赖淋巴细胞(thymus dependent lymphocyte,T 细胞)。T 细胞在胸腺内分化、发育、成熟需经历早期发育、阳性选择、阴性选择 3 个阶段(图 2-5-2)。

pro-T 细胞进入胸腺 ——胸腺微环境——> CD4⁺CD8⁺双阳细胞(DP) ——经阳性选择——> CD4⁺CD8⁻ 或 CD4⁻CD8⁺

单阳细胞(SP) ——经阴性选择后成熟——> 胸腺依赖淋巴细胞(T 细胞)

图 2-5-2　T 细胞在胸腺内分化过程

2. T 细胞表面标志

(1)T 细胞受体(T cell receptor,TCR)　是 T 细胞特异性识别抗原的受体,也是所有 T 细胞的特征性标志。在外周血中,TCR 约 95% 是由 α 及 β 两条肽链组成的 αβ TCR 异二聚体,其余由 γ 和 δ 链组成(γδ TCR)。

(2)细胞因子受体(cytokine recepotr,CKR)　是 T 细胞识别 CK 的部位。多种细胞因子可作用于 T 细胞,促进 T 细胞活化。

(3)其他表面受体　除 TCR、CKR 外,T 细胞表面尚表达其他多种受体,如绵羊红细胞受体(SRBCR)、补体受体 CR1、HIV 受体、丝裂原受体(ConA、PHA、PWM)等。

3. T 细胞表面抗原

(1)主要组织相容性复合体抗原(MHC 抗原)　所有 T 细胞均能表达 MHC-Ⅰ类抗原,被激活后的 T 细胞还可表达 MHC-Ⅱ类抗原。MHC-Ⅱ类抗原是 T 细胞活化的标志。

（2）分化群抗原（cluster of differentiation antigen，CD 抗原） T 细胞表达多种 CD 分子，如 CD2、CD3、CD4、CD8、CD28、CD45 等。T 细胞表面的主要 CD 分子及其主要特征见表 2-5-1。

表 2-5-1 T 细胞表面的主要 CD 分子及其主要特征

抗原名称	其他名称	表达细胞	相对分子质量（×10³）	功能
CD2	LFA-2	T,Thy,NK-sub	45~58	与 CD58（LFA-3）结合，活化 T 细胞
CD3		T,Thy	γ、δ、ε、ζ、η 分别为 P26,20,19,16,21	TCR/CD3 复合体，T 细胞信号转导
CD4	T4,L3T4	Th,Msub,Mac	55	与 MHC-Ⅱ类分子结合，共受体，黏附分子，信号转导，HIV 受体
CD8	T8,Lyt2,3	Thysub,CTL(α/β)	α:32~34	与 MHC-Ⅰ类分子结合，共受体
		NKsub(α/α)	β:32~34	信号转导，黏附分子
CD28		Tsub,Ba,PC	44	与 B7 结合，提供协同刺激信号

4. T 细胞亚群 T 细胞是不均一的细胞群。根据其生物学特征，可分为不同的 T 细胞亚群。根据 T 细胞表面 CD 分子表达情况，将成熟 T 细胞分为 CD4⁺和 CD8⁺两大类。

（1）CD4⁺T 细胞 是一群辅助性 T 细胞（help T cell，Th），包括 Th1、Th2 和 Th17 三类。其中 Th1 主要介导细胞免疫，当 Th1 细胞与抗原接触后，可通过释放 IL-2、IFN-γ、TFN-β 等因子，引起炎症反应或迟发型超敏反应，故又称为迟发型超敏反应 T 细胞（delayed type hypersensitivity T lymphocyte，Td）；而 Th2 则通过释放 IL-4、IL-5、IL-6、IL-10 等因子，诱导 B 细胞分化、增殖、合成并分泌抗体，从而介导体液免疫；Th17 主要通过分泌 IL-17 参与免疫应答。

（2）CD8⁺T 细胞 包括细胞毒性 T 细胞（cytotoxic T cell，Tc）和抑制性 T 细胞（suppressor T lymphocyte，Ts）2 个亚群。Tc 细胞为细胞免疫效应细胞，经抗原致敏后能特异性杀伤病原体及带有致敏抗原的靶细胞。Ts 细胞的功能是抑制免疫应答的活化阶段，主要通过释放抑制性因子和 IFN-γ 发挥作用，既能抑制体液免疫，又能抑制细胞免疫。

5. T 细胞的功能 T 细胞的亚群众多、功能复杂，主要有以下功能：① 介导细胞免疫；② 促进吞噬细胞的吞噬功能；③ 直接杀伤靶细胞；④ 调节免疫应答；⑤ 合成并分泌 IFN、IL、TNF 等细胞因子。

（二）B 淋巴细胞

1. B 细胞的分化发育 骨髓祖 B 细胞在骨髓中也必须经历阳性选择与阴性选择过程，才能分化发育为骨髓依赖淋巴细胞（bone marrow dependent lymphocyte，B 细胞）。但其确切机制尚不十分清楚。一般认为，B 细胞在骨髓中的发育过程属于抗原非依赖性的，而在外周免疫器官中的发育过程属抗原依赖性的，在此期 B 细胞分化过程中，有小部分 B 细胞停止分化成为记忆 B 细胞。

2. B 细胞的表面标志

（1）表面受体

1）B 细胞受体（BCR）：是成熟 B 细胞的特征性标志与特异性识别抗原的部位。BCR 的基本成分为膜表面免疫球蛋白（surface membrane immunoglobulin，SmIg），镶嵌于膜类脂质中，主要由单体 IgM 和 IgD 组成，部分 B 细胞同时表达 IgM、IgD 和 IgG、IgA。

2）细胞因子受体（CKR）：是 B 细胞识别 CK 的部位。细胞因子与 B 细胞表面的 CKR 结合后，可调节 B 细胞的活化、增生和分化。

3）补体受体（CR）：B 细胞表面有补体受体，可分为 CR1 与 CR2 两种。CR1 主要在成熟 B 细胞上表达，可促进 B 细胞活化。CR2 是 EB 病毒受体。

4）Fc 受体：大多数 B 细胞表达 IgGFc 受体（FCγR），可与 IgGFc 段结合，有利于 B 细胞对抗原的捕获和结合。

5）丝裂原受体：成熟 B 细胞可表达许多丝裂原受体，如美洲商陆受体（PWM-R）、葡萄球菌 A 蛋白受体（SPA-R）和细菌脂多糖受体（LPS-R）。

（2）表面抗原

1）MHC 抗原：成熟的 B 细胞表面富含 MHC-Ⅰ类和 MHC-Ⅱ类抗原。MHC-Ⅱ类分子能增强 B 细胞和 T 细胞间的黏附作用，参与抗原提呈，对 B 细胞的活化起重要作用。

2）CD 抗原：B 细胞表达多种 CD 抗原，它们参与 B 细胞的活化、增生和分化。其中 CD19、CD20 是 B 细胞的特有标志，具有调节 B 细胞发育的作用。CD21 分子为 EB 病毒受体，表达在成熟 B 细胞表面。CD40 分子是 B 细胞表面的活化分子之一，它与 T 细胞表面的 CD40L 相互作用，对 T 细胞依赖性的 B 细胞激活以及阻止 B 细胞凋亡有重要意义。

3. B 细胞的功能　① 介导体液免疫；② 提呈抗原信息。

（三）自然杀伤细胞

自然杀伤细胞是一类无 T 细胞和 B 细胞特征性标志的淋巴细胞。NK 细胞无需预先致敏就能直接杀伤靶细胞，与靶细胞混合后 4 小时内即发挥杀伤效应。其杀伤机制主要由穿孔素介导，对病毒或细菌感染的细胞、肿瘤细胞均有杀伤作用。因此，NK 细胞有抗感染、抗肿瘤、免疫调节等功能。此外，NK 细胞亦参与移植排斥反应、自身免疫病和超敏反应。

二、单核-巨噬细胞

单核-巨噬细胞（mononuclear phagocyte，MP）包括骨髓内的前单核细胞（pre-monocyte）、血中的单核细胞（monocyte，M）和组织内的巨噬细胞（macrophage，MΦ）。它们是重要的免疫细胞，具有抗感染、抗肿瘤、参与免疫应答和免疫调节作用。

（一）表面标志

1. 表面受体　MP 表面有多种受体，如 FcγR、C3bR、CKR 等。它们与 MP 的吞噬、识别抗原等多种功能密切相关。

2. 表面抗原　MP 表面能表达 MHC-Ⅰ类和 MHC-Ⅱ类抗原分子，与提呈抗原作用有关。

（二）主要功能

单核-巨噬细胞在机体特异性和非特异性免疫中均发挥重要作用。如直接吞噬杀伤病原生物和肿瘤细胞；参与提呈抗原并启动免疫应答作用；分泌生物活性介质参与免疫调节作用等。此外，单核-巨噬细胞还具有非特异性识别和清除体内衰老的自身细胞的作用。因此，它是维持机体自身平衡与稳定的重要免疫细胞之一。

三、其他免疫细胞

中性粒细胞、嗜酸性粒细胞、嗜碱性粒细胞、肥大细胞、血小板和红细胞等，均可作为免疫细胞，在免疫中发挥不同的作用。

第三节　细胞因子

细胞因子（cytokine，CK）是指活化的免疫细胞或非免疫细胞合成与分泌的一类生物活性物质。它们多为小分子多肽或糖蛋白，是细胞间信号传递分子，主要介导和调节免疫应答和炎症反应，刺激造血功能，并参与组织修复。

一、细胞因子的共同特点

（一）低分子物质

细胞因子是由一类低分子多肽或糖蛋白所组成，多以单体形式存在，少数为二聚体（IL-5、IL-12）或三聚体（TNF）。

（二）分泌特点

1. 多细胞来源　一种 CK 可由不同类型细胞产生，而一种细胞也可产生多种细胞因子。
2. 自分泌与旁分泌　多数 CK 以自分泌（autocrine）、旁分泌（paracrine）形式发挥效应，即主要作用于产生细胞本身和（或）邻近细胞，多在局部发挥作用。

（三）作用特点

1. 多效性与重叠性　一种 CK 可对多种靶细胞作用，产生多种生物效应，具有多效性；而几种不同的 CK 可对同一靶细胞作用，产生相同或相似的生物学效应，因而具有重叠性。
2. 生物学效应的双向性　适量 CK 具有生理调节作用，而过量 CK 则可能损伤机体。
3. 网络性　CK 的作用不是独立存在的，表现为通过合成分泌的相互调节，受体表达的相互制约，生物学效应的相互影响而构成 CK 的网络性。

二、重要的细胞因子及其生物学作用

（一）干扰素

干扰素（interferon，IFN）是最早发现的细胞因子，具有抗病毒作用。根据其来源不同可分为 3 种:即 IFN-α、IFN-β 和 IFN-γ。其中 IFN-α 与 IFN-β 的受体相同,生物学功能相似,习惯上称为 I 型干扰素,IFN-γ 则为 II 型干扰素(表 2-5-2)。

表 2-5-2 I 型干扰素与 II 型干扰素的比较

项目	I 型干扰素(INF-α/β)	II 型干扰素(INF-γ)
主要产生细胞	白细胞、成纤维细胞	活化 T 细胞、NK 细胞
主要诱导剂	病毒	抗原、丝裂原
热稳定性(56℃,30分钟)	稳定	不稳定
酸碱稳定性(pH 2~10)	稳定	不稳定
相对分子质量	1.9万~2.3万	2.0万~2.5万
生物学作用	抗病毒、抗肿瘤、免疫调节(弱)	免疫调节、抗病毒、抗肿瘤(弱)

(二)白细胞介素

白细胞介素(interleukin,IL)是一组由淋巴细胞、单核细胞和其他非免疫细胞产生的介导白细胞和其他细胞相互作用的细胞因子。IL 的主要作用是调节细胞生长和分化、促进免疫应答、介导炎症反应。迄今为止,已发现的 IL 有 18 种(表 2-5-3)。

表 2-5-3 几种重要的白细胞介素的生物学活性

名称	主要产生细胞	主要生物学作用
IL-1	活化单核-巨噬细胞,成纤维细胞,血管内皮细胞	刺激造血干细胞增殖分化,促进 T 细胞、B 细胞活化、增殖,引起发热,刺激肝细胞产生 C 反应蛋白,介导炎症反应
IL-2	活化的 T 细胞(Th1),肥大细胞	诱导活化 T 细胞、B 细胞增殖、分化,产生细胞因子增强 Tc、NK 和单核-巨噬细胞杀伤活性
IL-3	活化的 T 细胞	刺激多能造血干细胞增殖分化,促进肥大细胞增殖分化
IL-4	活化的 T 细胞(Th2),肥大细胞	促进 T 细胞、B 细胞增殖分化,诱导 B 细胞发生 Ig 类别转换产生 IgE
IL-5	Th2,活化的肥大细胞	刺激嗜酸性粒细胞生长和分化,协同 IL-2、IL-4 参与体液免疫
IL-6	单核-巨噬细胞,血管内皮细胞	促进 B 细胞增殖分化和分泌抗体,抗瘤效应,增强 NK 细胞杀瘤活性
IL-8	单核-巨噬细胞,血管内皮细胞	吸引中性粒细胞、嗜碱性粒细胞、T 细胞,活化嗜碱性粒细胞脱颗粒,释放生物活性物质,诱发炎症和过敏反应
IL-12	单核-巨噬细胞	促进 B 细胞分泌抗体和 Ig 类别转换,促进 Tc、NK 细胞增殖分化,增强杀伤力

(三)肿瘤坏死因子

肿瘤坏死因子(tumor necrosis factor,TNF)是一类能引起肿瘤组织出血坏死的细胞因子。

TNF 有两种,即 TNF-α 和 TNF-β。TNF 的主要生物学作用为:抗肿瘤作用、免疫调节作用、抗病毒作用、促进炎症反应、致热作用及引起恶病质等作用。

学 习 小 结

机体的免疫系统由免疫器官、免疫细胞和免疫分子组成。人类的中枢免疫器官包括骨髓和胸腺。骨髓的主要功能是造血,同时,骨髓在机体免疫系统中也发挥重要作用。它既是B细胞分化与成熟的唯一场所,又是机体发生再次免疫应答的主要部位之一。胸腺的主要功能是提供 T 细胞分化成熟的场所。

成熟 T 细胞分为 CD4$^+$ 和 CD8$^+$ 两大类。其主要功能是参与细胞免疫、辅助体液免疫。B 细胞是由骨髓祖 B 细胞直接在骨髓微环境作用下分化成熟,其主要功能是参与体液免疫。单核-巨噬细胞是重要的免疫细胞,其主要功能是直接吞噬杀伤病原生物和肿瘤细胞;参与提呈抗原并启动免疫应答;分泌生物活性介质参与免疫调节等。单核-巨噬细胞还具有非特异性识别和清除体内自身衰老细胞的作用。

思 考 题

1. 简述免疫系统的组成及中枢免疫器官的主要功能。
2. 归纳 T 细胞、B 细胞的亚群及其主要生物学功能。
3. 单核-巨噬细胞在机体免疫系统中主要发挥哪些作用?
4. 何谓细胞因子? 请说出细胞因子的主要特点及重要细胞因子的主要生物学活性。

(王承明)

第六章 抗 原

1. 掌握抗原、半抗原、异嗜性抗原、超抗原的概念。
2. 理解抗原物质的特性。
3. 理解医学上重要抗原的种类及与机体免疫应答的关系。

1824 年,英国生理学家布伦道(Blundell)通过输入人血的方式救治了 5 位濒临死亡的产妇。其后,在大量输血的临床实践中发现,有的患者在接受输血后,很快恢复健康;有的却与之相反,会突然出现发冷发热、头痛、胸闷、呼吸紧迫和心脏衰竭等症状,甚至死亡。1900 年,奥地利维也纳大学病理学助教兰德施泰纳(Kar Landsteiner)开始研究这一课题,经过长期的实验研究,1927 年兰德施泰纳根据红细胞膜上所含的凝集素原(抗原)不同,将人类血液分成 A,B,O,AB 4 型。这一划时代的发现,为血液的安全、有效利用做出了重大贡献。兰德施泰纳因发现人类血型抗原,获得 1930 年诺贝尔生理学或医学奖,并被誉为"血型之父"。

第一节 概　述

一、抗原的概念

抗原(antigen,Ag)是指能刺激机体免疫系统诱导免疫应答并能与应答产生的抗体或致敏淋巴细胞发生特异性结合的物质。抗原一般具有两大性能,即免疫原性(immunogenicity)与免疫反应性(immunoreactivity)。免疫原性是指抗原分子刺激免疫活性细胞,使之活化、增殖、分化并产生免疫效应的性能。免疫反应性又称反应原性(reactivity),是指抗原分子与抗体或致敏淋巴细胞发生特异性结合的性能。

二、抗原的分类

(一)根据抗原的性能分类

1. 完全抗原(complete antigen)　指既有免疫原性,又有免疫反应性的物质,俗称抗原。
2. 半抗原(hapten)　指只具有免疫反应性,无免疫原性的物质。通常,半抗原加载体即可构成完全抗原。

（二）根据抗原是否需要 T 细胞的辅助分类

1. 胸腺依赖性抗原（thymus dependent antigen，TD-Ag）　含有 T 细胞抗原决定簇，需要在巨噬细胞及 Th 细胞参与下才能激活 B 细胞产生抗体。绝大多数蛋白质抗原属 TD 抗原。其共同特点是：① 均为蛋白质抗原，相对分子质量大，表面抗原决定簇多，且分布不均匀；② 既具有 Th 细胞识别的载体决定簇，又具有半抗原决定簇；③ 能刺激机体产生 IgG 类抗体，引起体液免疫，同时也可以引起细胞免疫和免疫回忆反应。

2. 胸腺非依赖性抗原（thymus independent antigen，TI-Ag）　只含有 B 细胞抗原决定簇，刺激 B 细胞产生抗体时不需 T 细胞的辅助。仅少数抗原属 TI 抗原。其共同特点是：① 多为多糖类抗原，带有重复出现的同一抗原决定簇，降解缓慢；② 无载体决定簇，不能激活 Th 细胞，只能激活 B 细胞产生 IgM 类抗体；③ 只能引起体液免疫，不能引起细胞免疫和免疫回忆反应。

抗原是免疫应答的始动因子，机体免疫应答的类型和效果都与抗原的性质有密切的关系。一种抗原能否成功地诱导机体产生免疫应答取决于两方面的因素：一是抗原的性质，二是机体的反应性。前者是必备的诱导因素，后者是产生免疫应答的决定性因素。

第二节　抗原的主要特性

一、异物性

异物性是抗原物质的首要性质。所谓异物性是指机体在胚胎发育过程中，免疫细胞从未接触过的物质或化学结构。机体的免疫系统具有高度的识别能力，能够区别自身物质与非自身物质，对自身物质一般不产生免疫应答，只对非自身物质产生免疫应答。免疫应答就其本质来说，就是机体识别与排斥非自身物质的过程，所以抗原通常是非自身的物质。但这种免疫识别并不以物质的空间位置来判断，而是以淋巴细胞是否识别为标准的。因此，某些自身物质也可以成为抗原。具体来说，异物性物质包括以下几类。

1. 异种物质　对人体而言，各种病原微生物及其代谢产物、动物免疫血清及异种组织细胞等都是良好的抗原。因为这些物质均属于异种物质，具有很强的异物性。从生物进化角度来看，与机体种系关系越远的物质，其免疫原性也越强，反之种系关系较近，则免疫原性也越弱。如在器官移植中，异种移植物排斥强烈，不能存活；同种移植物排斥较弱，可存活一定期限；而自身移植物不排斥，可长期存活。再如鸭血清蛋白对鸡是弱抗原，而对家兔则是强抗原。同理，马血清对驴是弱抗原，对人则是强抗原。

2. 同种异体物质　同种生物不同个体之间，由于遗传基因不同，其组织结构或细胞表面的化学结构也有差异，具有一定的异物性。因此，这些同种异体物质也可以是抗原物质。如人类 ABO 及 Rh 血型抗原、主要组织相容性抗原（HLA）等均属此类抗原。若在不同血型个体之间输血，将会引起溶血性输血反应；同种异体器官移植物存活率的高低也主要取决于供者与受者之间主要组织相容性复合体型别相合的程度。

3. 自身物质　自身组织成分通常无免疫原性，其机制有多种解释。大多数学者认为，机体在胚胎期针对自身成分的免疫活性细胞已被清除或抑制,形成了对自身成分的天然免疫耐受。但在某些异常情况下,自身成分也可成为抗原物质。自身成分抗原通常包括两类,一类是某些隐蔽的自身成分,如眼晶体蛋白、甲状腺球蛋白、精子蛋白、脑组织等。正常情况下,这些成分由于人体解剖屏障而与免疫系统隔绝,但在病理情况下有可能得以释放,即具有异物性,可引起自身免疫应答。另一类是某些修饰性的自身成分,如在烧伤、电离辐射、药物及感染等因素作用下,自身成分的结构可发生改变,而具有异物性,也可引起免疫应答。

二、一定的理化性状

1. 一定的相对分子质量　具有免疫原性的物质,其相对分子质量都较大,一般在 10×10^3 以上,小于 10×10^3 者呈弱免疫原性,低于 4×10^3 者一般不具有免疫原性。在一定范围内,相对分子质量越大,其免疫原性越强。

抗原须是大分子物质的原因,一是相对分子质量越大,其表面的抗原决定簇越多,而免疫细胞的激活需要一定数量的抗原决定簇;二是大分子物质的化学结构稳定,不易被破坏和清除,在体内存在时间长,能持久地刺激免疫细胞。

2. 一定的化学组成和结构　值得注意的是,大分子物质并不一定都具有免疫原性;而低分子物质并非都无免疫原性。如明胶的相对分子质量高达 100×10^3 以上,免疫原性很弱;胰岛素的相对分子质量虽只有 6×10^3 左右,却具有一定的免疫原性。主要原因是明胶所含成分均为直链结构,缺乏环状结构,所以免疫原性微弱;若在该分子中加入 2% 的酪氨酸,就会明显增强明胶的免疫原性。因此,抗原物质除应为大分子外,其表面必须有一定的化学组成与结构。凡含有大量芳香族氨基酸,尤其是含有酪氨酸的蛋白质,免疫原性强;而以非芳香族氨基酸为主的蛋白质,免疫原性较弱。

3. 一定的分子构象　人工合成氨基酸的聚合物,例如,多聚赖氨酸和多聚丙氨酸,其相对分子质量超过 10×10^3,无免疫原性。若将酪氨酸和谷氨酸残基连接在多聚丙氨酸外侧,即可表现出较强的免疫原性;如连接在内侧,其免疫原性并不增强。这是因为抗原分子内部的氨基酸残基(特殊的化学基团)不易与免疫细胞表面的抗原识别受体靠近,不能启动免疫应答。这说明抗原物质的免疫原性还与抗原分子中的一些特殊化学基团的三维结构,即分子构象有关,它决定抗原分子是否能与相应免疫细胞表面的抗原识别受体互相吻合,从而启动免疫应答。

4. 一定的物理性状　抗原物质的免疫原性还与其物理性状有关。一般来说,具有环状结构的蛋白质较直链分子、聚合状态的蛋白质较非聚合状态的蛋白质、颗粒性抗原较可溶性抗原的免疫原性都要强一些。因此,对某些免疫原性弱的物质,设法使其聚合或附着于一些大分子物质(抗原佐剂)的表面,可增强其免疫原性。

三、特异性

特异性(specificity)是指物质之间的相互吻合性或针对性、专一性。抗原的特异性在免疫原性和免疫反应性两方面都表现得非常突出。例如,伤寒杆菌诱导的免疫应答只能针对伤寒杆菌;志贺杆菌不能诱导出对伤寒杆菌的免疫力,与抗伤寒杆菌抗体也不发生反应。决定抗原特异性的物质基础是抗原分子中的抗原决定簇。

（一）抗原决定簇

1. 概念　抗原的特异性与其分子中氨基酸种类、排列顺序、特殊基团和空间构形等因素有关，且与电荷性及亲水性有一定关系。但其特异性并非是由整个分子决定的，而是取决于分子表面氨基酸残基组成的特殊序列及其空间结构。因此，将位于抗原分子表面，决定抗原物质特异性的特殊序列称为抗原决定簇（antigenic determinant）或表位（epitope）。正是这些抗原决定簇被淋巴细胞识别而诱导免疫应答，抗原也借此与相应抗体或致敏淋巴细胞发生特异性结合而发挥免疫效应。抗原决定簇的性质、数目和空间构型决定抗原的特异性。

抗原分子表面能与抗体结合的抗原决定簇的总数称为抗原结合价（antigenic valence），包括抗原表面功能价和内部非功能价。一般指的抗原结合价为功能价。有些半抗原只能和抗体分子中一个结合点结合，是单价抗原。大多数天然抗原分子结构十分复杂，分子表面带有多个相同和不同的抗原决定簇，是多价抗原。

2. 重要的抗原决定簇

（1）T 细胞决定簇和 B 细胞决定簇　在免疫应答中供 T 细胞抗原受体（TCR）识别的决定簇称 T 细胞决定簇；供 B 细胞抗原受体（BCR）或抗体识别的决定簇称 B 细胞决定簇。现已证明 T 细胞决定簇为免疫原性多肽片段，属连续性决定簇。但它不存在于天然蛋白分子表面，必须经抗原提呈细胞加工处理为小分子，然后再与 MHC 分子结合才能被 T 细胞所识别。而 B 细胞决定簇可存在于天然抗原分子表面，不需经加工处理，即可直接被 B 细胞所识别。

（2）载体决定簇与半抗原决定簇　一般来说，单独应用半抗原不能诱导机体产生抗体，只有将半抗原与载体蛋白结合后，才能诱导机体既产生抗载体蛋白抗体，也产生半抗原抗体。为什么单独应用半抗原不能产生抗体？载体在抗体产生中究竟发挥什么作用？研究证明，只有当初次免疫或再次免疫时，半抗原需要在相同载体上才能产生半抗原抗体，称为载体效应，说明载体不是单纯起运载半抗原的作用，而是具有载体特异性。因此，完全抗原分子必须具有载体决定簇和半抗原决定簇。现在进一步证明 T 细胞是载体反应细胞，对抗体产生起辅助作用；B 细胞是半抗原反应细胞，是产生抗体的细胞。

（二）交叉反应

抗原（或抗体）除与相应的抗体（或抗原）发生特异性反应外，有时还会与其他抗体（或抗原）发生反应，这种现象称为交叉反应（cross reaction）。之所以会发生这种现象是因为有共同抗原决定簇的存在。

一个抗原分子上可能只有一种抗原决定簇，称为单价抗原；但天然抗原很少只有单价的，多数抗原分子上都存在多种抗原决定簇，表现出天然抗原的复杂性。一般来说，不同抗原物质具有不同抗原决定簇，故各具特异性；但有时某一抗原决定簇也会出现在不同抗原上，称为共同抗原决定簇，带有共同抗原决定簇的抗原称为共同抗原（common antigen）或交叉反应抗原（crossreacting antigen）。共同抗原在自然界、尤其在微生物中是很常见的一种现象，一般可分为两种，存在于同一种属或近缘种属中的共同抗原称为类属抗原，存在于远缘不同种属中的共同抗原则称为异嗜性抗原（heterophile antigen）。交叉反应会给免疫学诊断带来困难，为了克服这种困难，常采用吸收反应制备单价的特异性抗血清。

第三节 医学上重要的抗原

一、异种抗原

来自另一物种的抗原性物质称为异种抗原(xenoantigen)。通常情况下,异种抗原的免疫原性比较强,容易引起较强的免疫应答。与医学有关的异种抗原主要有以下几类。

1. 病原生物 细菌、病毒和其他病原生物都是良好的抗原。这些病原生物的个体结构虽然简单,但抗原结构却很复杂,是多种抗原的复合体。它们在引起机体感染的同时,也会诱导机体产生特异性免疫应答和抗感染能力。因此可用免疫学方法对传染病进行诊断和防治。

2. 细菌外毒素和类毒素 两者都是很好的抗原,在自然感染和免疫接种后可产生较强的免疫力。常用于免疫预防的类毒素有白喉类毒素和破伤风类毒素。

3. 抗毒素 是用类毒素免疫动物(常用马)后制备的免疫血清或精制抗体。这种来自动物血清的抗毒素既具有抗体活性,又具有免疫原性;既可中和相应外毒素,具有防治作用,又可作为抗原,诱导机体免疫应答而引起超敏反应,所以在应用前必须做皮肤过敏试验。

二、异嗜性抗原

异嗜性抗原(heterophilic antigen)是指存在于不同种属动物、植物和微生物细胞表面上的共同抗原。医学上重要的异嗜性抗原主要有两类,一类是与人体某些组织有交叉反应的异嗜性抗原,可引起机体发生自身免疫病。例如,溶血性链球菌与肾小球基底膜和心肌组织、大肠埃希菌某些 O 抗原与结肠黏膜等可存在交叉抗原。另一类是在临床上借助其对某些疾病作辅助诊断的异嗜性抗原,如诊断某些立克次体病的外-斐反应等。

三、同种异型抗原

同种异型抗原(alloantigen)是指来自同种而不同基因型个体的抗原性物质。例如,人类的 ABO 血型抗原、Rh 血型抗原和主要组织相容性抗原(HLA)等。这种个体间的抗原性差异虽不像异种抗原的免疫原性那么强,但也可在同种间引起一定程度的免疫应答。

四、自身抗原

凡能诱导机体产生免疫应答的自身组织成分统称为自身抗原(autoantigen)。正常情况下,免疫系统不会将自身物质作为抗原来对待,但当机体受到外伤或感染等刺激时,就会使隐蔽的自身抗原暴露或改变自身的抗原结构,或者免疫系统本身发生异常,这些情况均可使免疫系统将自身物质当作抗原性异物来识别,诱发自身免疫应答,引起自身免疫病。

五、肿瘤抗原

(一)肿瘤特异抗原

肿瘤特异抗原(tumor-specific antigen,TSA)是指只存在于某种肿瘤细胞表面而不存在于正常细胞的新抗原。细胞恶性变化过程中由于基因突变或正常静止基因的激活都可以产生新的蛋白分子。这些蛋白质在细胞内降解后，某些降解的短肽可与 MHC-Ⅰ类分子在内质网中结合，并共同表达于细胞表面，成为被 Tc（或称 CTL 细胞）识别和杀伤的肿瘤特异性抗原。

（二）肿瘤相关抗原

肿瘤相关抗原（tumor-associated antigen，TAA）是指一些肿瘤细胞表面糖蛋白或糖脂成分，它们在正常细胞上有微量表达，但在肿瘤细胞表达明显增高。这类抗原有两类：一是病毒诱发的肿瘤抗原，例如，EB 病毒（EBV）与 B 淋巴细胞瘤和鼻咽癌的发生有关；人乳头状瘤病毒（HPV）与人宫颈癌的发生有关。EBV 和 HPV 均属于 DNA 病毒，而属于 RNA 病毒的人嗜 T 细胞病毒（HTLV-1）可导致成人 T 细胞白血病（ATL）。同一种病毒诱发的不同类型肿瘤，均可表达相同的抗原且具有较强的抗原性。二是胚胎抗原，胚胎抗原是在胚胎发育阶段由胚胎组织产生的正常成分，在胚胎后期减少，出生后逐渐消失，或仅存留极微量。当细胞恶性变化时，此类抗原可重新合成。胚胎抗原可分为两种，一种是分泌性抗原，由肿瘤细胞产生和释放，如肝细胞癌变时产生的甲胎蛋白（alpha fetoprotein，AFP）；另一种是与肿瘤细胞膜有关的抗原，疏松地结合在细胞膜表面，易脱落，如结肠癌细胞产生癌胚抗原（carcinoembryonic antigen，CEA）。近年来又有不少新型的肿瘤相关抗原被发现，如我国陈慰峰院士等在 2007 年发现的肿瘤-胎盘（CP）抗原，该抗原在肿瘤广泛表达，在正常组织只表达于胎盘。

肿瘤抗原还可根据肿瘤诱发和发生情况分类。① 化学或物理因素诱发的肿瘤抗原。特点：特异性高而抗原性弱，表现出明显的个体特异性。同一种化学致癌剂或物理辐射诱发的肿瘤，在不同种系、同种系的不同个体，甚至是同一个体的不同部位，其免疫原性各异。由于突变的肿瘤抗原间很少有交叉成分，故应用免疫学技术诊断和治疗此类肿瘤有一定困难。② 病毒诱发的肿瘤抗原。特点：具有较强的抗原性。此类抗原是由病毒基因编码，又不同于病毒本身的抗原，因此称为病毒肿瘤相关抗原。③ 自发性肿瘤的抗原特点：某些类似于化学诱发，具有各自独特的抗原性；另一些则类似于病毒诱发，具有共同的抗原性。④ 胚胎抗原。⑤ 分化抗原是机体器官和细胞在发育过程中表达的正常分子。恶性肿瘤细胞通常停留在细胞发育的某个幼稚阶段，其形态和功能均类似于未分化的胚胎细胞，称为肿瘤细胞的去分化（dedifferentiation）或逆分化（retro-differentiation），故肿瘤细胞可表达其他正常组织的分化抗原，如胃癌细胞可表达 ABO 血型抗原，或表达该组织自身的胚胎期分化抗原。Melan-A、gp100 和 tyrosinase 等属于此类抗原。⑥ 过度表达的抗原。组织细胞发生癌变后，多种信号转导分子的表达量远高于正常细胞。这些信号分子可以是正常蛋白，也可以是突变蛋白，其过度表达还具有抗凋亡作用，可使瘤细胞长期存活。这类抗原包括 ras、c-myc 等基因产物。

第四节　抗原佐剂与超抗原

一、抗原佐剂

某些物质若先于抗原或与抗原一起注入人体，能增强抗原的免疫原性，刺激机体产生较强的免疫应答或改变免疫应答的类型，这种物质称为免疫佐剂（immunoadjuvant）。免疫佐剂除了延长抗原在体内的存留时间,增加抗原刺激作用外,更主要的是,它能刺激网状内皮系统,使参与免疫反应的免疫活性细胞增多,促进 T 细胞与 B 细胞的相互作用,从而增强机体的细胞免疫和抗体的产生。常用的佐剂是弗氏佐剂(Freund adjuvant),其成分通常是羊毛脂 1 份、液状石蜡 5 份,羊毛脂与液状石蜡的比例,视需要可调整为 1:(2~9)(V/V),这是不完全弗氏佐剂,在每毫升不完全佐剂中加入 1~20 mg 卡介苗就成为完全佐剂。

二、超抗原

(一)超抗原的概念

超抗原(supper antigen,SAg)是瑞典科学家怀特于 1989 年在国际上首次提出的免疫学概念,是一类由细菌外毒素和反转录病毒蛋白构成的抗原性物质,具有强大的激活 T 细胞和 B 细胞活化、增殖与分化的能力,故被称为超抗原。由于它产生的杀伤性很强的细胞毒 T 细胞(CTL)对肿瘤有极其强大的杀伤作用,因此,自从超抗原理论一提出,人们就注意到超抗原作为强大的 T 细胞激活剂,有可能成为新一代抗肿瘤免疫分子,给肿瘤的治疗带来新的突破。近年来,以瑞典 Dohlsten 等为首的学者在研究超抗原理论方面取得了突出成就,使超抗原理论得到迅猛发展,已成为肿瘤免疫治疗的新热点。目前研究的超抗原主要是金黄色葡萄球菌肠毒素(staphylococcal-enterotoxin,SE),包括 SEA、SEB、SEC1~3、SED、SEE 和中毒性休克综合征毒素 I(toxic shock syndrome toxin-1,TSST-1)及 A 族链球菌致热外毒素(SEP)A~D。

(二)超抗原的特点

超抗原诱导免疫应答具有不同于普通抗原的特点(表 2-6-1),主要表现在以下几方面。

表 2-6-1 超抗原与普通抗原的比较

特点		普通抗原	超抗原
化学性质		蛋白质、多糖	细菌外毒素、HIV
提呈特点	APC 存在	+	+
	APC 处理	+	-
诱导应答的特点识别		被 T 细胞识别	直接刺激 T 细胞
	应答细胞	T 细胞、B 细胞	T 细胞
T 细胞反应率		0.001%~0.1%	5%~20%
MHC 限制性		+	-

1. 具有强大的刺激能力 超抗原可使机体 5%~20% 的 T 细胞、B 细胞活化,而通常的多肽抗原在初次免疫应答中只能使 0.001%~0.1% 的 T 细胞、B 细胞激活。

2. 无需抗原处理 典型的多肽抗原需经 APC 处理,再在 APC 表面以肽-MHC-II 类分子复合物的形式表达,而超抗原被 T 细胞识别时无需经 APC 处理,它的一端高亲和力地直接与 APC 分子的非多态性区域结合,另一端与 T 细胞 TCR 连接,从而产生激活信号,使 T 细胞激活和增殖。

3. 与 T 细胞相互作用无 MHC 限制性 超抗原虽然要与 APC 表面的 MHC-Ⅱ类分子结合,但不受Ⅱ类分子的限制,可以直接活化 T 细胞,而且效率特别高。

(三)超抗原的种类

1. 内源性超抗原 病毒(主要是反转录病毒)感染机体后,病毒 DNA 整合到机体细胞 DNA 中,可产生内源性超抗原。如小鼠乳腺肿瘤病毒就是一种反转录病毒,可以前病毒(pro-virus)形式整合于小鼠细胞 DNA 中,使小鼠体内持续表达病毒蛋白产物,这是一种自身小鼠内源性超抗原。这种小鼠的内源性超抗原为病毒性超抗原。

2. 外源性超抗原 外源性超抗原(细菌性)一般由细菌外毒素组成,主要由革兰阳性菌产生。如金黄色葡萄球菌产生的肠毒素及链球菌产生的致热外毒素等。细菌性超抗原的共同特点是均为细菌分泌的具有水溶性的蛋白质,对靶细胞无直接伤害作用,可与 MHC-Ⅱ类分子结合,活化 T 细胞。

(四)超抗原的生物学意义

1. 超抗原与 T 细胞的耐受诱导 超抗原不仅可激活 T 细胞,而且可诱导 T 细胞的耐受。实验证明,在胸腺内分化发育中的 T 细胞如与超抗原结合,可诱发程序性细胞死亡,导致克隆排除。

2. 超抗原与疾病 超抗原的发现为许多疾病的发生机制研究提示了新的线索,如原因不明的川崎病,风湿性关节炎等,也有学者认为 HIV 引发的人类艾滋病,其发病学与其超抗原相关。另外,超抗原本身对机体多有直接的毒性作用。

3. 超抗原与免疫研究 超抗原与机体多方面的免疫机制相关,例如,自身免疫病、免疫抑制作用、T 细胞在胸腺发育中的选择作用、某些抗感染和抗肿瘤作用等。

学 习 小 结

抗原是指一种能刺激人体的免疫系统产生抗体或致敏淋巴细胞,并能与这些产物在体内或体外发生特异性反应的物质。抗原的免疫原性是指能够刺激机体形成特异抗体或致敏淋巴细胞的能力,反应原性是指能与由它刺激所产生的抗体或致敏淋巴细胞发生特异性反应。具备免疫原性和反应原性两种能力的物质称为完全抗原;只具有反应原性而没有免疫原性的物质,称为半抗原,半抗原在某些特殊情况下能够获得免疫原性而变成完全抗原。

抗原的主要特性有异物性、一定的理化特性和特异性。医学上重要的抗原主要有异种抗原、异嗜性抗原、同种异型抗原、自身抗原、肿瘤抗原和超抗原。近年来,肿瘤抗原和超抗原成为新的研究热点。

思 考 题

1. 何谓抗原、半抗原、异嗜性抗原与超抗原?
2. 抗原物质有哪些主要特性?
3. 分别举例说明医学上有哪些重要的抗原。

(马仁福)

第七章 抗 体

学习要点

1. 掌握抗体、免疫球蛋白、单克隆抗体的概念,免疫球蛋白的基本结构、功能区、水解片段的功能活性。
2. 熟悉免疫球蛋白的主要特性及功能。
3. 理解单克隆抗体在医学上的应用。

早在 1889 年贝林(Emil von Behring)就发现感染白喉的动物血清中有中和细菌毒素的抗体,正因为贝林研制出治疗白喉的血清制剂,挽救了患者的生命,从而获得 1901 年诺贝尔生理学或医学奖。直到 1962 年,英国波特(Rodney Robert Porter)教授和美国埃德曼(Gerald M. Edelman)教授,先后通过 X 线衍射技术与蛋白降解技术,成功分离出抗体的 4 条多肽链,创立了抗体结构"Y"形模型理论,人们才真正认识到抗体的结构与功能。这一理论现已成为免疫学的经典理论之一,波特和埃德曼也因此分享了 1972 年诺贝尔生理学或医学奖。

第一节 概 述

在免疫学发展的早期,人们应用细菌或其外毒素给动物注射,经一定时期后用体外实验证明在其血清中存在一种能特异中和外毒素毒性的组分,称为抗毒素,能使细菌发生特异性凝集的组分称为凝集素。随后将血清中这种具有特异性反应的组分称为抗体,由此建立了抗体的概念。抗体(antibody,Ab)是 B 细胞识别抗原后增殖分化为浆细胞所产生的一类能与相应抗原特异性结合的球蛋白。

与抗体相关的另一个概念是免疫球蛋白(immunoglobulin,Ig)。免疫球蛋白是一组具有抗体活性或类似抗体结构的球蛋白。必须指出,虽然抗体都是免疫球蛋白,但免疫球蛋白并不都具有抗体活性。抗体是生物学和功能的概念,而免疫球蛋白是结构和化学本质上的概念。

免疫球蛋白主要存在于血液和其他体液(包括组织液和外分泌液)中,约占血浆蛋白总量的 20%;还可分布在 B 细胞表面。Ig 具有蛋白的通性,不耐热,在 $60 \sim 70$℃即被破坏,能被多种蛋白酶水解,凡能使蛋白质凝固变性之物也能破坏抗体的活性,可被中性盐类沉淀,常用 50%饱和硫酸铵或硫酸钠从免疫血清中提取抗体球蛋白。血清电泳时免疫球蛋白主要分布于 γ 区,也可延伸到 β 区,甚至 α2 区,说明抗体是由不同细胞克隆产生的不均一性和结构多样性的球蛋白。

第二节　免疫球蛋白的结构

通过近 40 年的研究,人们对免疫球蛋白的一般结构已有了较清楚的认识。1963 年,Porter 等对血清 IgG 抗体的研究证明,IgG 分子的基本结构是由 4 条肽链组成的,后经许多学者证实其他几类 Ig 具有与 IgG 相似的基本结构。下面以 IgG 为代表介绍免疫球蛋白的基本结构。

一、基本结构

免疫球蛋白是由二硫键连接的 4 条多肽链所组成(图 2-7-1)。其中,2 条长链称为重链(heavy chain,H 链),根据 H 链抗原性的差异可将其分为 5 类:μ 链、γ 链、α 链、δ 链和 ε 链;2 条短链称为轻链(light chain,L),L 链共有两型:κ 与 λ,同一个天然 Ig 分子上 L 链的型总是相同的。正常人血清中的 κ:λ 约为2:1。

Ig 分子每条 H 链和 L 链分为氨基端(N 端)和羧基端(C 端)。在肽链氨基端(N 端)L 链的 1/2 和 H 链的 1/4 的区域,氨基酸的种类和顺序各不相同,随抗体特异性不同而有所变化,称为可变区(variable region,V 区);肽链羧基端(C 端)其余部分的氨基酸,在种类和顺序上彼此差别不大,称为稳定区或恒定区(constant region,C 区)。C 区不仅作为 Ig 的骨架,且参与免疫应答的启动与效应,具有许多重要的生物学活性。

在 V 区内,某些区域氨基酸残基的组成和排列次序比 V 区内其他区域更易变化,这些区域称为高变区(hypervariable region,HVR)。高变区实际上即是特异性抗原与 Ig 结合的位置。由于这些高变区序列与抗原决定簇互补,故又称为互补决定区(comple-mentary determining region,CDR)。从 Ig 的抗原性考虑,其独特型决定簇也在该区域。因此,Ig 高变区、Ig 的抗原结合部位和 Ig 独特型决定簇这三个完全不同的概念,实际上建立在同一结构基础之上,即 Ig 分子 V 区球形顶端的立体结构。

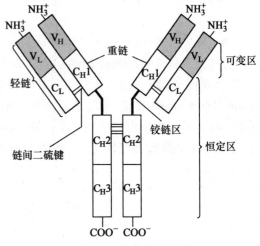

图 2-7-1　免疫球蛋白分子基本结构及功能区

二、功能区

Ig 分子的 H 链与 L 链可通过链内二硫键折叠成若干球形结构,每一球形结构约由 110 个氨基酸组成,并代表一功能区(domain)。在功能区中氨基酸序列有高度同源性。以 IgG 为例(图2-7-2),各功能区的功能为:① V_L 和 V_H 是与抗原结合的部位;② C_L 和 C_H1 区是遗传标记所在;③ C_H2 区具有补体结合点,能活化补体的经典活化途径;④ C_H3 区有结合单核细胞、巨噬细胞、粒细胞、B 细胞和 NK 细胞 Fc 段受体的功能。

三、铰链区

位于 CH_1 和 CH_2 之间有一个可转动的铰链区(hinge region)。该区富含脯氨酸,不形成 α 螺旋,易发生伸展及一定程度的转动,当 Ig 与抗原结合时,此区发生扭曲,使抗体分子上 2 个抗原结合点更好地与 2 个抗原决定簇发生互补,起弹性和调节作用;另一方面有利于 Ig 构型变化,暴露补体结合点;同时,铰链区也易与各种蛋白酶接近,且对木瓜蛋白酶、胃蛋白酶敏感,当用这些蛋白酶水解免疫球蛋白分子时常在此区发生裂解。另外,该区富含胱氨酸,参与形成 H 链间的二硫键,故 H 链间的二硫键多集中在铰链区。

四、Ig 的水解片段

Ig 分子可被多种蛋白酶水解,产生不同的片段;常用的酶是木瓜蛋白酶(papain)和胃蛋白酶(pepsin)。

木瓜蛋白酶将 IgG 分子从 H 链二硫键 N 端切断,生成 3 个片段(图 2-7-2):2 个相同的 Fab 片段,即抗原结合片段(fragment antigen binding,Fab);1 个 Fc 片段,即可结晶片段(fragment crystallizable,Fc)。每一 Fab 段含有一条完整的 L 链和部分 H 链,它具有结合抗原的活性,但结合能力较弱,只有一价。Fc 段由 2 条 H 链 C 端的 1/2 组成,在一定条件下可形成结晶,虽不能与抗原结合,但具有固定补体、结合细胞、通过胎盘、介导与细菌蛋白(如 SPA)的结合等许多生物学活性。

胃蛋白酶可将 IgG 分子从 H 链间二硫键 C 端切断,形成含 2 个 Fab 段的 F(ab')₂ 片段和 1 个较小的 pFc' 片段。F(ab')₂ 段即双价抗体活性片段,生物活性与 Fab 相同。pFc' 可进一步分解成小分子物质,虽然仍保持与巨噬细胞等结合的能力,但却没有 Fc 片段具有的固定补体等活性。

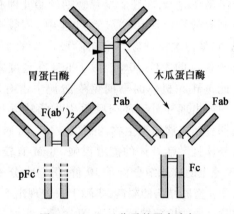

图 2-7-2　IgG 分子的蛋白水解片段模式

用蛋白酶对 Ig 进行水解有其实际意义,如白喉或破伤风抗毒素经胃蛋白酶消化后精制提纯的制剂可减少超敏反应的发生,其原因就是去掉了 H 链部分的 Fc 段。

第三节　各类免疫球蛋白的生物学活性

免疫球蛋白根据其重链的不同分为 5 种类型,不同 Ig 其合成部位、合成时间、血清含量、分布、半衰期以及生物学活性有所差别。

一、IgG

IgG 主要由脾、淋巴结中的浆细胞合成和分泌,以单体形式存在。在个体发育过程中,机体合成 IgG 的年龄要晚于 IgM,在出生后第 3 个月开始合成,3~5 岁接近成年人水平。IgG 是血清中主要的抗体成分,约占血清总 Ig 的 75%。根据 IgG 分子中 γ 链抗原性差异,人 IgG 有 4 个亚类:IgG1、IgG2、IgG3 和 IgG4。IgG 的半衰期相对较长,为 20~30 天,平均为 23 天。IgG 是机体中主要的抗感染抗体,大多数抗菌、抗病毒、抗毒素抗体都属于 IgG 类抗体。IgG1~3 可通过经典途径活化补体,其激活补体的能力依次为 IgG3>IgG1>IgG2,IgG4 可通过替代途径活化补体。IgG 是唯一能通过胎盘的 Ig,故对新生儿抗感染起重要作用。

此外,IgG 的 Fc 段可与中性粒细胞、单核细胞、巨噬细胞、NK 细胞表面的 Fc 受体结合,从而发挥调理吞噬、ADCC 作用。某些亚类的 IgG 的 Fc 段可固定于皮肤,结合葡萄球菌 A 蛋白(SPA),前者引起 I 型超敏反应。此外,一些自身抗体,如全身性系统性红斑狼疮的抗核抗体、抗甲状腺球蛋白抗体、引起 II 型和 III 型超敏反应的抗体及封闭性抗体也属于 IgG。

二、IgM

IgM 的产生部位主要在脾和淋巴结中,血清中 IgM 是由 5 个单体通过一个 J 链和二硫键连接成五聚体,相对分子质量最大,称为巨球蛋白(macroglobulin)。在个体发育过程中,IgM 是最早出现的 Ig,在胚胎发育晚期的胎儿即有能力产生 IgM,6 个月至 1 岁达到成人水平。在抗原刺激诱导体液免疫应答过程中,一般 IgM 也最先产生,它是初次免疫应答早期阶段产生的主要 Ig。IgM 占血清总 Ig 的 5%~10%。由于 IgM 在免疫应答早期产生,因此 IgM 在机体的早期免疫防护中占有重要地位。脐血中如出现针对某种病原微生物的特异性 IgM,表示胚胎期有相应病原微生物的感染。IgM 可通过经典途径激活补体且激活补体的能力很强。IgM 有较多抗原结合价(理论上的抗原结合价是 10 价,但与大分子抗原结合时,由于受空间结构的限制,实际上只表现出 5 价有效),所以它是高效的抗菌抗体,其杀菌、溶菌、溶血、促吞噬和凝集作用比 IgG 高 500~1 000 倍,人体若缺乏 IgM 易导致败血症。天然的血型抗体(凝集素)为 IgM(图 2-7-3)。IgM 也可引起 II 和 III 型超敏反应。

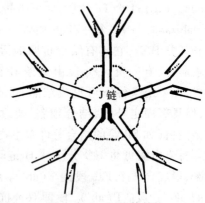

图 2-7-3　五聚体结构

三、IgA

IgA 分为血清型和分泌型(sIgA)两种类型。血清型的 IgA 主要是由肠系膜淋巴组织中的浆细胞产生,大部分血清型 IgA 为单体,占血清 Ig 总量的 10%~20%。过去曾误以为血清型 IgA 的意义不大;近年的研究发现,循环免疫复合物的抗体中有相当比例的 IgA,因而认为:血清型 IgA 以无炎症形式清除大量的抗原,这是对维持机体内环境稳定的非常有益的免疫效应。分泌型 IgA 为双聚体,每一 sIgA 分子含一个 J 链和一个分泌片(图 2-7-4)。分泌片由上皮细胞合成,结合分泌片后 sIgA 的结构更为紧密而不被酶解,有助于 sIgA 在黏膜表面及外分泌液中保持抗体活性。sIgA 主要由呼吸道、消化道、泌尿生殖道等处黏膜固有层中的浆细胞产生。人出生后 4~6 个月开始合成 IgA,4~12 岁时血清中含量达成人水平。sIgA 主要存在于外分泌液中,因在外分泌液中,如初乳、唾液、泪液及呼吸道、消化道和泌尿生殖道黏膜表面的分泌液中,IgG/IgA 一般都小于 1(内分泌液中为 6:1),说明在外分泌液中 IgA 在各类 Ig 中占绝对优势。分泌型 IgA 性能稳定,在局部浓度大,能抑制病原体和有害抗原黏附在黏膜上,对机体局部免疫,如保护呼吸道、消化道黏膜等,有重要作用,还能阻挡病原体进入体内。sIgA 合成功能低下的幼儿易患呼吸道和消化道感染;老年性支气管炎也可能与呼吸道 sIgA 合成功能降低有关。由于 sIgA 在外分泌液中含量多,又不被一般蛋白酶破坏,故成为抗感染、抗过敏的一道重要的免疫屏障;母乳中的分泌型 IgA 提供了婴儿出生后 4~6 个月内的局部免疫屏障。因此常称分泌型 IgA 为局部抗体。

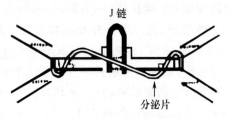

图 2-7-4 分泌型 IgA 结构

四、IgD

IgD 主要由扁桃体、脾等处的浆细胞产生。人血清中 IgD 浓度为 3~40 μg/ml,不到血清总 Ig 的 1%,个体发育中合成较晚。IgD 半衰期很短,仅 2.8 天。IgD 的一个重要特征是很不稳定,若胰蛋白酶消化 2 分钟,即可完全降解成 Fab 段和 Fc 碎片。在贮存和分离过程中,IgD 可因血浆中酶的作用而降解成碎片,称为自发降解。血清中 IgD 确切的免疫功能尚不清楚,有报道 IgD 可能与某些超敏反应有关,如青霉素和牛奶过敏性抗体,以及全身性红斑狼疮、类风湿关节炎、甲状腺炎等自身免疫病中的自身抗体,有属 IgD 者。IgD 是 B 细胞的重要表面标志,在 B 细胞分化到成熟 B 细胞阶段,表达 SmIgD,成熟 B 细胞活化后或者变成记忆 B 细胞时,SmIgD 逐渐消失。当 B 细胞上只表达 SmIgM 时,抗原刺激后易致耐受性;若 SmIgM 和 SmIgD 同时存在时,则 B 细胞受抗原刺激可被激活,故认为 SmIgM 是耐受性受体,而 SmIgD 是激活受体。

五、IgE

IgE 主要由鼻咽部、扁桃体、支气管、胃肠等黏膜固有层的浆细胞产生,这些部位常是变应原入侵和 I 型超敏反应发生的场所。IgE 是单体,在血清中含量极低,仅占血清 Ig 总量的 0.002%,个体发育中合成较晚。对热敏感,56℃ 30 分钟可使 IgE 丧失生物学活性。IgE 为亲细胞抗体,可与皮肤组织、血液中的嗜碱性粒细胞、肥大细胞和血管内皮细胞结合。IgE 的 FcR 除表达于上述细胞外,还可见于 B 细胞和一部分 T 细胞、巨噬细胞表面,这在调节 IgE 抗体产生和防御感染上可能起重要作用。一般将肥大细胞和嗜碱性粒细胞上的 FcεR 称为 FcεR I 型,在 B 细胞和 T 细胞上者称为 Fcε II 型。IgE 是引起 I 型超敏反应的主要抗体。寄生虫感染或过敏反应发作时,局部的外分泌液和血清中 IgE 水平都明显升高。

第四节 单克隆抗体

一、单克隆抗体的概念与特点

一种天然抗原性物质(如细菌或其分泌的外毒素及各种组织成分等)往往具有多种不同的抗原决定簇,可刺激机体产生多种抗体形成细胞克隆(B 细胞),合成并分泌各种抗体至血清或体液中,故血清中的抗体实际上是多种抗体的混合物。这种用体内免疫法所获得的免疫血清即为多克隆抗体(polyclonal antibody,pAb)。

1975年,德国学者 Kohler 和英国学者 Milstein 将小鼠骨髓瘤细胞与绵羊红细胞(sheep rue blood cell,SRBC)免疫的小鼠脾细胞在体外进行细胞融合,结果发现部分形成的杂交细胞(杂交瘤细胞)能在体外培养条件下继续生长繁殖,并能分泌抗 SRBC 抗体。该细胞既具有骨髓瘤细胞无限生长繁殖的特性,又具有抗体形成细胞合成和分泌抗体的能力。这种由识别一种抗原决定簇的细胞克隆所产生的均一性抗体,称为单克隆抗体(monoclonal antibody,mAb)。单克隆抗体具有高度的特异性,而且类及亚类、型及亚型亲和力完全相同,具有高度均一性和生物活性单一性。

二、单克隆抗体在医学中的应用

单克隆抗体在生物学和医学研究领域中显示了极大的应用价值,是亲和层析中重要的配体,是免疫组化中主要的抗体,是免疫检验中的新型试剂,是生物治疗的导向武器。

1. 诊断各类病原体 如用于诊断乙肝病毒、疱疹病毒等。单克隆抗体具有灵敏度高、特异性好的特点。尤其在鉴别菌种型及亚型、病毒的变异株,以及寄生虫不同生活周期的抗原性等方面更具独特优势。

2. 肿瘤特异性抗原和肿瘤相关抗原的检测 用于肿瘤的诊断、分型及定位。尽管目前尚未制备出肿瘤特异性抗原的单克隆抗体,但对肿瘤相关抗原(如甲胎蛋白和癌胚抗原)的单克隆抗体早已用于临床检验。

3. 检测淋巴细胞的表面标志 用于区分细胞亚群和细胞分化阶段。例如,检测 CD 系列标志,有助于了解细胞的分化和 T 细胞亚群的数量和质量变化,对多种疾病诊断具有参考意义。对细胞表面抗原的检查在白血病患者的疾病分期、治疗效果、预后判断等方面也有指导作用。组织相容性抗原是移植免疫学的重要内容,而应用单克隆抗体对 HLA 进行位点检查与配型可得到更可信的结果。

4. 机体微量成分的测定 应用单克隆抗体和免疫学技术,可对机体的多种微量成分进行测定,如诸多酶类、激素、维生素、药物等;对受检者健康状态的判断、疾病检出、指导诊断和治疗均具有实际意义。

学 习 小 结

抗体是机体在抗原物质刺激下,由 B 细胞分化为浆细胞所产生的、可与相应抗原发生特异性结合反应的免疫球蛋白。免疫球蛋白是由二硫键连接的 4 条多肽链所组成,其中有 2 条长链称为重链,2 条短链称为轻链。它有 5 种类型,即 IgG、IgM、IgA、IgD、IgE。免疫球蛋白具有结合特异性抗原、激活补体、结合细胞和可通过胎盘及黏膜等生物学作用。

单克隆抗体是由杂交瘤细胞接受抗原刺激后,产生的只针对相应抗原决定簇的高度单一性抗体,在生物学和医学领域有着极大的应用价值。

思 考 题

1. 名词解释:抗体、免疫球蛋白、单克隆抗体。

2. 描述免疫球蛋白的基本结构。

3. 简述免疫球蛋白的分区、功能区、水解片段及作用。

4. 简述各类免疫球蛋白的主要生物学作用。

5. 简述单克隆抗体的特点及应用。

（马仁福）

第八章 补体系统

学习要点

1. 掌握补体的概念、组成及主要生物学功能。
2. 熟悉补体三条激活途径的激活机制及主要特点。
3. 理解补体系统各成分的主要生物学功能及补体系统的异常与疾病。

1895年,比利时科学家博尔德特(J. Bordet)通过实验证实新鲜免疫血清的溶菌作用与其体内存在的两种物质有关:一种是对热稳定的物质即抗体,有特异性;另一种物质对热不稳定,为非特异性成分,这种成分参与了抗体的溶菌作用,是抗体发挥溶菌作用的必要补充条件,故将该成分称为补体。博尔德特因发现补体及在该领域的研究成果而获得1919年诺贝尔生理学或医学奖。近年来,随着分子生物学技术的飞速发展,已有部分补体成分的基因组DNA克隆成功,并已获得了多种补体成分的基因工程产物。

第一节 补体系统的概念和组成

补体(complement,C)是存在于正常人和脊椎动物血清、组织液及细胞膜表面的经活化后具有酶活性的一组蛋白质。由于这类蛋白能协助和补充特异性抗体介导的溶菌、溶细胞作用,故称为补体。补体并非单一成分,是由30余种可溶性蛋白与膜结合蛋白组成的多分子系统,故称为补体系统。补体系统广泛参与机体的抗感染免疫,调节免疫应答;在某些情况下也可介导炎症反应,导致组织损伤。

一、补体的组成和命名

补体系统各成分根据功能不同分为3类。① 补体系统的固有成分:存在于体液中。通常把参与经典激活途径的固有成分以符号"C"表示,按其发现的顺序分别命名为C1、C2、C3~C9,其中C1由C1q、C1r、C1s三个亚单位组成。参与旁路激活途径的某些成分以因子命名,用英文大写字母表示,如B因子、P因子、D因子等。② 补体调节蛋白:以可溶性或膜结合形式存在,多以其功能命名,如C1抑制物、C4结合蛋白、促衰变因子等。③ 补体受体分子:一般按其结合对象来命名,如C1qR、C4bR等。补体活化后的裂解片段在该成分的符号后附加英文小写字母,如C3a、C3b等。具有酶活性的成分或复合物在其符号上加一横线表示,如$\overline{C1}$,$\overline{C3bBb}$等。

二、补体成分的理化特性

体内多种组织细胞均能合成补体,其中肝细胞和巨噬细胞是产生补体的主要细胞。补体含量相对稳定,正常人血清中,补体蛋白占血清总蛋白的 5%~6%,各成分中以 C3 含量最高,D 因子含量最低。补体多数成分属于 β 球蛋白,少数为 γ 球蛋白或 α 球蛋白。正常生理情况下,多数补体成分以类似酶原的非活化形式存在,只有被激活后才能发挥其生物学作用。补体蛋白比其他血浆蛋白代谢率快,血浆中的补体每天约有一半被更新,在病理状态下其代谢速度变化更大。

补体成分性质极不稳定,许多能使蛋白质变性的理化因素均可破坏补体活性,加热 56℃ 30 分钟即被灭活。在室温下很快失活,0~10℃ 时仅能保持 3~4 天。故补体应保存在 -20℃ 以下的环境中,冷冻干燥后保存时间较长。

第二节 补体系统的激活与调节

一、补体系统的激活

补体系统的激活是在某些激活物的作用下,各补体成分按一定顺序,以连锁反应方式进行的。当前一成分被活化,即具备了裂解下一成分的活性,使补体分子依次活化(称级联反应)而产生各种生物学效应。补体系统的激活有 3 条途径:① 从 C1q 开始激活的途径称为经典途径或传统途径;② 从 C3 开始激活的途径称为旁路途径或替代途径;③ 由 MBL 结合至细菌启动激活的途径称为 MBL 途径。

(一)经典激活途径

抗原抗体复合物是该途径的主要激活物质。参与经典激活途径的补体成分包括 C1~C9,整个活化过程可分为识别、活化和膜攻击 3 个阶段(图 2-8-1)。

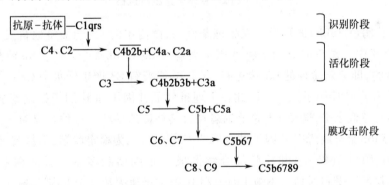

图 2-8-1 补体经典激活途径

1. 识别阶段 即 C1 识别免疫复合物被活化后形成 C1 酯酶的阶段。C1 是由 1 个 C1q 分子、2 个 C1r 和 2 个 C1s 分子组成的复合体。当抗体(IgG 或 IgM)与抗原特异性结合后,抗体分子发生变构,其 Fc 段上的补体结合点暴露,C1q 能识别并与之结合,导致 C1q 构象改变,进而激活 C1r,活化的 C1r 促使 C1s 活化,最后形成具有丝氨酸蛋白酶活性的 C$\overline{1}$ 复合物,即 C1 酯酶。每个 C1q 分子必须同时与 2 个以上 IgG 分子 Fc 段结合形成桥联,才能使 C1 活化。由于 IgM 分子是五聚体,故 1 个 IgM 分子与抗原结合,即可使 C1 活化。C1 酯酶的天然作用底物是 C4 和 C2。

2. 活化阶段　即 C3 转化酶和 C5 转化酶的形成阶段。$\overline{C1}$ 能使 C4 裂解成 C4a 与 C4b 2 个片段，C4a 游离，C4b 与靶细胞膜结合，在 Mg^{2+} 存在下，$\overline{C1}$ 与 C4b 又将 C2 裂解成 C2a 和 C2b，C4b 与 C2b 在靶细胞膜表面结合形成 $\overline{C4b2b}$ 复合物，即 C3 转化酶。

C3 在 C3 转化酶作用下被裂解成 C3a 与 C3b 2 个片段。C3a 游离，具有趋化作用和过敏毒素作用。C3b 则与靶细胞膜上的 $\overline{C4b2b}$ 结合，形成 $\overline{C4b2b3b}$ 复合物，即 C5 转化酶。

3. 膜攻击阶段　是形成攻膜复合物（membrane attack complex，MAC）导致靶细胞溶解的阶段。C5 在 C5 转化酶的作用下裂解成 C5a 与 C5b 2 个片段。C5a 游离，具有趋化作用和过敏毒素作用。C5b 与靶细胞膜结合，并与 C6、C7 形成 $\overline{C5b67}$ 复合物。$\overline{C5b67}$ 复合物能与 C8、C9 结合形成 $\overline{C5b6789}$ 大分子攻膜复合物（MAC），MAC 贯穿整个靶细胞膜形成跨膜孔道，导致细胞膜通透性改变，电解质从细胞内逸出，水分子大量进入，最终使靶细胞膨胀破裂而溶解。

（二）旁路激活途径

旁路途径亦称替代途径。细菌脂多糖、肽聚糖、酵母多糖等激活物，在 B 因子、D 因子、P 因子参与下，越过了 C1、C4、C2，直接激活 C3，然后完成 C5～C9 的活化过程（图 2-8-2）。

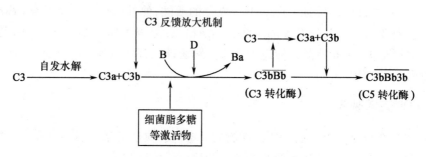

图 2-8-2　补体旁路激活途径

1. C3 转化酶（$\overline{C3bBb}$）的形成　在生理条件下，血清中的 C3 能缓慢地自发水解产生少量 C3b，游离在液相中。血清中 D 因子将 B 因子裂解成 Ba 和 Bb 2 个片段。Bb 能与 C3b 结合形成 $\overline{C3bBb}$ 复合物，即旁路途径的 C3 转化酶。$\overline{C3bBb}$ 能裂解 C3 产生低水平 C3b。C3b 与 $\overline{C3bBb}$ 易被血清中 I 因子和 H 因子灭活。因此在生理条件下，I 因子和 H 因子控制着血清中的 C3b、$\overline{C3bBb}$ 使之保持在低水平，避免 C3 大量裂解和后续补体的激活。这种状况对于正常生理具有重要意义。$\overline{C3bBb}$ 能与血清中 P 因子结合形成 $\overline{C3bBbP}$，成为稳定状态，不易被灭活因子灭活。

2. C5 转化酶（$\overline{C3bBb3b}$）和攻膜复合物形成　当细菌脂多糖等激活物存在时，C3b 和 $\overline{C3bBb}$ 结合在其表面受到保护而不被 I 因子和 H 因子迅速灭活，$\overline{C3bBb}$ 则裂解更多的 C3，产生大量的 C3b，新产生的 C3b 可与 $\overline{C3bBb}$ 形成 $\overline{C3bBb3b}$，此即旁路途径的 C5 转化酶。C5 转化酶一旦形成，则能使 C5 裂解成 C5a 和 C5b，其后续激活过程及效应与经典途径相同，即进入 C5～C9 激活阶段，形成 MAC，使靶物溶解。

3. 旁路途径放大机制　旁路途径激活过程是补体系统效应重要的放大机制。在激活物的存在下，$\overline{C3bBb}$ 不断地裂解 C3 产生更多的 C3b，产生的 C3b 又在 B 因子参加下形成更多的 $\overline{C3bBb}$，继而进一步使 C3 裂解产生 C3b。C3b 既是 C3 转化酶的组成成分，又是 C3 转化酶的作用产物，由此形成了旁路途径的反馈性放大机制。由于经典途径产生的 C3b 也可以触发旁路途径,故旁路途径 C3 转化酶对经典途径的补体激活也是一种放大机制。

(三) MBL 途径

MBL 途径是在病原微生物感染早期,体内巨噬细胞、中性粒细胞产生细胞因子 TNF-α、IL-1、IL-6 等,诱导肝细胞合成和分泌急性期蛋白如甘露聚糖结合凝集素(mannan-binding lectin,MBL),该蛋白首先与病原体甘露糖残基结合,然后再与丝氨酸蛋白酶结合,形成 MBL 相关的丝氨酸蛋白酶(MBL-associated serine protease,MASP)。MASP 的生物学活性与活化的 C1q 相似,可水解 C4 和 C2 分子,继而形成 C3 转化酶,然后依次激活补体的其他成分。补体的这种激活途径称为 MBL 途径。MBL 途径与经典途径的激活过程相类似,其差别在于 MBL 途径激活开始于急性期蛋白与病原体结合,而不是抗原抗体复合物的形成(图 2-8-3)。

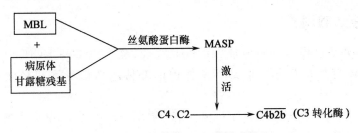

图 2-8-3 补体 MBL 激活途径

(四) 补体 3 条激活途径比较

补体 3 条激活途径有共同之处,都以 C3 活化为中心,同时它们又有各自的特点。经典激活途径的激活物是抗原抗体复合物,故主要在感染后期或疾病的持续过程中发挥作用;C3 旁路途径与 MBL 途径的活化无需特异性抗体参与,故在抗感染早期有重要意义(图 2-8-4,表 2-8-1)。

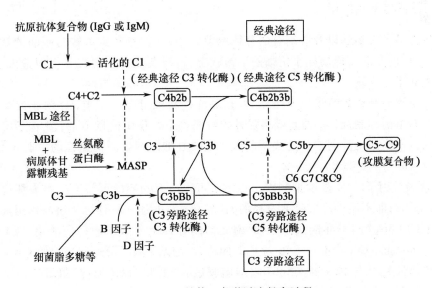

图 2-8-4 补体 3 条激活途径全过程

表 2-8-1　补体三条激活途径比较

比较项目	经典途径	C3 旁路途径	MBL 途径
激活物质	抗原抗体复合物	脂多糖等	MBL
参与成分	C1~C9	C3,B 因子,D 因子,P 因子,C5~C9	C2~C9(MBL)
C3 转化酶	$C\overline{4b2b}$	$C\overline{3bBb}$ 或 $C\overline{3bBbP}$	$C\overline{4b2b}$
C5 转化酶	$C\overline{4b2b3b}$	$C\overline{3bBb3b}$ 或 $C\overline{3bBb3bP}$	$C\overline{4b2b3b}$
作用	在特异性免疫的效应阶段发挥作用	参与非特异性免疫,在感染早期发挥重要作用	参与非特异性免疫,在感染早期发挥重要作用

二、补体激活的调节

补体系统的激活过程是一快速放大的级联反应,能产生多种生物学活性,参与机体的防御功能,对机体有保护作用。但是不受控制的补体激活能导致机体组织损伤,对机体不利。

在正常情况下,补体的激活均处于机体严密的调节与控制之下,从而有效地维持机体的自身稳定。机体对补体激活的调控,是通过补体成分的自身衰变,以及血清中和细胞膜上存在的各种调节因子来实现的。

(一)补体的自身调控

某些活化的补体成分极不稳定,易衰变失活,这是补体活化过程中的一种重要调控机制。如 C4b、C3b、C5b 若不与细胞结合,很快就会失去活性;两条活化途径中的 C3 转化酶和 C5 转化酶均易衰变失活,从而限制了后续补体成分的连锁反应。

(二)调节因子的作用

体内存在多种可溶性以及膜结合的补体调节因子,它们以特定方式与不同的补体成分相互作用,使补体的激活与抑制处于精细的平衡状态,这样既能防止对自身组织造成损害,又能有效地杀灭外来微生物。

目前已发现的补体调节蛋白有十余种,按其作用特点可分为 3 类:① 防止或限制补体在液相中自发激活的抑制剂;② 抑制或增强补体对底物正常作用的调节剂;③ 保护机体组织细胞免遭补体破坏作用的抑制剂。这些调节因子主要是抑制两条激活途径的中心环节 C3 的活化或抑制攻膜复合物(MAC)的形成。

1. 体液调节因子　C1 酯酶抑制因子(C1 inhibitor, C1 INH)可使 C1s 失去酯酶活性而不能裂解 C4 和 C2,即不能再形成经典途径的 C3 转化酶。I 因子和 H 因子协同作用破坏游离的或细胞膜上的 C3b;I 因子亦能裂解 C4b,由此抑制补体两条激活途径的活化。C4 结合蛋白(C4 binding protein, C4bp)抑制 C4b 与 C2b 的结合,辅助 I 因子裂解液相中的 C4b。S 蛋白又称攻膜复合物抑制因子,能干扰 C5b67 与细胞膜结合,抑制 MAC 形成,阻碍补体对细胞的破坏作用。当这些因子缺陷时可出现临床相应病症。

2. 细胞膜上的调节因子 C3b 受体(CR1)能加速 C3 转化酶解离,协助 I 因子裂解 C3b 和 C4b。膜辅助蛋白(MCP)辅助 I 因子裂解 C3b 和 C4b,其辅助作用比 H 因子大几十倍。促衰变因子(DAF)与 C4b 结合,抑制 C3 转化酶形成,促进已形成的 C3 转化酶解离。同源限制因子(HRF)又称 C8 结合蛋白(C8bp),与 C8 结合后阻碍其与 C9 结合,同时抑制 C9 聚合,阻止 MAC 插入自身细胞的脂质双层。膜反应性溶解抑制物(MIRL)阻碍 C7、C8 与 C5b、C6 的结合,从而防止 MAC 形成及其对宿主正常细胞的溶细胞作用。

第三节 补体系统的生物学功能

补体激活后可产生多种生物学功能,主要包括攻膜复合物(MAC)溶解细胞作用和补体激活过程中产生各种补体片段的生物学效应(表 2-8-2)。

表 2-8-2 补体成分的生物学作用

补体成分或片段	生物学作用
C1～C9	溶菌,溶细胞
C3b、C4b	免疫调理,免疫黏附
C1q、C4	中和,溶解病毒
C2b	激肽样作用
C3a、C5a	过敏毒素作用
C3a、C5a、$\overline{C5b67}$	趋化作用

一、溶菌、溶细胞作用

补体能协助特异性抗体溶解细菌,这种作用是机体抵抗微生物感染的重要防御机制。因细菌种类和结构不同其作用效果亦有差异。如补体对革兰阴性菌的溶菌作用较强,而对革兰阳性菌溶解作用较弱,原因可能是革兰阳性菌细胞壁结构复杂或细胞壁表面缺乏补体作用的底物。补体还能溶解多种靶细胞,如红细胞、粒细胞、血小板及被病毒感染的细胞等。在病理情况下,补体对自身组织细胞产生溶解作用,导致自身免疫病的发生。

二、调理作用

C3b、C4b 与细菌等颗粒性物质结合后,再与具有 C3b 受体的吞噬细胞结合,从而促进吞噬细胞的吞噬作用,此称补体的调理作用。C3b 在靶细胞和吞噬细胞之间作为桥梁使两者连接起来,促进吞噬。这种调理作用在机体抗感染免疫中起着重要的作用。

三、清除免疫复合物

抗原抗体在体内结合形成的免疫复合物如未被及时清除而沉积于组织中,则可活化补体,造成组织损伤。而补体成分存在可减少免疫复合物产生,溶解已生成的复合物。补体成分参与免疫复合物的清除机制:① 减少免疫复合物形成,C3、C4 结合到免疫复合物上,可干扰抗原抗体间的结合,抑制新的免疫复合物形成。② 促进免疫复合物解离,C3b 嵌入免疫复合物网络中,减弱抗原抗体分子的结合力,使已经形成的免疫复合物降解,易于排出。③ 促进免疫复合物清除,抗原抗体复合物通过 C3b 黏附到具有 C3b 受体的红细胞、血小板等表面,形成较大聚合物,易被吞噬细胞吞噬和清除,此称免疫黏附作用。循环中的红细胞数量大,受体丰富,在清除免疫复合物中起主要作用。

四、中和及溶解病毒

病毒与相应抗体结合后,在补体的参与下,可增强抗体对病毒的中和作用,补体亦能阻止病毒对易感细胞的吸附和穿入,并使某些具有包膜的病毒溶解。

五、炎症介质作用

1. 激肽样作用　C2a 有激肽样作用,能增强血管通透性,引起炎症性充血,故称其为补体激肽。

2. 过敏毒素作用　C3a、C5a 有过敏毒素作用,可与肥大细胞、嗜碱性粒细胞及平滑肌上带有相应受体的细胞结合,促使其释放组胺等活性物质,增强血管通透性,引起毛细血管扩张、平滑肌痉挛等。

3. 趋化作用　C3a、C5a、$\overline{C5b67}$有趋化作用,能吸引中性粒细胞和单核-巨噬细胞向炎症部位集聚,发挥吞噬作用,同时引起炎症反应。故 C3a、C5a、$\overline{C5b67}$又称趋化因子。

补体系统各成分是机体重要的先天性免疫因素,对机体的免疫防御和自身稳定起着重要作用。在正常状态下,血清补体含量相对稳定,当机体存在某些遗传缺陷或患某些疾病时,补体总量或某些成分的含量出现明显变化。如炎症感染或恶性肿瘤时,补体含量升高,但在急性感染病情危重时,补体总量往往下降。免疫复合物病、烧伤及各种肝病患者,由于补体消耗太多、大量丢失或合成不足,补体含量可降低。因此,临床测定血清总补体活性及补体某一成分的含量,能进一步了解机体的免疫水平,阐明某些疾病的发病机制,有助于相应疾病的辅助诊断。

近年来,随着分子生物学技术的飞跃发展,人们对补体系统有了更深入的了解,对补体蛋白质的结构、功能、生物合成及遗传等方面有了更新的认识。目前,已有部分补体成分的基因组 DNA 克隆成功,并获得了多种补体成分的基因工程产物。

学 习 小 结

补体是存在于正常人和脊椎动物血清、组织液及细胞膜表面的经活化后具有酶活性的一组蛋白质。补体系统的组成可分为固有成分、调节蛋白和补体受体 3 类。补体通过经典途径、旁路途径和 MBL 途径激活,3 条激活途径的激活物各有不同,其激活过程呈级联酶促反应。3 条激活途径通路的共同末端是形成具有溶细胞作用的攻膜复合物,在机体特异性免疫和非特异性免疫感染过程中发挥重要的抗感染作用。补体活化过程中产生的小分子裂解片段具有广泛的生物学效应,除参与对入侵病原体和循环免疫复合物的清除外,也可造成机体组织损伤。补体的活化和抑制通过多种补体调节分子严格控制。

思 考 题

1. 什么是补体？补体系统由哪些成分组成？
2. 补体的激活途径有哪三条？三者的激活机制有哪些不同点？
3. 补体系统的主要生物学功能有哪些？
4. 什么是补体的调理作用和免疫黏附作用？

（孙　莉）

第九章　人类主要组织相容性复合体

学习要点

1. 掌握 MHC、HLA-Ⅰ类分子、HLA-Ⅱ类分子的基本概念。
2. 熟悉 HLA-Ⅰ、Ⅱ类分子的结构、分布、功能及检测方法。
3. 理解 HLA 在医学实践及法医学中的应用。

人类在很早以前就尝试用输血的方法来治疗疾病,但由于个体间红细胞表面抗原不同会引起严重的输血反应,所以直到人类发现 ABO 血型系统后才使安全输血成为现实。后来人们发现同一种属不同个体间的组织器官移植也会发生排斥反应,是否不同个体除红细胞外其他组织细胞上也存在不同的抗原呢? 这种猜想后来得以证实。1965 年,美国学者贝纳塞拉夫(Baruj Benacerraf)、斯奈尔(George D. Snell)和法国学者多塞(Jean Dausset)3 位科学家,因先后发现了组织相容性抗原和决定这些抗原的基因而共同分享 1980 年诺贝尔生理学或医学奖。组织相容性抗原的发现对免疫学、法医学和遗传学等学科发展具有重大意义。

第一节　人类主要组织相容性复合体的结构与特性

20 世纪初已经发现,在不同种属或同一种属不同个体间进行组织或器官移植会发生排斥反应。后来证明这种排斥现象本质是一种免疫应答,它是由细胞表面的同种异型抗原所导致的。这种决定个体特异性的同种异型抗原,称为组织相容性抗原(histocompatibility antigen,HA)。机体内与排斥反应有关的抗原系统有 20 多种,其中能引起强而迅速排斥反应的抗原称为主要组织相容性抗原(major histocompatibility antigen,MHA);编码主要组织相容性抗原的一组紧密连锁的基因群,称为主要组织相容性复合体(major histocompatibility complex,MHC)。控制机体免疫应答和调节功能的基因也存在于 MHC。

不同种属的哺乳动物其 MHC 及编码的抗原系统有不同的命名,小鼠的主要组织相容性抗原称为 H-2 抗原,人的则称为人类白细胞抗原(human leucocyte antigen,HLA)。小鼠的 MHC 称为 H-2 复合体,位于第 17 对染色体的短臂上。

人的 MHC 称为 HLA 复合体,位于第 6 号染色体上。它的组成结构、分布和功能等都与 H-2复合体很相似。本章将主要介绍人类 HLA 复合体。

一、HLA 复合体的基因结构

HLA 复合体位于人第 6 号染色体的短臂上,HLA 基因座数在 200 个以上,根据其编码产物的结构和功能不同,可将 HLA 复合体分为 3 个区域(图 2-9-1)。

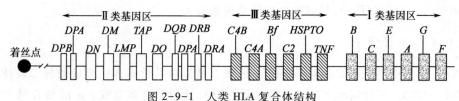

图 2-9-1 人类 HLA 复合体结构

1. **HLA-Ⅰ类基因** 经典的Ⅰ类基因包括 *HLA-A*、*B*、*C* 三个基因座位,其产物称 HLA-Ⅰ类分子或Ⅰ类抗原。

2. **HLA-Ⅱ类基因** 经典的Ⅱ类基因一般指 *HLA-DR*、*DP* 和 *DQ* 三个亚区,其产物称 HLA-Ⅱ类分子或Ⅱ类抗原。

3. **HLA-Ⅲ类基因** HLA-Ⅲ类基因位于 *HLA* 复合体中段,包括 C2、C4、B 因子、肿瘤坏死因子和热休克蛋白 70 等基因座位,其产物是相应的几种补体成分和某些细胞因子等。

二、HLA 的分子结构

(一) HLA-Ⅰ类分子

HLA-Ⅰ类分子是由轻、重两条多肽链以非共价键连接组成的异二聚体糖蛋白分子。重链或称 α 链($44×10^3$)是由 HLA-Ⅰ类基因编码的产物,为多态性糖蛋白。轻链($12×10^3$)是第 15 号染色体相应基因编码的产物,为非多态性 $β_2$ 微球蛋白($β_{2m}$)。HLA-Ⅰ类分子可分为 4 个区(图 2-9-2)。

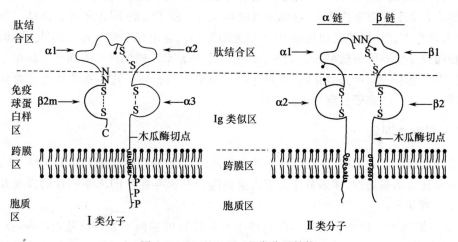

图 2-9-2 HLA-Ⅰ、Ⅱ类分子结构

1. **肽结合区** 由 α1 和 α2 功能区组成,可结合特异性抗原。

2. **Ig 样区** 由重链的 α3 区和 $β_2$ 微球蛋白构成。是Ⅰ类分子与 Tc 细胞表面 CD8 分子的结合部位,对 Tc 细胞的抗原识别起限制作用。

3. **跨膜区** 由 25 个氨基酸残基行成,呈螺旋状穿过质膜脂质双层,将Ⅰ类分子稳定在细胞膜上。

4. 胞质区　位于胞质中,与细胞内外信息传递有关。

(二)HLA-Ⅱ类分子

HLA-Ⅱ类分子是由Ⅱ类基因编码的 α 链和 β 链以非共价键连接组成的异二聚体。两条链的基本结构相似,但分别由不同的 MHC 基因编码,且均具有多态性。α 链与 β 链均由胞外区、跨膜区和胞内区组成。Ⅱ类分子的结构与Ⅰ类分子具有某种相似性,也可分为 4 个区(图 2-9-2)。

1. 肽结合区　由 α1 和 β1 功能区组成,是与抗原结合的部位。

2. Ig 样区　由 α2 和 β2 功能区组成。是Ⅱ类分子与 Th 细胞的 CD4 分子结合的部位,对 Th 细胞抗原识别起限制作用。

3. 跨膜区　由 2 条链的各 25 个氨基酸残基形成,呈螺旋状穿过质膜的脂质双层,将Ⅱ类分子稳定在细胞膜上。

4. 胞质区　位于胞质中,与细胞内外信息传递有关。

三、HLA 复合体的遗传特征

(一)单元型遗传方式

HLA 复合体是一组紧密连锁的基因群,这些连锁在一条染色体上的等位基因很少发生同源染色体间的交换,从而构成一个单元型(haplotype)。单元型指同一条染色体上 HLA 等位基因的组合,在遗传过程中作为一个完整的遗传单位由亲代传给子代。二倍体(diploid)生物的每一细胞均有 2 个同源染色体组,分别来自父母双方。故子女的 HLA 单元型也是一个来自父方,一个来自母方。在同胞之间比较 HLA 单元型型别只会出现下列 3 种可能性:① 两个单元型完全相同或完全不同的概率各占 25%;② 有一个单元型相同的概率占 50%;③ 至于亲代与子代之间则必然有一个单元型相同,也只能有一个单元型相同。这一遗传特点在器官移植供者的选择以及法医的亲子鉴定中得到了应用。

(二)多态性现象

多态性是指群体中 HLA 各基因座位等位基因(及其产物)在数量上的多样性。HLA 复合体往往显示高度的多态性,即多数座位有大量的等位基因存在。HLA 多态性的表现及其形成的遗传学基础如下。

1. 复等位基因　位于一对同源染色体上对应位置的基因称为等位基因(allele);同一基因座位,若存在 3 个或 3 个以上的等位基因,即为复等位基因(multiple alleles)。复等位基因可造成不同个体在等位基因拥有状态上的差别。目前已知 *HLA* 复合体中至少有 18 个基因座位显示复等位性,而每个座位等位基因数又可达数十个或更多,其等位基因总数已达 1 500 余个。这是 HLA 高度多态性的最主要原因。

2. 共显性(codominance)　是指有些常染色体上的等位基因没有显性和隐性的区别,在杂交过程中均可同时表达产生相应基因产物的遗传方式。HLA 复合体中每一个等位基因均为共显性,从而大大增加了人群中 HLA 表型的多样性。因此,除了同卵双生外,无关个体间 HLA

型别全相同的可能性极小。

（三）连锁不平衡

尽管 HLA 复合体各座位基因是紧密连锁的,但实际上某些基因比其他基因能更多或更少地连锁在一起,从而出现连锁不平衡(linkage disequilibrium)。连锁不平衡现象的存在,使群体中某些特定单倍型有很高的频率,并显示出比单一 HLA 基因更为明显的人种特点。在 HLA 复合体中已发现有 50 对以上等位基因显示连锁不平衡。产生连锁不平衡的机制尚不清楚。

四、HLA 分子的组织分布

HLA-Ⅰ类分子广泛分布于体内各种有核细胞表面,包括血小板和网织红细胞。成熟的红细胞一般不表达Ⅰ类抗原,但某些特殊血型的红细胞也能检出Ⅰ类抗原。不同的组织细胞表达Ⅰ类抗原的密度各异:外周血白细胞和淋巴结、脾淋巴细胞表达的Ⅰ类抗原水平最高,其次为肝、肾、皮肤、主动脉和肌肉细胞,神经细胞和成熟的滋养层细胞不表达Ⅰ类抗原。

HLA-Ⅱ类分子主要表达在抗原提呈细胞(B 细胞、单核-巨噬细胞、树突细胞)和激活的 T 细胞等表面,内皮细胞和某些组织的上皮细胞也可检出 HLA-Ⅱ类分子。另外,某些组织细胞在病理情况下也可异常表达 HLA-Ⅱ类分子。

HLA-Ⅰ、Ⅱ类分子主要分布在细胞表面,但也可能出现在体液中,血清、尿液、唾液、精液及乳汁中均已检出可溶性 HLA-Ⅰ、Ⅱ类分子。HLA-Ⅲ类分子一般是指几种补体成分,它们均分布于血清中。

五、HLA 分子的功能

1. 参与抗原处理和提呈　HLA 分子是参与抗原加工、处理和提呈的关键分子。外源性抗原在 APC 内被降解成免疫原性多肽,与 HLA-Ⅱ类分子结合形成抗原肽-HLA-Ⅱ分子复合物,并被转移到细胞表面,由 $CD4^+$ 辅助 T 细胞识别。内源性抗原在靶细胞中须先与胞质中的一种蛋白酶体(proteasome)结合后才能进一步分解为抗原性多肽,后者在一种肽链转运蛋白的参与下被转运到内质网腔,与新合成的 HLA-Ⅰ类分子结合,然后以抗原肽-HLA-Ⅰ分子复合物的形式表达在细胞表面,供 $CD8^+$ 细胞毒 T 细胞所识别。

2. 约束免疫细胞间相互作用　在 Tc 细胞-靶细胞、MΦ-Th,Th-B 及 Th-Tc 间的相互作用受 HLA 限制。这一现象称为 MHC 限制性(MHC restriction),即具有相同 HLA 分子的免疫细胞才能有效地相互作用。

巨噬细胞(MΦ)与 Th 细胞间的相互作用受 MHC-Ⅱ类分子的约束。Th 的 TCR 识别与 HLA-Ⅱ类分子结合的抗原肽,同时,Th 细胞表面的 CD4 分子识别 HLA-Ⅱ类分子,由此启动免疫应答。因此,只有 HLA-Ⅱ类分子阳性细胞才具有抗原提呈能力,且细胞表面Ⅱ类分子密度与其抗原提呈能力呈正相关。

Tc 与病毒感染的靶细胞相互作用受 MHC-Ⅰ类抗原的约束。Tc 的 TCR 识别靶细胞表面与 HLA-Ⅰ类分子结合的病毒抗原,同时,Tc 表面的 CD8 分子识别 HLA-Ⅰ类分子,产生杀靶细胞效应。

3. 参与对免疫应答的遗传控制　机体对某种抗原物质是否产生应答以及应答的强弱受

遗传控制。控制免疫应答的基因称为 *Ir* 基因。小鼠 *Ir* 基因位于 H-2 Ⅰ 区内。人的 *Ir* 基因一般认为位于 HLA-Ⅱ类等位基因中,其对特定抗原的免疫应答能力各异。

4. 参与 T 细胞分化过程　早期 T 细胞在胸腺中发育为成熟 T 细胞的过程中,伴随着一系列表面标志的变化。HLA 分子对 T 细胞的分化发育起着重要作用,早期 T 细胞必须与表达 HLA-Ⅰ 或 Ⅱ类抗原的胸腺上皮细胞接触才能分别分化成 CD8$^+$ 或 CD4$^+$T 细胞。

5. 引起移植排斥反应　HLA 是同种异体抗原,在进行同种异体组织器官移植时可诱导受者体内产生相应抗体和特异性 Tc 细胞,从而产生排斥反应。

第二节　HLA 诊断技术

现代科学技术几乎可以对全身任何组织或器官进行移植,但是移植成功与否不完全取决于外科技术,在相当大程度上与免疫学有关,主要是供者与受者之间的 HLA 抗原是否相同。目前认为 HLA-DR 位点的产物对移植最为重要,其次为 HLA-A、HLA-B、HLA-DQ 和 HLA-DP,而 HLA-C 在移植免疫中无明显作用。因此,需要对 HLA 的抗原特异性进行检测。检测 HLA 抗原特异性的方法称 HLA 分型法,主要包括血清学分型法、细胞学分型法及 DNA 分型法。

一、血清学分型法

血清学分型是一项传统技术,虽然近年来已建立许多新的分型技术,但血清学方法仍是 HLA 分型的基础,它是用 HLA 抗原的标准分型血清来检测未知淋巴细胞表面 HLA 抗原型别的方法。HLA-A、B、C、DR 或 DQ 位点的抗原可用血清学方法进行检测,其检测方法目前普遍采用补体依赖的细胞毒(complement dependent cytotoxicity,CDC)试验或称微量淋巴细胞毒试验(microlymphocytotoxicity test)。原理为取已知 HLA 抗血清加入待测外周血淋巴细胞,作用后加入补体,充分作用后加入染料,在显微镜下判断结果,着染的细胞为死亡细胞,表示待检淋巴细胞表面具有已知抗血清所针对的抗原。

二、细胞学分型法

由于细胞学分型法的分型细胞来源困难及操作过程烦琐,近年来有逐渐淘汰之势。它是以混合淋巴细胞培养(mixed lymphocyte culture,MLC)作为基本技术,通过测定受检淋巴细胞对分型细胞的应答反应进行分型判定的方法。HLA-D 和 DP 位点的抗原需用细胞法分型进行鉴定。

三、HLA 的 DNA 分型技术

(一)限制性片段长度多态性检测技术

限制性长度片段多态性(restriction fragment length polymorphism,RFLP)是最早建立的对多态性进行检测的 DNA 分析技术。个体间抗原特异性来自氨基酸顺序的差别,后者由编码基因的碱基顺序不同所决定,这种碱基顺序的差别造成限制性内切酶识别位置及酶切位点数目的不同,从而产生数量和长度不一的 DNA 酶切片段。用特异性探针对整个基因组 DNA 酶切片段进行杂交,即可分析 RFLP。一定的内切酶组合所得到的 HLA-RFLP 可以和传统方法测定的 HLA 特异性型别相关。20 世纪 80 年代末发展起来的聚合酶链反应(polymerase chain reaction, PCR)技术已用于 RFLP 分析,即用等位特异限制酶裂解 PCR 扩增的片段,然后再进行分析,从而大大提高了灵敏度。

(二) PCR/SSO 技术

PCR/SSO 技术是用人工合成的 HLA 型别特异寡核苷酸序列作为探针,与待检细胞经 PCR 扩增的 HLA 基因片段杂交,确定 HLA 型别;PCR 技术可将 *HLA* 复合体上指定基因片段特异性地扩增5~6 个数量级,而专门设计的序列特异性寡核苷酸(sequence specific oligonucle-otide, SSO)探针又能探测出等位基因间 1~2 个核苷酸的差异。PCR/SSO 技术具有灵敏度高、特异性强、样本量少等优点。

(三) PCR/SSP 技术

目前常规的 HLA-DNA 分型技术,包括上述的 PCR/RFLP、PCR/SSO 等,最终均需用标记的特性探针与扩增产物进行杂交,再分析结果。而 PCR/SSP 方法预先设计出整套等位基因组序列特异性引物(sequence specific primer, SSP),借助 PCR 技术获得 HLA 型别特异的扩增产物,可通过电泳直接分析带型决定 HLA 型别,从而大大简化了实验步骤。由于传统方法在Ⅱ类抗原分型方面困难较大,故上述几种基因分析型方法目前主要用于Ⅱ类基因座。

HLA 是目前所知人体最复杂的遗传多态性系统。人类对 HLA 的研究已相当深入,并在诸多方面取得显著进展,包括 HLA 复合体结构;HLA 分子结构及其表达的调控;HLA 分子功能,尤其是在抗原处理、提呈及 T 细胞识别中的作用;HLA 的 DNA 分型及多态性研究;HLA 与疾病的关系;HLA 与移植的关系等。HLA 研究不仅使器官移植成为一种极有价值的治疗手段,而且给基础与临床免疫带来了突破性进展。

第三节 HLA 与 疾 病

一、HLA 与疾病关联

关联(association)是指两个遗传学性状在群体中同时出现呈非随机分布的现象。HLA 与疾病关联研究始于 1967 年,迄今已发现 500 余种疾病与 HLA 有关联,研究 HLA 与疾病的相关性有助于某些疾病的诊断和预后判断,并对了解 HLA 在某些疾病发病机制中的作用有重要意义。

二、HLA 表达异常与疾病的关系

已发现某些肿瘤细胞表面的 HLA-Ⅰ类分子降低或缺失使 Tc 细胞对肿瘤细胞上的抗原不能识别,从而使肿瘤细胞逃避免疫攻击。在毒性弥漫性甲状腺肿患者的甲状腺上皮细胞和 1 型糖尿病患者的胰岛 B 细胞等均可发现 HLA-Ⅱ类抗原异常表达。其机制可能是局部感染诱生 IFN-γ,后者诱导Ⅱ类抗原表达,一旦靶细胞异常表达Ⅱ类抗原,就会启动自身免疫反应。

激活的自身反应性 Th 又可分泌大量 IFN-γ,诱导更多的靶细胞表达Ⅱ类抗原,加重和延续自身免疫反应,最终导致迁延不愈的自身组织损伤。

三、HLA 与器官移植

器官移植的成败主要取决于供者和受者之间 HLA 型别是否匹配,特别是对慢性排斥,Ⅱ类基因的相容性更为重要。如在肾移植中,各 HLA 座位配合的重要性依次为 HLA-DR、HLA-B、HLA-A。近年来特别重视 HLA-DP 对移植器官长期存活的意义。

四、HLA 与输血

多次接受输血的患者体内可产生抗白细胞和抗血小板 HLA 的抗体,从而发生因白细胞或血小板受到破坏而引起的输血反应。理论上,对多次接受输血的患者应尽量选择 HLA 相同的供血者。

五、HLA 与法医学

由于 HLA 复合体的高度多态性,在无关个体间 HLA 表型完全相同的概率极低,故 HLA 复合体被认为是伴随个体终生的特异性遗传标记。因而,法医学 HLA 分型已被广泛地用于亲子鉴定和个体识别。特别是应用以 PCR 为基础的基因分型技术,已可从亡故多年死者的少量组织中提取微量 DNA 做 HLA 分型,从而为案情的侦破提供重要的线索。

学 习 小 结

主要组织相容性复合体(MHC)是编码主要组织相容性抗原的一组紧密连锁的基因群。人的 MHC 又称为 HLA 复合体。HLA 作为抗原时,称人类白细胞抗原,是 HLA 复合体编码的产物。

HLA 复合体分为Ⅰ、Ⅱ、Ⅲ类基因区。Ⅰ类基因区编码产生 HLA-Ⅰ类分子,其分布在几乎所有有核细胞表面,主要功能是提呈内源性抗原肽给 $CD8^+T$ 细胞。Ⅱ类基因区编码 HLA-Ⅱ类分子,主要分布在树突细胞、巨噬细胞、激活的 T 细胞表面,功能是提呈外源性抗原肽,激活 $CD4^+T$ 细胞。以上作用受 MHC 的限制。Ⅲ类基因区编码某些补体成分和细胞因子并具有相应的功能。

HLA 诊断分为血清学分型法、细胞学分型法及 20 世纪 80 年代起建立的 DNA 分型法。HLA 和临床医学存在广泛的联系。HLA 分型为器官移植前的供受体选择和开展亲子鉴定提供有效的手段。HLA 几乎与所有自身免疫病均有不同程度的关联,进一步的研究有利于阐明这些疾病的发病机制。

思 考 题

1. 名词解释:MHC、MHC 限制性、HLA-Ⅰ类分子、HLA-Ⅱ类分子。

2. 比较 HLA-I 与 HLA-Ⅱ类分子的结构、分布和功能。

3. 举例说明 HLA 与疾病的关联。

(于 虹)

第十章 免疫应答

学习要点

1. 掌握免疫应答的概念、类型和基本过程。
2. 熟悉抗体产生的一般规律及特点。
3. 理解非特异性免疫和特异性免疫的概念、特点及组成。

19 世纪后叶,俄国学者梅契尼可夫(Elie Ilya Metchnikoff)发现了吞噬细胞可吞噬微生物,并于 1883 年提出了细胞免疫学说;1890 年,德国学者贝林(Emil Von Behring)从感染白喉杆菌的动物血清中成功提取抗毒素,提出了体液免疫学说。至此,两大学派长期争论不休。直到 1899 年比利时学者博尔德特(Jules Bordert)发现补体成分,并证实补体可以增强抗体的溶菌作用,也可增强吞噬细胞的吞噬功能以后,两大学派才得以统一。1963 年,美国学者贝纳塞拉夫(Bayuj Benacerraf)研究发现了"免疫应答基因",从而将 20 世纪 70 年代的免疫学推向了高速发展阶段,贝纳塞拉夫也因此而荣获 1980 年诺贝尔生理学或医学奖。

第一节 概 述

免疫应答(immune response,Ir)是指免疫系统识别和清除抗原的整个过程。免疫应答是免疫系统清除非己物质以维持机体内环境稳定的重要保护性机制。多数情况下,机体可借免疫应答来清除体内有害物质,如各种病原体、突变衰老死亡的细胞,从而发挥生理性免疫功能。但在某些情况下,也会导致机体组织细胞损伤或生理功能紊乱,引起病理性免疫应答。

一、免疫应答的类型

由于进入机体的抗原质量、途径不同,加之机体免疫功能状态和遗传背景有所差异,使得抗原诱发机体产生的免疫应答也不尽相同。根据机体对抗原刺激的反应结果不同,免疫应答可分正免疫应答和负免疫应答。正免疫应答是指正常情况下对非己抗原的排斥效应,如抗感染免疫或抗肿瘤免疫等;负免疫应答是指正常情况下,机体对自身成分的特异性不应答状态,即免疫耐受。无论正应答还是负应答,两者都是正常机体维持平衡的重要保护性反应。在异常情况下,机体可产生过高的免疫应答,造成超敏反应;若对非己抗原发生负应答,则失去抗感染和抗肿瘤能力,导致反复感染和肿瘤的发生;若自身成分的耐受性遭受破坏,可造成自身免疫病(表 2-10-1)。

另外,根据介导免疫应答的主要淋巴细胞及效应机制的不同,可将其分为:由 B 细胞介导产生抗体的体液免疫应答和由 T 细胞介导产生效应 T 细胞的细胞免疫应答。根据免疫应答清除抗原异物有无针对性可将其分为特异性免疫应答和非特异性免疫应答(详见本章第四节)。

表 2-10-1　免疫应答的类型

类型	正常应答	异常应答
正免疫应答	抗感染免疫、抗肿瘤免疫	超敏反应、自身免疫病
负免疫应答	自身免疫耐受	反复感染、肿瘤

二、免疫应答的基本过程

免疫应答是由多种免疫细胞和免疫分子共同参与的复杂过程,为便于叙述和理解,通常可人为地将其分为感应、反应和效应 3 个阶段。

1. 感应阶段　也称抗原提呈识别阶段,是抗原提呈细胞(APC)捕获、加工处理、提呈抗原和 T/B 细胞的抗原受体特异性识别抗原阶段。当外源性抗原进入机体后,首先由 APC(包括单核-巨噬细胞、B 细胞、树突状细胞、并指状细胞及朗格汉斯细胞)捕获、加工处理为抗原多肽,其与 MHC 分子结合成抗原肽-MHC 分子复合物,共同表达于 APC 表面并提呈给 T 细胞,TCR/CD3 特异性识别抗原肽-MHC 分子复合物后启动胞内信号传递系统,诱导淋巴细胞活化。B 细胞可以利用其表面的免疫球蛋白分子直接与抗原结合,其他 APC 可通过吞噬、吞饮、被动吸附或通过 Fc 受体、C3b 受体结合免疫复合物等方式捕获抗原。

2. 反应阶段　也称活化、增殖、分化阶段,是指 T/B 淋巴细胞特异性识别抗原后,在多种细胞间黏附分子和细胞因子协同作用下,活化、增殖、分化为效应 T 细胞或浆细胞,并分泌效应分子(细胞因子和抗体)。此阶段中,部分活化的 T/B 细胞可终止分化,转化为记忆细胞,其再次接触相同抗原后,可迅速增殖分化效应 T 细胞或浆细胞,产生免疫效应。

3. 效应阶段　是效应 T 细胞和效应分子(细胞因子和抗体)共同发挥作用,产生细胞免疫和体液免疫的效应的阶段。其结果是清除抗原物质,以维持机体的平衡状态,病理情况下也可引起相关免疫疾病。当所产生的抗体与抗原结合形成抗原抗体复合物时,将抗原灭活及清除,效应 T 细胞与抗原接触可释放多种细胞因子或直接杀伤抗原靶细胞。

三、免疫应答的特点

1. 特异性　即免疫应答的针对性,是指当某一抗原进入机体后,可诱导具有相应受体(TCR/BCR)的 T 细胞、B 细胞识别该抗原,从而发生免疫应答;而免疫应答的效应物质(效应 T 细胞和抗体)也只能与相应抗原细胞或分子发生特异性结合,清除抗原。

2. 记忆性　指免疫系统对抗原的初次刺激具有记忆性,当同一抗原再次刺激机体时可发生比初次刺激更迅速、强烈、持久的免疫应答。

3. 放大性　指免疫应答的过程可逐级扩大免疫功效。T 细胞、B 细胞在接受抗原刺激后活化、增殖、分化形成较多的效应细胞,而效应细胞又可产生更多的效应分子,进而导致较强的排斥反应。

4. MHC 限制性　指 T 细胞特异性识别 APC 所提呈的抗原肽过程中,必须同时识别 MHC分子。MHC 限制性决定了任何 T 细胞仅识别由同一个体 APC 所提呈的抗原肽。

第二节　B 细胞介导的体液免疫应答

B 细胞接受抗原刺激后分化成浆细胞,合成并分泌抗体,由抗体发起的特异性免疫效应称体液免疫应答(humoral immunity,Hi)。由 TD 抗原引起的体液免疫应答必须有 APC 和 Th 细胞的参与;由 TI 抗原引起的体液免疫应答则无需 APC 及 Th 细胞的参与。在实际过程中,诱导免疫应答的抗原多为 TD 抗原。

一、TD 抗原诱导的体液免疫应答

(一)抗原提呈、识别阶段(感应阶段)

抗原提呈、识别阶段是指 APC 摄取、加工、处理和提呈抗原,以及 $CD4^+Th$ 和 B 细胞识别抗原后启动活化的阶段。这一阶段包括 APC 与 Th 细胞、Th 细胞与 B 细胞之间的互相作用。

1. APC 与 Th 细胞之间的相互作用　Th 细胞必须由静止状态的 Th 转变为活化的 Th 才能辅助 B 细胞产生抗体,而 Th 细胞的活化则需要双信号的刺激。在 APC 表面至少有两种分子与 Th 细胞的活化相关,一种是 MHC 分子,它由 MHC 细胞在胞内合成后,与外源性或内源性抗原肽片段结合,形成抗原肽-MHC 分子复合物运送至 APC 细胞表面,通过与 Th 细胞表面的 TCR-CD3 复合受体分子结合,并在表面 CD4 分子与 APC 表面相应配体(MHC-Ⅱ类分子的 Ig 样区)相互作用下,诱导产生第一活化信号。另一种分子即所谓协同刺激分子(costimulatory molecules,CM),它是由一组黏附分子(B7、ICAM-1、LFA-3)组成,这组分子可与 T 细胞上的协同刺激分子受体(costimulatory molecular receptor,CMR)(CD28、LFA-1、LFA-2)结合,刺激其产生协同刺激信号,即所谓第二信号(图 2-10-1)。其中最重要的是 B7 和 CD28 的结合,在这两种信号的作用下,才能使 T 细胞活化,最终导致其细胞分裂和克隆扩增。如果只有第一信号,缺乏第二信号,T 细胞不但不能活化,而且会导致凋亡或被诱导为无反应状态(T 细胞无能)。巨噬细胞作为 APC 在与 Th 细胞的相互作用过程中,还可产生 IL-1、IL-12 等细胞因子,其中 IL-1 可促使 T 细胞、B 细胞活化,IL-12 则可诱导活化的 $CD4^+Th$ 细胞进一步增殖、分化成效应 T 细胞:Th1 细胞和 Th2 细胞。Th1 细胞产生和分泌 IL-2、IFN-α、TNF-β 等细胞因子,介导细胞免疫的效应过程;而 Th2 细胞通过分泌 IL-4、IL-5、IL-6、IL-10 等诱导 B 细胞增殖分化为浆细胞,产生抗体。

2. Th 细胞与 B 细胞之间的相互作用　当大量抗原首次进入机体诱发初次免疫应答时,其抗原提呈作用多由巨噬细胞(MΦ)来完成。经 MΦ 活化 Th 细胞后再由活化的 Th 细胞辅助 B 细胞产生抗体和形成记忆 B 细胞。但当再次免疫应答发生时,抗原提呈作用则主要由已扩增的 B 细胞克隆来承担。由于 B 细胞既是免疫应答细胞,也是抗原提呈细胞,其膜 Ig 受体亲和力增高,对少量抗原也能摄取,故可取代巨噬细胞的抗原提呈作用。实验表明,B 细胞和 MΦ 一样,也是通过抗原提呈作用与 Th 细胞相互作用:当 B 细胞通过表面抗原受体(SmIg)结合摄入抗原时,经过加工处理产生抗原肽,抗原肽与 MHC-Ⅱ类分子结合,形成抗原肽-MHC 分子复合物,并运送至 B 细胞表面,将其提呈给 Th 细胞,通过其抗原提呈作用刺激 TCR-CD3 复合体分子,产生第一信号;进而 B 细胞表面表达的 CD40 等协同刺激分子可与 T 细胞表面的

gp39(即 CD40 配体分子,CD40L)等相应配体分子结合,激发其产生协同刺激信号,即第二信号,在双信号作用下使 B 细胞活化(图 2-10-2)。活化的 B 细胞表面可表达 IL-2、IL-4、IL-5、IL-6、IL-10 等多种细胞因子的受体。

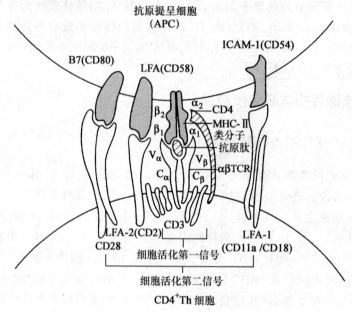

图 2-10-1　Th 细胞与 APC 相互作用

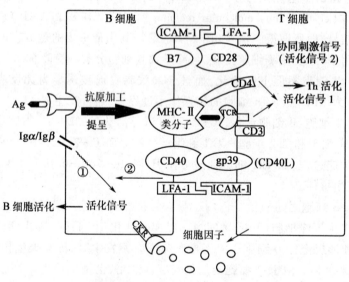

图 2-10-2　B 细胞与 Th 细胞间相互作用

(二)B 细胞活化、增殖、分化阶段(反应阶段)

B 细胞活化阶段是指活化的 B 细胞在细胞因子作用下增殖、分化为浆细胞的阶段。活化了的 Th 细胞能分泌大量以 IL-2、IL-4、IL-5、IL-6、IL-10 为主的细胞因子,为活化的 B 细胞进一步增生、分化准备必要的物质条件。活化的 B 细胞通过其表面的 IL-2、IL-4、IL-5、IL-6、IL-10 等细胞因子受体与 Th 细胞产生的 IL-2、IL-4、IL-5、IL-6、IL-10 等细胞因子作用后,可迅速分化增殖,其中一部分细胞分化为浆细胞。浆细胞是 B 细胞的终末成熟细胞,不能继续增殖,其寿命仅为数日,它在不同的细胞因子作用下产生、分泌不同类型的抗体。另外,部分 B 细胞变成记忆细胞,定居于淋巴滤泡内,且能存活数年;当再被相同抗原激活时,可重复以前的变化,一部分分化为效应细胞,一部分仍为记忆细胞。

(三)效应阶段

效应阶段是浆细胞分泌抗体,发挥免疫保护作用或引起免疫病理损伤的阶段。免疫应答最终效应是将侵入机体的非己细胞或分子加以清除,即排异效应。抗体可直接对外毒素或病毒发挥中和作用,但并不具有杀伤和清除抗原的作用。因此,体液免疫应答最终效应必须借助机体的其他免疫细胞或分子的协同作用才能实现。

二、TI 抗原诱导的体液免疫应答

TI 抗原刺激 B 细胞产生抗体时,无需 Th 细胞及 APC 的参与。根据 TI 抗原分子构型不同,可将其分为 TI-1 型和 TI-2 型。

1. TI-1 型激活 B 细胞　细菌脂多糖和多聚鞭毛蛋白等属于此型,这类抗原的决定簇部分可与 B 细胞表面的抗原受体结合,产生第一活化信号;另外它还具有促分裂素(mitogen)的结构,可与其 B 细胞上相应受体结合,产生第二活化信号。在这两个信号的作用下,使 B 细胞活化。

2. TI-2 型激活 B 细胞　TI-2 型抗原的结构特点是具有多个重复排列的相同抗原决定簇(表位),在体内不易降解,如肺炎球菌等荚膜多糖抗原。TI-2 抗原单信号即能激活 B 细胞:这些抗原决定簇对 B 细胞抗原受体亲和力强,与 B 细胞表面 BCR 广泛交联结合,而使 B 细胞活化。

三、抗体产生的一般规律

1. 初次应答　抗原初次进入机体后,需经一定时间的潜伏期才能在血液中检出抗体,且抗体的含量低,维持时间短,这种现象称初次应答(primary immune response)。初次应答的特点是:① 潜伏期长(10 天左右);② 产生抗体的效价低;③ 在体内持续时间短;④ 抗体以 IgM 抗体为主;⑤ 抗体与抗原亲和力低。

2. 再次应答　机体在初次应答后,如受到相同抗原的再次刺激,则抗体产生的潜伏期明显缩短,且抗体的含量高,维持时间长,这种现象称再次应答(secondary immune response)。其特点是:① 潜伏期短(2~3 天);② 抗体效价高;③ 体内持续时间长;④ 抗体以 IgG 为主;⑤ 抗体与抗原的亲和力高。由于机体对某些抗原在初次应答后产生了记忆 T 细胞和记忆 B 细胞,从而引起再次应答(图 2-10-3)。

抗体产生的规律在医学上具有重要的实践指导意义:① 制订最佳免疫方案,制备免疫血清或进行疫苗接种,常采用多次免疫或多次接种,以获得高效价、高亲和力的免疫血清或抗体;

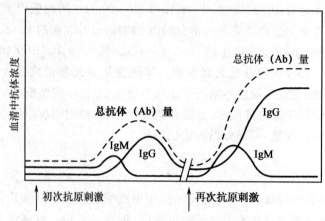

图 2-10-3　初次应答和再次应答

② 检测 IgM 可作为感染性疾病的早期诊断或宫内感染的诊断;③ 根据抗体效价增长(一般为 4 倍以上)进行追溯诊断。

四、体液免疫的生物学效应

1. 中和作用　抗体与侵入机体的病毒或外毒素分子结合后,可阻止病毒进入细胞或中和外毒素分子的毒性,从而发挥抗体分子的保护作用。

2. 调理作用　指促进吞噬细胞的吞噬作用。吞噬细胞表面带有 IgG 或 IgM 分子的 Fc 受体或补体分子受体,当 IgG 或 IgM 抗体与抗原形成免疫复合物后,极易被吞噬细胞所吞噬、降解并被排除。

3. 激活补体介导的细胞溶解作用　抗体与相应靶细胞抗原结合后,可借补体的作用溶解细胞,被溶解的细胞再经吞噬细胞系统加以排除。

4. ADCC　IgG 的 Fab 段与抗原表位结合,其 Fc 段可与具有 Fc 受体的效应细胞(NK 细胞、巨噬细胞、中性粒细胞)结合,这种结合可触发效应细胞对靶抗原(靶细胞)的杀伤作用,此称为抗体依赖细胞介导的细胞毒作用(antibody dependent cell-mediated cytotoxicity,ADCC)。

5. 引起超敏反应　抗体可参与超敏反应,引起免疫病理损伤。

第三节　T 细胞介导的细胞免疫应答

T 细胞接受抗原刺激后转化为效应 T 细胞,通过合成并分泌淋巴因子、杀伤靶细胞发挥特异性免疫效应称为细胞免疫应答(cellular immune response)。只有 TD 抗原能诱导细胞免疫应答。

参与细胞免疫应答效应的细胞主要有 2 种:① Th1 细胞,引起炎症反应或迟发型超敏反应;② Tc/CTL(细胞毒性 T 细胞),对靶细胞有特异性杀伤作用。

一、Th1 介导的炎症反应

1. Th1 细胞的活化、增殖和分化　Th1 细胞是由活化的 Th 在细胞因子诱导下形成的。有关 Th 的活化过程在体液免疫应答中已作了详细论述。活化的 Th 细胞在接受 IL-2、IL-12 等细胞因子作用后,可增殖、分化为 Th1 细胞。

2. Th1 细胞的免疫效应 Th1 细胞再次与 APC 表面相应抗原肽-MHC-Ⅱ类分子复合物特异性结合,并在表面 CD4 分子与 APC 表面相应配体结合及相互作用后,可释放多种细胞因子,其中最重要的有白细胞介素-2(IL-2)、肿瘤坏死因子(TNF)、淋巴毒素(LT)和干扰素(IFN-γ)等,它们是产生炎症反应的基础。

效应 Th1 细胞在释放细胞因子发挥免疫效应清除抗原的过程中,大量活化的单核-巨噬细胞和淋巴细胞被集聚在抗原所在部位,造成了抗原所在局部以单核细胞浸润为主的炎症反应,此为迟发型超敏反应。因而,由 Th1 介导的细胞免疫应答常与局部组织损伤相伴随。一般来说,如果免疫应答强度适中,在有效清除有害抗原的同时,组织损伤轻微,此为生理性免疫;但如果强度过大或抗原持续存在时,则可在清除抗原的过程中出现较严重的组织损伤,引发Ⅳ型超敏反应。

二、Tc 介导的细胞毒作用

1. Tc 细胞的活化、增殖和分化 在正常机体中,Tc 细胞通常以静息 T 细胞的形式存在,因此它也必须经过抗原激活并在 Th 协同作用下,才能分化发育为效应 Tc 细胞。Tc 的活化也需要双信号,即 TCR-CD3 与靶细胞膜上 MHC-Ⅰ类分子、抗原肽分子复合物结合后,可通过 CD3 复合分子传递第一信号;而 Tc 细胞上的其他辅助分子,如 CD2、LFA-1、CD8 及 CD28 分子等可与靶细胞上相应的配体分子如 LFA-3、ICAM-1、MHC-Ⅰ类分子及 B7 分子等结合,产生协同信号即第二信号,使 Tc 细胞活化。在 IL-2、IL-12 及 IFN-γ 作用下使之增殖并分化为效应 Tc 细胞(图 2-10-4)。

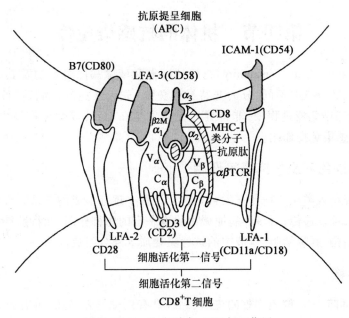

图 2-10-4 Tc 细胞与 APC 相互作用

2. Tc 细胞的免疫效应 当 Tc 与相应的靶细胞密切接触时,可释放穿孔素和颗粒酶。穿孔素的作用与补体激活后形成的攻膜复合物类似,在 Ca^{2+} 存在的情况下,穿孔素可插入靶细胞膜,聚合形成跨膜通道,致使大量离子和水分进入细胞,造成细胞溶解。颗粒酶主要为丝氨酸蛋白酶,它循穿孔素在靶细胞膜上所形成的跨膜通道进入靶细胞,通过激活凋亡相关的酶系统,导致靶细胞凋亡。效应 Tc 细胞还可表达 FasL,与靶细胞表面的受体 Fas 结合,从而启动细胞凋亡。

此外,活化的 Tc 细胞还可分泌一种类似于淋巴毒素的细胞毒素物质。这种细胞毒素可活化靶细胞内的 DNA 降解酶,导致靶细胞核 DNA 的裂解,引起靶细胞的程序性死亡(programmed cell death,PCD)。

综上所述,Tc 细胞通过多种机制杀伤靶细胞,且各种机制间相互协作,共同发挥作用。其杀伤作用有如下特点:① 特异性杀伤作用;② 杀伤作用受 MHC-Ⅰ类分子的限制;③ 一个 Tc 细胞可连续杀伤靶细胞,杀伤效率高。

三、细胞免疫的生物学效应

1. 抗感染作用　细胞免疫主要针对胞内寄生菌(结核杆菌、布鲁杆菌、沙门菌等)、病毒、真菌、寄生虫等的感染。

2. 抗肿瘤作用　Tc 细胞可特异性杀伤带有相应抗原的肿瘤细胞;Th1 细胞可释放多种细胞因子,如IL-2、IFN、TNF 等可直接杀伤肿瘤细胞或活化单核-巨噬细胞、NK 细胞杀伤肿瘤细胞。

3. 免疫损伤　致敏 T 细胞可介导迟发型超敏反应,并参与移植排斥反应和某些自身免疫病的病理过程。

第四节　机体的抗感染免疫

抗感染免疫(anti-infection immunity)是机体抵御和清除病原微生物及其有害产物的一种功能。根据其形成及特点的不同,分为非特异性免疫(先天性免疫)和特异性免疫(获得性免疫)两大类。在抗感染免疫过程中,非特异性免疫发生在前,特异性免疫发生在后,两者相辅相成,共同完成抗感染免疫作用。

一、非特异性免疫及其抗感染作用

非特异性免疫是人类在长期种系发育和进化过程中逐渐形成的一系列天然防御功能。其特点是:生来就有,可以遗传;对多种病原微生物有一定的防御作用,无特殊针对性。非特异性免疫主要由屏障结构、吞噬细胞、体液中的抗感染物质 3 部分组成。

(一)屏障结构

1. 皮肤黏膜屏障　① 健康完整的皮肤、黏膜具有机械屏障作用,可有效阻挡病原体侵入体内。黏膜表面分泌液的冲洗作用及上皮细胞纤毛的定向摆动,均有助于清除黏膜表面的病原体。② 皮肤和黏膜可分泌物多种杀菌、抑菌物质。如皮脂腺分泌的不饱和脂肪酸,汗腺分泌的乳酸,胃液中的胃酸,唾液,泪液,呼吸道、消化道和泌尿生殖道黏液中的溶菌酶、抗菌肽等均有杀菌作用。③ 寄居在皮肤和黏膜表面的正常菌群可产生拮抗作用,通过与病原体竞争结合上皮细胞和营养物质的作用方式,或通过分泌某些杀菌物质,阻止病原体在上皮细胞表面生长。

2. 血-脑屏障 由软脑膜、脉络丛的毛细血管壁和包在壁外的星形胶质细胞形成的胶质膜组成。其组织结构致密,能阻挡血液中的病原体和其他大分子物质进入脑组织及脑室,从而对中枢神经系统产生保护作用。婴幼儿由于此屏障发育尚未成熟,易发生中枢神经系统感染。

3. 血-胎盘屏障 由母体子宫内膜的基蜕膜及胎儿绒毛膜滋养层细胞所组成。可阻止母体内病原体和有害物质进入胎儿体内,从而保护胎儿免遭侵害,使之正常发育。怀孕3个月内的孕妇,由于胎盘屏障尚未发育完善,若感染风疹病毒、巨细胞病毒等,则有可能导致胎儿畸形或流产。一些药物也可通过胎盘进入胎儿体内,影响其正常生长发育。

(二)吞噬细胞

如果病原体突破机体的屏障结构进入体内,吞噬细胞即可发挥吞噬杀伤作用。体内吞噬细胞可分为两类:一是小吞噬细胞,即中性粒细胞;另一类是大吞噬细胞,包括血液中的单核细胞和组织中的巨噬细胞。吞噬细胞可通过趋化与接触、吞入与脱粒、杀伤与消化3个阶段吞噬杀伤病原体。吞噬有完全吞噬和不完全吞噬两种不同的结局。病原体在溶酶体中被杀灭和消化,未被消化的残渣经外吐被排出胞外,称为完全吞噬。如化脓性球菌一般在被吞噬细胞吞噬后5～10分钟死亡,30～60分钟被破坏清除;而一些胞内寄生菌(如结核杆菌、布鲁杆菌、沙门菌等)及某些病毒(如麻疹病毒、水痘病毒),在机体免疫力相对低下时,虽被吞噬却不被杀灭,即形成不完全吞噬。不完全吞噬可保护病原体免受抗菌物质和抗菌药物的损害;有的甚至能在吞噬细胞内繁殖,导致吞噬细胞死亡;或随游走的吞噬细胞经淋巴液或血液扩散到身体的其他部位,造成更广泛的病变。

此外,吞噬细胞在杀死、消化病原体时,其溶酶体释放多种溶酶体酶,也能破坏邻近正常组织细胞,造成组织损伤。当吞噬细胞被一些细胞因子活化后,其杀伤能力会大大增强,也可变不完全吞噬为完全吞噬。

(三)正常体液中的抗感染物质

机体正常组织和体液中含有许多抗微生物物质,包括补体、干扰素、溶菌酶、乙型溶素等十多种。它们常可配合其他杀菌因素发挥杀菌作用。

二、特异性免疫及其抗感染作用

特异性免疫又称获得性免疫,是机体在生命过程中由于受到抗原物质的刺激或被动获得免疫效应分子所建立起来的一种免疫。其特点是:后天获得,受抗原刺激才产生;有个体差异;作用有特殊针对性。特异性免疫包括体液免疫和细胞免疫两类。

(一)机体的抗菌性免疫

病原菌侵入机体后,可引起胞外感染和胞内感染,机体对这两类感染的免疫反应有所不同。

1. **抗胞外菌的免疫** 胞外菌感染时，病原菌存在于宿主细胞外的血液、淋巴液、组织液中，或在组织局部。其细菌主要有化脓性球菌、厌氧芽胞梭菌和多种 G⁻菌。抗细胞外菌的免疫以体液免疫为主。

（1）抑制病原体的黏附作用 病原菌黏附于黏膜上皮细胞是造成感染的先决条件。黏膜表面的 sIgA 抗体可阻止病原菌对黏膜上皮细胞的黏附，故在防止病原菌对黏膜的侵犯中具有重要的作用。它是局部免疫的主要因素。

（2）通过激活补体发挥溶解作用 在许多感染中，机体能产生相应抗体（IgG、IgM），当细菌表面抗原和抗体结合后，通过经典途径激活补体，最终由补体的攻膜复合物产生攻膜效应，而发生溶菌。

（3）通过调理作用发挥抗菌免疫 当 IgG 通过其特异性抗原结合部位（Fab）与细菌表面相应抗原结合后，其 Fc 段可与吞噬细胞表面相应 Fc 受体结合，即可在细菌与吞噬细胞间形成抗体"桥梁"，促使吞噬细胞对病原菌吞噬和杀灭。抗体增强吞噬细胞吞噬、杀灭病原体的作用即称为调理作用。

2. **抗胞内菌的免疫** 胞内菌感染时，病原菌在宿主细胞内寄生。由于抗体不能进入细胞内，所以体液免疫对胞内菌感染的作用受到限制，对胞内感染的防御功能主要靠细胞免疫。例如，机体初次感染结核杆菌，由于细胞免疫尚未建立，吞噬细胞虽可将它们吞噬，但不能有效地消化杀灭，因此病原菌容易随吞噬细胞在体内扩散、蔓延，而造成全身感染。在传染过程中，机体在病原菌的刺激下逐渐形成细胞免疫：一方面通过致敏 Th1 细胞释放的各种淋巴因子，激活吞噬细胞，可大大增强其吞噬消化能力，抑制病原菌在吞噬细胞内生存，从而获得防御同种病原菌再感染的免疫力；另一方面通过致敏 Tc 细胞释放穿孔素和颗粒酶直接杀伤受染靶细胞。

（二）机体的抗毒素性免疫

外毒素是细菌在生长过程中分泌到菌体外的毒性物质，具有较强的免疫原性，可刺激机体产生抗体（抗毒素）。因此机体抵抗毒素的免疫为体液免疫，抗毒素（IgG）能中和细菌外毒素，阻断外毒素与靶细胞上的受体结合或者使毒素上的生物学活性部位（酶）被封闭，从而使毒素不能发挥毒性作用。应当指出，抗毒素只能对未与组织结合的毒素起中和作用，对已与组织结合的毒素则不起作用。另外，抗毒素与外毒素特异性结合形成的复合物，易被吞噬细胞吞噬，并将其降解消除。

（三）机体的抗病毒免疫

1. **体液免疫** 机体受病毒感染后，体内可出现特异性抗体，包括中和抗体和补体结合抗体，具有保护作用的主要是中和抗体。活病毒与中和抗体结合，导致病毒丧失感染力，称为中和反应，结合这种抗体的病毒不能再吸附和穿入易感宿主的细胞。如抗流感病毒血凝素抗原的抗体，为中和抗体，具有免疫保护作用。血流中特异性 IgM 出现于病毒感染的早期，IgG 出现较晚，它们都能抑制病毒的局部扩散和清除病毒血症，并能抑制原发病灶中病毒播散至其他易感组织和器官（靶器官）。黏膜表面分泌型 IgA 的出现比血流中 IgM 稍晚，它是呼吸道和肠道抵抗病毒的重要因素。

2. 细胞免疫 由于中和抗体对细胞内的病毒不能发挥作用,因此,对已经进入细胞或在细胞内增殖的病毒,只能依赖细胞免疫加以清除。细胞免疫通过 Th1 和 Tc 细胞的特异应答反应来实现对细胞内病毒的清除作用。致敏的 Tc 细胞可以直接破坏受病毒感染的细胞,将病毒释放到体液中,联合体液免疫因素将病毒清除于体外。Th1 细胞与感染细胞接触后,可通过多种淋巴因子,发挥抗病毒免疫的作用(表 2-10-2)。

表 2-10-2 主要淋巴因子及其作用

细胞因子	主要作用
淋巴细胞生长因子类(IL-2、IL-3、IL-4、IL-5)	① 诱导淋巴细胞的 DNA 合成过程,促进其增殖与分化 ② 增强 NK 细胞、巨噬细胞杀伤活性 ③ 诱导 LAK 和 Tc 的抗肿瘤活性
TNF	① 活化和增强巨噬细胞吞噬杀伤功能 ② 活化 NK 细胞,增强抗肿瘤和抗病毒作用 ③ 增强 MHC-Ⅰ、Ⅱ类抗原表达,提高抗原提呈能力
IFN-γ	① 产生炎症作用和杀伤靶细胞 ② 抗病毒作用 ③ 活化中性粒细胞和巨噬细胞,释放白细胞介素
转移因子(TF)	将特异性免疫信息转移给正常淋巴细胞,使之获得特异性免疫力
巨噬细胞移动抑制因子(MIF)	抑制巨噬细胞移动
巨噬细胞活化因子(MAF)	活化和加强巨噬细胞杀伤靶细胞的能力
巨噬细胞聚集因子(MAggF)	使巨噬细胞集中

学习小结

免疫应答是指抗原特异性淋巴细胞(T 细胞、B 细胞)接受抗原刺激后发生活化、增殖、分化,产生特异性效应物质,最终清除相应抗原的全过程。免疫应答可分正免疫应答和负免疫应答。免疫应答过程分为感应、反应和效应三个阶段。由 B 细胞接受抗原刺激后转化成浆细胞,合成并分泌抗体发起的特异性免疫效应称体液免疫应答。抗体产生的一般规律是:初次应答具有潜伏期长、抗体效价低、体内持续时间短等特点;再次应答具有潜伏期短、抗体效价高、体内持续时间长等特点。体液免疫具有中和、调理、激活补体、ADCC 等作用,亦可引起机体的超敏反应。由 T 细胞接受抗原刺激后转化为效应 T 细胞并通过合成并分泌淋巴因子、杀伤靶细胞发挥特异性免疫效应称为细胞免疫应答。细胞免疫具有抗感染、抗肿瘤等作用,同时可造成机体免疫病理损伤。

抗感染免疫是机体抵御和清除病原微生物及其有害产物的一种功能,可分为非特异性免疫和特异性免疫。非特异性免疫的抗感染作用是通过屏障结构、吞噬细胞和体液中的抗感染物质来实现的;在特异性免疫中,抗细胞外感染主要通过体液免疫来完成,而细胞内感染则需要细胞免疫来清除。

思 考 题

1. 什么是免疫应答？简述免疫应答的基本过程。

2. 抗体产生的一般规律如何？在医学工作中有何指导意义？

3. 什么是细胞免疫与体液免疫？各有哪些生物学作用？

4. 什么是非特异性免疫和特异性免疫？各有哪些特点？

（李国利）

第十一章 超敏反应

学习要点

1. 掌握超敏反应的概念与类型。
2. 掌握Ⅰ型超敏反应的发生机制及防治措施。
3. 理解Ⅱ型、Ⅲ型和Ⅳ型超敏反应的发生机制及常见的疾病。

生物过敏现象很早就已经被人们所认识,但人们并不清楚发生过敏的原因。1902年,法国免疫学家里歇(C. Richet)通过动物实验发现,接受海葵提取液注射后幸免于难的狗,数周后再次接受极小量海葵提取液可立即死亡。随后,他进一步发现人因多次注射动物抗血清能引起异常反应如出现昏厥,甚至死亡。里歇因研究证实了过敏现象,于1913年获得诺贝尔生理学或医学奖。

超敏反应(hypersensitivity)又称变态反应(allergy)或过敏反应(anaphylaxis),是指机体接受同一抗原再次刺激后所引起的以组织损伤或生理功能紊乱为主的特异性免疫应答。超敏反应实质上是异常的或病理性的免疫应答,具有特异性和记忆性。

引起超敏反应的抗原称为变应原(allergen)。人群中只有少数个体接触变应原发生超敏反应,这部分容易发生超敏反应的人临床上称为过敏体质者。

1963年,Coombs和Gell根据反应发生的速度、发生机制和临床特征不同将超敏反应分为4种类型,即Ⅰ型、Ⅱ型、Ⅲ型和Ⅳ型超敏反应。Ⅰ型、Ⅱ型、Ⅲ型超敏反应为抗体介导的免疫应答,Ⅳ型超敏反应为致敏T细胞介导的免疫应答。

第一节 Ⅰ型超敏反应

Ⅰ型超敏反应又称速发型超敏反应(immediate hypersensitivity)或过敏反应(anaphylaxis),主要由抗原特异性IgE介导。可发生于局部,也可发生于全身。其特征为:① 由IgE介导,主要由肥大细胞和嗜碱性粒细胞参与。② 发作快、消退也快,当与相同变应原再次接触后,几秒钟至数十分钟内发生,但恢复也快,一般不造成组织损伤,多表现为功能紊乱。③ 有明显的个体差异和遗传倾向性,这种易对变应原刺激产生IgE类抗体的个体称为特应性素质个体。

一、发生机制

(一)致敏阶段

变应原进入机体,刺激机体产生IgE,IgE的Fc段结合在肥大细胞和嗜碱性粒细胞表面,此为致敏阶段。

1. 变应原 引起Ⅰ型超敏反应的变应原种类很多,主要有以下几类:① 吸入性变应原,如植物花粉、真菌孢子和菌丝、尘螨、生活用品的纤维粉尘、动物皮屑、禽类的羽毛、昆虫毒液及酶类等。② 食物变应原,如牛奶、鸡蛋、海产类食物、真菌类食物及食物添加剂(染料、香料等)、防腐剂、保鲜剂和调味剂等。③ 药物,如青霉素、链霉素、磺胺、普鲁卡因和有机碘等,这些药物可在体内与某些蛋白质结合而成为变应原。此外,由动物血清制备的抗毒素、异种蛋白或疫苗注入人体能诱发Ⅰ型超敏反应。

2. 产生IgE抗体 变应原通过呼吸、消化管、注射等途径进入机体,刺激B细胞分化增殖,形成浆细胞,产生IgE类抗体。正常人血清中IgE水平极低,而过敏症患者的血清IgE可高于正常人1 000~10 000倍。

3. IgE与效应细胞表面Fc εRⅠ结合 IgE Fc受体(Fc εR)有两类,即Fc εRⅠ和Fc εRⅡ。Fc εRⅠ为高亲和力受体,主要表达于肥大细胞和嗜碱性粒细胞表面。IgE具有较强亲细胞性,可高亲和力结合肥大细胞或嗜碱性粒细胞表面Fc εRⅠ,使机体处于致敏状态。表面结合IgE的肥大细胞和嗜碱性粒细胞称为致敏靶细胞。IgE在细胞表面停留数月或数年后逐渐消失,过敏性也随之消退。

(二)发敏阶段

已致敏机体再次遇到相同变应原而发生超敏反应,此为发敏阶段(图2-11-1)。

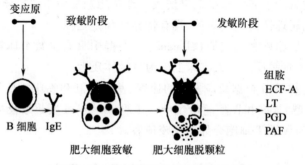

图2-11-1 Ⅰ型超敏反应发生机制

1. 变应原与致敏靶细胞表面IgE结合 相同变应原再次进入致敏机体,多价变应原与连接在肥大细胞或嗜碱性粒细胞表面的2个以上IgE分子交叉结合,导致Fc εRⅠ聚集并发生构型改变,即发生受体交联,从而启动激活信号。

2. 致敏靶细胞活化和脱颗粒 肥大细胞或嗜碱性粒细胞胞质中均含大量嗜碱性颗粒及脂质小体。聚集的Fc εRⅠ通过其β链和γ链传递胞内信号,使胞内蛋白酪氨酸激酶(PTK)活化,通过复杂的胞内信号转导,导致细胞内颗粒膜与胞质膜融合,释放颗粒中生物活性介质。

3. 释放活性介质产生生物学效应 肥大细胞和嗜碱性粒细胞活化后释放的活性介质有两类:① 预先存在于颗粒内的介质,如组胺、激肽原酶(可将血浆中激肽原转变成缓激肽和其他激肽类物质)、嗜酸性粒细胞趋化因子(ECF-A);② 新合成的介质,如前列腺素D_2(PGD_2)、白三烯(LT)、血小板活化因子(PAF)和细胞因子等。这些介质的主要生物学活性见表2-11-1。

表 2-11-1 致敏靶细胞释放的主要生物活性介质及生物学作用

生物活性介质种类	生物学作用
组胺	小静脉、毛细血管扩张，通透性增加，胃肠道、呼吸道、子宫、膀胱平滑肌收缩，黏膜腺体分泌增加
缓激肽	支气管平滑肌收缩，毛细血管扩张、通透性增加，嗜酸性粒细胞、中性粒细胞趋化作用
嗜酸性粒细胞趋化因子	趋化嗜酸性粒细胞
前列腺素 D_2	支气管平滑肌收缩，毛细血管扩张、通透性增加，黏膜腺体分泌增加
白三烯	支气管平滑肌收缩，毛细血管扩张、通透性增加，黏膜腺体分泌增加
血小板活化因子	聚集、活化血小板，释放组胺、5-羟色胺等血管活性胺类，增强扩大 I 型超敏反应
细胞因子	IL-4、IL-5、IL-6 及 IL-13 等促进 Th2 细胞应答和细胞发生 IgE 类型转换，诱导淋巴细胞、单核-巨噬细胞及粒细胞释放多种细胞因子和其他炎症介质

二、临床常见疾病

（一）过敏性休克

临床上过敏性休克常见于再次注射药物或抗毒素血清后发生的最迅速和最严重的超敏反应，若不及时抢救，则可导致死亡。主要表现为胸闷、气急、呼吸困难、恶心、呕吐、四肢厥冷和血压下降等一系列症状和体征。

1. 药物过敏性休克 青霉素、头孢菌素、链霉素、磺胺和普鲁卡因等药物可引起过敏性休克，以青霉素最常见。青霉素相对分子质量低，本身无免疫原性。青霉素不稳定，易降解为青霉噻唑醛酸或青霉烯酸，此两种降解产物与体内组织蛋白载体结合成为完全抗原，刺激机体产生特异性 IgE 类抗体而使肥大细胞和嗜碱性粒细胞致敏。当再次接触青霉素时，即可触发 I 型超敏反应，重者可发生过敏性休克，甚至引起死亡。青霉素被溶解呈液态时，易形成降解产物，因此使用青霉素应临用前配制，放置过久后不能使用。少数人初次注射青霉素也可发生过敏性休克，这可能与患者曾使用过被青霉素污染的医疗器具或吸入空气中青霉菌孢子已使机体处于致敏状态有关。因此，临床上在使用青霉素等易引发过敏性休克的药物前必须进行皮肤试验。

2. 血清过敏性休克 临床上使用动物免疫血清如破伤风抗毒素进行治疗或紧急预防时，也可引发过敏性休克，可能与患者曾注射过相同的动物血清制剂，处于致敏状态有关。精制抗毒素血清的问世明显降低了血清过敏症的发生率。

（二）呼吸道过敏反应

呼吸道过敏反应常因吸入了花粉、尘螨、真菌和动物皮屑等变应原或呼吸道感染引起支气管平滑肌痉挛、黏液分泌增多、气道变应性炎症。过敏性鼻炎和过敏性哮喘是最常见的呼吸道过敏反应。

（三）消化道过敏反应

有些人食入鱼、虾、蛋、奶、蟹等食物或服用某些药物后，可发生胃肠道过敏症，出现恶心、呕吐、腹痛、腹泻等症状。这类患者同时表现胃肠道蛋白水解酶缺乏，sIgA 明显低下，局部黏膜防御功能下降并伴有胃肠道外湿疹、荨麻疹等症状。

（四）皮肤过敏反应

皮肤过敏反应主要表现为皮肤荨麻疹和血管性水肿，多由药物、食物、肠道寄生虫或冷热刺激等诱发。

三、防治原则

（一）确定变应原，避免再次接触

查找引起Ⅰ型超敏反应的变应原，可通过询问过敏史或皮肤试验来完成。对食物、药物过敏者应禁止或避免使用此类食物或药物，临床检测变应原最常采用的方法是皮肤试验。该种皮肤试验通常是将容易引起过敏反应的药物、生物制品或其他可疑变应原稀释后（青霉素 25 U、免疫血清 1∶100、尘螨 1∶100 000、花粉 1∶10 000），取 0.1 ml 在受试者前臂屈侧做皮内注射，15~20 分钟后观察结果。若注射部位局部出现红晕、风团直径>1 cm 或无红肿但注射处有痒感或全身有不适反应者为阳性反应。青霉素皮试阳性反应者禁止使用青霉素，应改用其他抗生素。

（二）特异性脱敏疗法

1. 异种免疫血清脱敏疗法　对需注射免疫血清进行治疗而皮试阳性反应患者，可采用小剂量（0.1 ml→0.2 ml→0.3 ml→…）、短间隔（20~30 分钟）、多次注射免疫血清的方法（24 小时内，将治疗剂量的免疫血清全部注入体内）进行脱敏治疗。其原理可能是：小剂量变应原进入体内与有限数量致敏靶细胞作用后，释放的生物活性介质较少，不足以引起明显临床症状，同时介质作用时间短无积累效应。因此短时间内小剂量多次注射变应原（免疫血清）可使体内致敏靶细胞分期分批脱敏，以至最终全部解除致敏状态，此时大量注射免疫血清就不会发生过敏反应。但此种脱敏是暂时的，经一定时间后又可重新致敏。

2. 特异性变应原脱敏疗法　某些患者的变应原已确定，但难以避免接触，可应用低剂量变应原，反复多次皮下注射进行脱敏。其原理：① 改变变应原进入途径，诱导机体产生大量特异性 IgG 类抗体，而使 IgE 抗体应答降低。② 变应原特异性 IgG 类抗体可通过与相应变应原结合，影响或阻断变应原与致敏靶细胞表面特异性 IgE 抗体的结合，这种变应原特异性 IgG 抗体又称封闭抗体。

近年来，应用人工合成变应原肽段进行脱敏治疗取得明显进展，其原理是人工合成变应原肽段可诱导 T 细胞无反应性，从而阻止 IgE 产生。

（三）药物防治

1. 抑制活性介质合成与释放　阿司匹林可抑制环氧合酶，阻止前列腺素生成；肾上腺素、异丙肾上腺素和前列腺素 E 等可促进 cAMP 合成；色甘酸钠可稳定细胞膜，使致敏细胞不能脱颗粒释放活性介质；甲基嘌呤和氨茶碱可阻止 cAMP 的分解，二者的作用均可使细胞内 cAMP 浓度升高，抑制致敏靶细胞脱颗粒释放生物活性介质。

2. 拮抗活性介质作用　苯海拉明、异丙嗪、氯苯那敏等抗组胺药,可通过与组胺竞争结合效应器官上的组胺受体而发挥拮抗组胺的作用;阿司匹林可拮抗缓激肽;多根皮苷酊磷酸盐可拮抗白三烯的作用。

3. 改善效应器官反应性　肾上腺素可解除支气管平滑肌痉挛,减少腺体分泌并使外周毛细血管收缩,升高血压,可用于抢救过敏性休克。葡萄糖酸钙、氯化钙、维生素 C 可以解痉,降低毛细血管通透性和减轻皮肤黏膜的炎症反应。

第二节　Ⅱ型超敏反应

Ⅱ型超敏反应又称细胞溶解型(cytolytic type)或细胞毒型(cytotoxic type)超敏反应。其特点为:① 介导的抗体为 IgG 和 IgM。② 补体、巨噬细胞和 NK 细胞参与靶细胞免疫损伤作用。③ 靶细胞主要是血细胞或某些自身组织细胞。

一、发生机制

(一) 变应原

1. 细胞固有抗原　① 同种异型抗原:ABO 血型抗原、Rh 抗原、HLA 抗原及异嗜性抗原等。② 自身抗原:自身组织因受外伤、感染、药物等影响成为修饰的自身抗原或隐蔽的自身抗原。

2. 外来抗原或半抗原　外来药物或病原微生物抗原或半抗原可非特异性黏附或结合于细胞表面,使正常细胞表面形成新的抗原表位。

(二) 抗体

介导Ⅱ型超敏反应的抗体主要是 IgG(IgG1、IgG2 或 IgG3)和 IgM,少数为 IgA。

(三) 损伤细胞机制

抗体与靶细胞表面的变应原结合,通过以下方式导致靶细胞的溶解或损伤。

1. 补体介导的细胞溶解　变应原与相应抗体结合,使抗体变构,暴露补体结合位点,补体与免疫复合物结合,通过经典途径活化,最终导致靶细胞溶解。

2. 调理吞噬作用　IgG Fc 段、补体 C3b 分别与巨噬细胞表面的 Fc 受体、C3b 受体结合,产生调理作用,促进巨噬细胞对靶细胞的吞噬或破坏。

3. ADCC 作用　NK 细胞、单核-巨噬细胞、中性粒细胞上的 Fc γR 与膜抗原抗体复合物上的 IgG Fc 段结合,通过 ADCC 作用杀伤靶细胞(图 2-11-2)。

二、临床常见病症

1. 输血反应　基因型不同的个体输血引起血细胞溶解,主要为 ABO 血型不符的溶血反应。如将 A 型供血者的血液误输给 B 型受血者,则 A 型供血者红细胞表面的血型抗原 A 型与B 型受血者血清中的抗 A 血型抗体特异性结合,通过激活补体导致红细胞溶解破坏,此为溶血

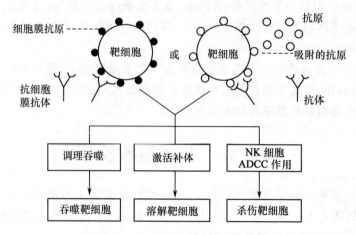

图 2-11-2　Ⅱ型超敏反应发生机制

性输血反应。反复输入含异型 HLA 和血浆蛋白抗原的血液,可在受者体内诱生抗白细胞、血小板和血浆蛋白的抗体,导致白细胞、血小板等血液成分破坏,此为非溶血性输血反应。

2. 新生儿溶血症　新生儿溶血症可因母子间 Rh 血型不符引起。Rh⁻ 的母亲初次妊娠时因流产或分娩,胎儿少量 Rh⁺ 红细胞进入母体,刺激母体产生抗 Rh 的 IgG 类抗体。当产生 Rh 抗体的母亲再次妊娠而胎儿血型仍为 Rh⁺ 时,母体内 Rh 抗体通过胎盘进入胎儿体内,与 Rh⁺ 红细胞结合,导致胎儿红细胞溶解,引起新生儿溶血症。如果产后 72 小时内给母体注射 Rh 抗体,可及时消除进入母体的 Rh⁺ 红细胞,能预防再次妊娠时发生的新生儿溶血症。

母子 ABO 血型不符也可发生新生儿溶血症,但症状较轻。

3. 药物过敏性血细胞减少症　青霉素、磺胺、安替比林、奎尼丁和非那西丁等药物半抗原与血细胞膜蛋白、血浆蛋白结合,获得免疫原性,刺激机体产生相应抗体,抗体与药物结合的红细胞、粒细胞或血小板等血细胞作用或抗体与药物半抗原结合形成免疫复合物后再与血细胞表面的 Fc 受体结合,导致药物性溶血性贫血、粒细胞减少症和血小板减少性紫癜。

4. 抗基底膜型肾小球肾炎和风湿性心肌炎　A 族乙型溶血性链球菌与人类肾小球基底膜有共同抗原,故链球菌感染后产生的抗体可结合肾小球基底膜发生交叉反应,导致肾小球病变,此类肾炎称为抗基底膜型肾小球肾炎或肾毒性肾炎,约占肾小球肾炎的 15%。A 族链球菌蛋白质抗原与心肌细胞有共同抗原,链球菌感染后产生的抗体可与心肌细胞发生交叉反应,引起风湿性心肌炎。

5. 肺出血-肾炎综合征　肺出血-肾炎综合征又称 Goodpasture 综合征,患者血清中可检出抗基底膜抗体,该抗体能与肺泡壁基底膜和肾小球基底膜发生反应。此病可能的机制是病毒(如 A2 型流感病毒)感染或吸入某些有机溶剂造成肺组织损伤,诱导产生自身抗体。

6. 自身免疫性溶血性贫血　自身免疫性溶血性贫血可因感染或药物引起,如病毒(流感病毒、EB 病毒等)、支原体感染或服用甲基多巴后,使红细胞表面的抗原成分改变,形成自身抗原,刺激机体产生红细胞自身抗体,与红细胞结合导致自身免疫性溶血性贫血。

7. 甲状腺功能亢进症　甲状腺功能亢进症又称 Graves 病,属于自身免疫性抗受体病,是一种特殊的Ⅱ型超敏反应,即抗体刺激型超敏反应。患者体内产生一种与甲状腺细胞表面促甲状腺素受体结合的自身抗体,此类抗体不引起细胞损伤,而是持续刺激甲状腺细胞分泌甲状腺素,患者表现为甲状腺功能亢进。

第三节 Ⅲ型超敏反应

Ⅲ型超敏反应又称免疫复合物型(immune complex type)或血管炎型(vasculitic type)超敏反应,其特点是:① 介导反应的抗体为 IgG、IgM、IgA;② 抗体与变应原形成中等分子可溶性免疫复合物(IC);③ 免疫复合物沉积于血管基底膜,通过激活补体并在中性粒细胞、嗜碱性粒细胞、血小板的参与下,导致血管炎和组织损伤。

一、发生机制

(一)变应原

引起Ⅲ型超敏反应的变应原可以是类风湿关节炎的变性 IgG,系统性红斑狼疮患者的核抗原等内源性抗原;也可以是病毒、细菌的降解产物或代谢产物、寄生虫、动物血清蛋白和药物等外源性抗原。

(二)免疫复合物的形成和沉积

变应原与相应抗体(IgG、IgM、IgA)结合形成抗原抗体复合物,即 IC。正常情况下 IC 的形成有利于机体对抗原异物的清除。当抗原、抗体比例恰当时,形成大分子不溶性 IC,易被单核-巨噬细胞吞噬、清除;抗原(或抗体)高度过剩时,形成微分子 IC,可被肾滤过排出体外;抗原(或抗体)略多于抗体(或抗原)时,则形成相对分子质量约 $1\,000\times10^3$、沉降系数约 19S 的中等大小可溶性 IC。此类中等大小分子的可溶性 IC 既不易被吞噬细胞吞噬,又不易被肾滤过而排出。因此,可长期存在于血液循环中,在一定条件下,极易沉积在不同的组织部位。

(三)免疫复合物引起炎症损伤的机制

中等分子可溶性 IC 沉积或镶嵌于血管基底膜后,可通过下述 3 个方面引起炎症损伤。

1. 补体的作用 IC 通过经典途径激活补体,产生过敏毒素(C3a、C5a、C5b67),使嗜碱性粒细胞和肥大细胞脱颗粒,释放组胺等炎性介质,引起局部水肿。补体激活途径末端效应中形成的攻膜复合物可导致组织细胞的溶解破坏,同时补体活化还能吸引中性粒细胞聚集在免疫复合物的沉积部位,进一步加重组织损伤。

2. 中性粒细胞的作用 中性粒细胞在吞噬沉积的 IC 的同时,向细胞外释放蛋白水解酶、胶原酶、弹性纤维酶和碱性蛋白酶等酶类物质,导致血管基底膜和周围组织的损伤。

3. 血小板的作用 IC 和 C3b 可使血小板活化,产生 5-羟色胺等血管活性介质,引起血管扩张,通透性增加,还使血小板聚集,激活凝血酶机制,形成微血栓,造成局部组织缺血、出血,加重局部组织的损伤程度(图 2-11-3)。

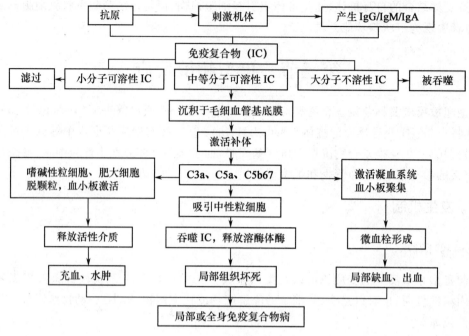

图 2-11-3　Ⅲ型超敏反应发生机制

二、临床常见疾病

（一）局部免疫复合物病

1. Arthurs 反应　Arthurs 于 1903 年发现,给家兔皮下多次注射马血清,局部出现剧烈炎症反应,被称为 Arthurs 反应。其机制是:多次注射异种蛋白刺激机体产生大量抗体,局部注射的抗原与过量相应抗体结合形成 IC,沉积在局部血管基底膜,导致病理损伤。

2. 人类局部免疫复合物病　反复给糖尿病患者注射胰岛素可使注射局部出现水肿、充血、出血和坏死等反应,主要原因是胰岛素与相应抗体在局部形成免疫复合物所致。注射狂犬病疫苗也可出现类似反应。

（二）全身免疫复合物病

1. 血清病　见于初次注射异种抗毒素血清 7~14 天后,患者出现发热、皮疹、关节肿痛、淋巴结肿大和蛋白尿等临床表现。原因是体内产生了抗马血清抗体,而抗毒素血清尚未从机体排尽,形成循环免疫复合物引起发病。应用大剂量青霉素、磺胺等药物也可引起血清病样反应。

2. 链球菌感染后肾小球肾炎(免疫复合物型肾炎)　化脓性链球菌感染后 2~3 周,可发生免疫复合物型肾小球肾炎,其原因是抗链球菌抗体与链球菌抗原形成循环免疫复合物,沉积在肾小球基底膜引起组织损伤所致。此外,在葡萄球菌、肺炎链球菌、乙型肝炎病毒和疟原虫感染后,也可引起免疫复合物型肾小球肾炎。

3. 系统性红斑狼疮(SLE)　病因不明,患者体内常出现多种抗核抗体与循环中的核抗原形成 IC,反复沉积在肾小球、关节、皮肤和其他多种器官的毛细血管壁中,引起肾小球肾炎、皮肤红斑、关节炎和多部位的脉管炎。

4. 类风湿关节炎(RA)　发病机制尚不清楚,可能与病毒或支原体持续感染有关。在病毒与支原体持续感染的情况下,机体产生变性 IgG 类抗体,刺激机体产生抗变性 IgG 的 IgM 类抗体,即类风湿因子(RF)。变性 IgG 与 RF 结合成 IC,反复沉积于小关节滑膜引起类风湿关节炎。

第四节　Ⅳ型超敏反应

Ⅳ型超敏反应又称迟发型超敏反应(delayed type hypersensitivity)或细胞介导型超敏反应,是由效应 T 细胞与相应变应原作用后引起的单核细胞浸润和组织损伤为主的炎症反应。其特点有:① 抗体、补体不参与反应,只有效应 T 细胞和细胞因子参与致病。② 反应发生迟缓,一般在接触抗原 18～24 小时后出现,48～72 小时达高峰,故称迟发型超敏反应。③ 病变特征是单核细胞浸润和组织损伤为主的炎症反应。

一、发生机制

(一)T 细胞致敏阶段

引起Ⅳ型超敏反应的抗原可以是微生物、寄生虫、组织抗原和某些化学药品。此型超敏反应是这些抗原长期持续刺激的结果。细胞内寄生菌(如结核分枝杆菌)是引起Ⅳ型超敏反应的最常见抗原。此外尚有支原体和一些真菌、麻风杆菌、某些病毒,常春藤和橡树毒等植物,药物有磺胺、新霉素等。这些抗原物质刺激 T 细胞,使其活化、增殖、分化为致敏 T 细胞。致敏 T 细胞包括 $CD4^+$T 细胞(Th1)和 $CD8^+$T 细胞(Tc)。

(二)致敏 T 细胞的效应阶段

1. Th1 细胞介导的炎症反应　Th1 细胞与同一变应原结合释放细胞因子如 IFN-γ、TNF-β、IL-2、IL-3、GM-CSF 等引起炎症反应和组织损伤。如 IFN-γ 可引起单核-巨噬细胞趋化、活化、释放溶酶体酶引起组织损伤;TNF-β、TNF-α(由活化 MΦ 产生)对靶细胞及周围组织可产生细胞毒作用引起组织损伤,还可使血管内皮细胞黏附分子增加,促进血中单核细胞、中性粒细胞进入炎症部位,扩大炎症反应,加重组织损伤等。

2. Tc 细胞介导的细胞毒作用　效应 Tc 细胞与靶细胞表面相应受体结合而使效应 Tc 细胞致敏,致敏效应 Tc 细胞脱颗粒,释放穿孔素、丝氨酸蛋白酶,穿孔素嵌入靶细胞膜形成跨膜孔道,导致靶细胞溶解破坏;或诱导靶细胞表达 Fas 抗原(凋亡分子)与效应 Tc 细胞表面的FasL 结合,启动靶细胞凋亡信号,使丝氨酸蛋白酶激活,丝氨酸蛋白酶通过跨膜孔道进入靶细胞,激活靶细胞内 DNA 内切酶,引起 DNA 断裂,导致靶细胞凋亡(图 2-11-4)。

二、临床常见疾病

1. 传染性迟发型超敏反应　是在胞内寄生的细菌、病毒、真菌和原虫感染过程中发生的

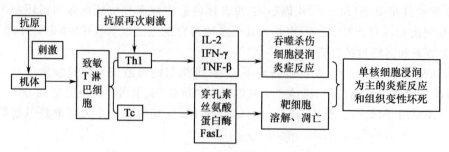

图 2-11-4 Ⅳ型超敏反应发生机制

Ⅳ型超敏反应。由于这种超敏反应是在感染过程中发生的且发生缓慢,故称为传染性迟发型超敏反应。如肺结核患者的肺部空洞、干酪样坏死,麻风病患者的皮肤肉芽肿等病变均为传染性迟发型超敏反应的表现。

2. 接触性皮炎　某些个体在皮肤接触某种化学物质如药物(青霉素、磺胺等)、油漆、染料、化妆品和塑料等时,这些小分子半抗原与表皮内角质蛋白结合形成完全抗原,抗原进入机体,24 小时后发生局部皮肤红肿、皮疹、水疱,严重者可出现剥脱性皮炎,炎症反应在 48~72 小时达高峰。

3. 移植排斥反应　进行同种异型组织器官移植时,由于供者与受者的 HLA 不同,在移植后 10 天左右,受者体内形成效应 T 细胞,与移植的组织器官发生Ⅳ型超敏反应,使移植的组织器官发生坏死、脱落。移植排斥反应发生的速度、程度和供者与受者之间的亲缘关系有关,亲缘关系越远,则排斥反应越快、越严重。

此外,某些自身免疫病(如病变性脑脊髓炎等组织损伤)机制也属于Ⅳ型超敏反应。应当指出临床上遇到的超敏反应往往不是单一型,常为混合型,但以某一型为主。如使用青霉素除可引起过敏性休克(Ⅰ型)外,还可引起溶血性贫血(属Ⅱ型)、青霉素药物热(Ⅲ型),局部应用可发生青霉素接触性皮炎(Ⅳ型),因此,应结合具体情况进行分析判断。4 种类型超敏反应比较见表 2-11-2。

表 2-11-2　4 种类型超敏反应比较

型别	参加成分	发生机制	临床常见病
Ⅰ型	IgE、IgG4、肥大细胞、嗜碱性粒细胞、嗜酸性粒细胞	① 抗原刺激机体产生 IgE,IgE 结合于肥大细胞或嗜碱性粒细胞表面 ② 抗原再次进入机体,与细胞表面 IgE 结合 ③ 靶细胞活化,释放生物介质 ④ 介质作用于效应器官,导致平滑肌痉挛,小血管扩张,毛细血管通透性增加,腺体分泌增加	① 过敏性休克 ② 支气管哮喘 ③ 过敏性鼻炎 ④ 过敏性胃肠炎 ⑤ 荨麻疹
Ⅱ型	IgG、IgM、IgA、补体、吞噬细胞、NK 细胞	① 抗体与细胞本身或黏附在细胞表面的抗原结合,或抗原抗体复合物吸附在细胞表面 ② 激活补体、溶解靶细胞 ③ 调理 MΦ,吞噬靶细胞 ④ 激活杀伤细胞,杀伤靶细胞	① 异型输血反应 ② 新生儿溶血症 ③ 免疫性血细胞减少症 ④ 甲状腺功能亢进症

续表

型别	参加成分	发生机制	临床常见病
Ⅲ型	IgG、IgM、IgA、补体、中性粒细胞、嗜碱性粒细胞、血小板	① 中等大小可溶性 IC 沉积于血管基底膜、关节滑膜等处 ② 激活补体 ③ 吸引中性粒细胞,释放溶酶体酶 ④ 引起血管炎及血管周围炎	① 血清病 ② 感染后肾小球肾炎 ③ 系统性红斑狼疮 ④ 类风湿关节炎
Ⅳ型	致敏 T 细胞、淋巴因子、巨噬细胞	① 抗原刺激 T 细胞致敏 ② 致敏 T 细胞再次与抗原相遇,产生免疫效应 ③ Th1 释放淋巴因子,引起炎症反应 ④ Tc 直接杀伤靶细胞	① 传染性超敏反应 ② 接触性皮炎 ③ 移植排斥反应

学习小结

超敏反应又称变态反应或过敏反应,是指机体受同一抗原物质再次刺激后导致组织损伤或生理功能紊乱的病理性免疫应答。

根据超敏反应的发生机制可分 4 型。Ⅰ~Ⅲ型超敏反应由抗体(体液免疫)引起,Ⅳ型超敏反应由致敏 T 细胞(细胞免疫)引起。各型超敏反应发生的机制不同,临床表现也各不一样。其中,Ⅰ型超敏反应是临床上最为常见的超敏反应,发生快,消失快,主要引起生理功能紊乱,严重时可发生过敏性休克,如抢救不及时可导致死亡。故医护人员必须加强责任心,严防医疗事故的发生。

思 考 题

1. 何谓超敏反应?

2. 青霉素过敏性休克和吸入花粉后所引起的支气管哮喘属于哪一类型超敏反应?其发生机制如何?怎样防治?

3. 某破伤风患者 TAT(破伤风抗毒素)皮试阳性,你应如何处理?为什么要这样处理?

4. 说出 4 种类型超敏反应常见疾病各 3 例。

(王松丽)

第十二章 自身免疫病与免疫缺陷病

学习要点

1. 掌握自身免疫病与免疫缺陷病的概念。
2. 理解常见的自身免疫病与免疫缺陷病。
3. 理解自身免疫病与免疫缺陷病的基本特征、发病机制及治疗原则。

自身免疫病与免疫缺陷病是在 20 世纪 60 年代以后才提出来的,它与机体的免疫抑制功能有明显关系。而人类在研究免疫抑制机制的过程中,创造了现代免疫学的许多辉煌成就。1974 年,德国学者科勒尔(Georges J. F. Kohler)、丹麦学者杰尼(Niels Jerne)和英国学者米尔斯坦(Cesar Milstein)等,他们先后通过溶斑试验,揭示了免疫抑制机制,并成功研制出单克隆抗体。他们为人类研究自身免疫病所做的卓越贡献,成就了他们分享 1984 年诺贝尔生理学或医学奖的崇高荣誉。

自身免疫病是免疫系统对自身成分发生过高而持久的自身免疫应答,导致组织损伤和功能障碍而引起的疾病。常见的自身免疫病主要有:胰岛素依赖型糖尿病(IDDM)、自身免疫性溶血性贫血、系统性红斑狼疮(SLE)和类风湿关节炎(RA)等。

免疫缺陷病是免疫系统中任何一个成分因先天发育不全或后天因素所致的缺失或功能不全而导致的免疫功能障碍所引起的疾病。20 世纪 80 年代新发现的获得性免疫缺陷综合征(AIDS)是人类后天因感染造成的免疫缺陷症。目前,(AIDS)已经成为威胁人类健康的主要杀手之一,引起了全世界的广泛关注。

第一节 自身免疫病

机体免疫系统对自身成分发生免疫应答的现象称自身免疫(autoimmunity)。适度的自身免疫属于正常的免疫应答,有维持机体自身稳定,清除机体衰老、损伤或突变的细胞和调节免疫应答等重要的生理学意义。

因机体免疫系统对自身成分发生免疫应答的质和(或)量发生异常而导致的疾病状态称为自身免疫病(autoimmune disease,AID)。自身免疫病是危害现代人类健康的一类难以治愈的疾病。目前已发现的有 40 余种,几乎涉及人体所有的组织和器官。

一、自身免疫病的基本特征及分类

(一)自身免疫病的基本特征

1. 多数自身免疫病的病因不清,女性表现出高度易患性,有遗传倾向性。

2. 疾病常有重叠性,患者可出现多种自身免疫病的特征;病情反复发作和慢性迁延;患者体内尽管存在高水平自身抗体,但对外源性抗原的免疫应答降低。

3. 患者体内可检出高效价自身抗体和(或)自身反应性 T 细胞,应用患者血清或淋巴细胞可使疾病被动转移。免疫抑制剂治疗有一定效果。

(二)自身免疫病的分类

根据自身抗原分布的范围,自身免疫病可分为器官特异性(organ specific)与非器官特异性(non-organ specific)两类。器官特异性自身免疫病,是指自身抗原为某一特定成分,产生特定抗体,病变也严格局限在该器官。例如,桥本甲状腺炎,与甲状腺球蛋白有关的抗体只与甲状腺起反应,因此导致的损伤局限在甲状腺。非器官特异性自身免疫病,是指自身抗原为细胞核成分或线粒体等,病变可遍及全身。例如,系统性红斑狼疮(systemic lupus erythematosus,SLE)患者的损伤不仅局限于一个器官,病变十分广泛。根据自身免疫病的诱发原因,可分为原发性自身免疫病和继发性自身免疫病两类。临床上大多数为原发性,少数为继发性。原发性自身免疫病可以是器官特异性也可以是非器官特异性,它与遗传关系密切,常呈慢性迁延,甚至为终生痼疾,预后多数不良。继发性自身免疫病与药物、外伤、感染等原因有关,但与遗传无关,预后良好,除去诱因后一般都能自然痊愈。临床常见的自身免疫病见表 2-12-1。

表 2-12-1　常见的自身免疫病

分类	疾病	自身抗原	免疫应答	症状
器官特异性自身免疫病	桥本甲状腺炎(HT)	甲状腺球蛋白,微粒体	抗甲状腺球蛋白抗体、抗微粒体抗体	甲状腺功能低下
	毒性弥漫性甲状腺肿(Graves 病)	促甲状腺素(TSH)受体	抗 TSH 受体抗体	甲状腺功能亢进
	重症肌无力(MG)	乙酰胆碱受体	抗乙酰胆碱受体抗体	进行性肌无力
	胰岛素依赖型糖尿病(IDDM)	胰岛 B 细胞	$CD8^+$ Tc、Th1、抗胰岛 B 细胞抗体	B 细胞破坏,依赖胰岛素治疗
	自发性不孕	精子	抗精子抗体	不孕
	肺出血-肾炎综合征(Goodpasture 综合征)	肾及肺部基底膜Ⅳ型胶原	抗肾小球、肺泡基底膜Ⅳ型胶原抗体	肾小球肾炎、肺出血
	自身免疫性溶血性贫血	红细胞	抗红细胞蛋白抗体	红细胞破坏、贫血
	自身免疫性血小板减少性紫癜	血小板膜蛋白	抗血小板膜蛋白抗体	异常出血
非器官特异性自身免疫病	系统性红斑狼疮(SLE)	DNA、核蛋白、红细胞等	抗 DNA、核蛋白、各种血细胞膜抗原等抗体	血细胞减少、多部位(肾、关节、血管)炎症、关节炎症、虚弱
	类风湿关节炎(RA)	自身变性 IgG	抗自身变性 IgG 抗体(类风湿因子)	关节及周围组织呈对称性、多发性损害
	多发性硬化症(MS)	髓磷脂碱蛋白	Th1、抗髓磷脂碱蛋白抗体	肢体无力、感觉异常、共济失调

二、自身免疫病的致病机制

自身免疫病由自身抗体和(或)自身反应性 T 细胞攻击破坏自身细胞和组织引起。其自身组织损伤机制与Ⅱ型、Ⅲ型、Ⅳ型超敏反应有关,一般常由某一型超敏反应引起,但有些自身免疫病同时具有两种以上的免疫损伤机制,如系统性红斑狼疮系由Ⅱ型、Ⅲ型、Ⅳ型超敏反应共同作用所致。自身免疫病的发生与以下因素有关。

(一)遗传与内分泌因素

人类的自身免疫病常有家族遗传倾向性,在有自身免疫病家族史的人群中的发病率较高,如胰岛素依赖性糖尿病等都有家族遗传倾向性。大多数 HLA 系统与自身免疫病的相关性表现在 HLA-B 或 DR 抗原上。自身免疫病好发于育龄女性患者,Benchetrit 等用雌激素治疗3例不育症患者,结果均意外地诱发出 SLE。体内外研究均证实,性激素及其他类固醇激素显示出较强的免疫调节效应,这在自身免疫病的发病中可能起重要作用。

(二)自身抗原因素

1. 自身抗原性质的改变　在物理因素(如冷、热、电离辐射)、化学因素(如药物)或生物因素(如细菌、病毒等)的影响下,自身组织和细胞的抗原性质发生改变,出现新的抗原决定簇,引起自身免疫应答,导致自身免疫病。

2. 隐蔽抗原的释放　隐蔽抗原是指体内某些与免疫系统在解剖位置上处于一种隔绝部位的抗原,如精子、眼晶状体、甲状腺球蛋白等。机体对于这类抗原并未能形成自身耐受性,在感染和外伤情况下,这些抗原可引起自身免疫病。例如,眼外伤或眼内手术可发生交感性眼炎,精子抗原释放引起男性不育症等。

3. 异嗜性抗原的作用　与人体内的某些特定组织具有相同或相似决定簇的外来抗原进入机体后,可被免疫系统识别,引起免疫应答所产生的抗体或致敏淋巴细胞,除针对外来抗原外,也能与有共同抗原决定簇的自身组织发生交叉反应。如 A 族乙型溶血性链球菌 M 蛋白与人体肾小球基底膜和心肌内膜有共同抗原,当感染链球菌时可引发急性肾小球肾炎和风湿热。

4. MHC-Ⅱ类抗原的异常表达　正常情况下,大多数组织器官仅表达 MHC-Ⅰ类抗原,而不表达 MHC-Ⅱ类抗原。在某些因素作用下,组织细胞表面可异常表达 MHC-Ⅱ类抗原,从而可能将自身抗原提呈给 Th 细胞而启动自身免疫应答,导致自身免疫病。

(三)免疫应答和免疫调节异常

1. 多克隆 T 细胞、B 细胞活化　EB 病毒、细菌内毒素等激活剂,可绕过特异性 Th 细胞,直接非特异地激活多克隆 T 细胞、B 细胞产生自身抗体,引发自身免疫病。

2. 淋巴细胞改变识别抗原能力　由于理化或生物因素的影响,淋巴细胞失去原有的识别能力,将自身成分误认为是非己抗原,产生免疫应答,引起自身免疫病。

3. Th 细胞旁路　Th 旁路是指向机体输入与自身抗原稍有不同的新载体抗原决定簇,激活相应新的 Th 细胞,从而绕过耐受 Th 细胞,使由于缺乏 Th 细胞辅助信号而处于静止状态、针对自身抗原的 T 细胞、B 细胞克隆活化,引起自身免疫反应。

4. 免疫调节机制紊乱　虽然机体经常受到各种内外因素的影响,因体内存在一个精密的免疫调节网络,正常情况下也不至于引起自身免疫病。如果由于抗原提呈细胞表面辅助因子的异常表达、Th1 和 Th2 细胞比例失调或功能失衡、Fas/FasL 表达异常、Ts 细胞缺陷或功能障碍、独特型–抗独特型网络调节异常及细胞因子(如 IL-2/IL-2R、IL-6、IFN)产生失调等原因使免疫调节机制发生紊乱,将不可避免地导致自身免疫病的发生。

三、自身免疫病的治疗原则

1. 消除自身抗原形成的外因　有些自身免疫病有明确的外界诱因,如药物引起的血小板减少性紫癜,当停用诱发的药物后,患者可逐渐痊愈。对由感染引起的自身免疫病,应使用抗生素控制感染。

2. 免疫抑制剂治疗　环孢素 A(CsA)和 FK506 通过阻遏 IL-2、IL-2R 的表达进而抑制 T 细胞分化增殖,对多种自身免疫病有明显疗效。特异性 T 细胞受体拮抗肽及 T 细胞疫苗可抑制自身免疫病的临床发生发展。

3. 抗炎治疗　大剂量皮质激素、水杨酸制剂、前列腺素抑制剂及补体拮抗剂等药物,可抑制炎症反应,减轻自身免疫病的临床症状。

4. 口服自身抗原诱导耐受　口服抗原易诱导免疫耐受,可用于预防或抑制 AID 发生。目前已获准开展的临床实验研究为:口服重组胰岛素,用于防治糖尿病;口服 II 型胶原,用于防治类风湿关节炎等。

5. 同种异体造血干细胞移植　由于自身免疫病的发生与患者免疫细胞异常有关,故借助同种异体造血干细胞移植以重建患者的免疫系统,有可能治愈某些自身免疫病。

6. 生物调节治疗　包括单克隆抗体治疗、特异性抗体治疗、淋巴细胞分离除去治疗、胸腺素和细胞因子治疗等方法,通过调节免疫应答、调节细胞内功能平衡等机制达到治疗自身免疫病的目的。

7. 中医药治疗　治疗自身免疫病有独到之处,已积累了不少经验。如雷公藤制剂是治疗胶原病的常用药;也可用"补肾法"治疗系统性红斑狼疮和硬皮病,用"活血化瘀法"治疗系统性红斑狼疮、类风湿关节炎。

第二节　免疫缺陷病

免疫缺陷病(immunodeficiency diseases,IDD)是免疫系统中任何一个成分因先天发育不全或后天因素所致的缺失或功能不全而导致的免疫功能障碍所引起的疾病。

一、免疫缺陷病的一般特征及分类

(一)免疫缺陷病的一般特征

1. 对各种感染的易感性明显增加　多反复感染,难以控制,是患者死亡的主要原因。体液免疫、吞噬细胞、补体缺陷时,患者易发生细菌性感染,常为多重性机会感染;而细胞免疫缺陷者则发生病毒、真菌、胞内菌和原虫的感染。

2. 易发生恶性肿瘤　尤以 T 细胞免疫缺陷者为甚。主要为病毒所致肿瘤和淋巴系统肿瘤,其发生率比同龄正常人群高 100~300 倍。

3. 易并发自身免疫病　免疫缺陷病患者并发自身免疫病者可高达 14%,以系统性红斑狼疮、类风湿关节炎多见。而正常人群发病率仅 0.001%~0.01%。

(二)免疫缺陷病的分类

IDD 一般分为两大类:由遗传因素或先天性免疫系统发育不良引起的免疫功能障碍,称为原发性(先天性)免疫缺陷病(primary immunodeficiency diseases,PIDD);由后天因素(如感染、肿瘤、药物等)引起的称为继发性(获得性)免疫缺陷病(secondary immunodeficiency diseases,SIDD)。

二、原发性免疫缺陷病

PIDD 是一种罕见的疾病,多发生于婴幼儿,其中体液免疫缺陷约占 50%,联合免疫缺陷占 20%,细胞免疫缺陷占 18%,吞噬细胞缺陷占 10%,补体缺陷占 2%。较为常见的原发性免疫缺陷病见表 2-12-2。

表 2-12-2　原发性免疫缺陷病

分类	典型疾病
体液免疫缺陷病	性联无丙种球蛋白血症、性联高 IgM 综合征、选择性 IgA 缺乏症、选择性 IgG 缺乏症、常见变异型免疫缺陷病
细胞免疫缺陷病	DiGeorge 综合征、TCR 缺失、ZAP-70 缺陷
联合免疫缺陷病	重症联合免疫缺陷病(SCID)、共济失调毛细血管扩张综合征、嘌呤代谢相关的免疫缺陷症、Wiskott-Aldrich 综合征、MHC-Ⅰ类或Ⅱ类分子缺陷
吞噬细胞缺陷病	慢性肉芽肿病(CGD)、Chediak-Higashi 综合征、白细胞黏附缺陷症
补体系统缺陷病	补体固有成分缺陷、补体受体缺陷、遗传性血管神经性水肿

1. **性联无丙种球蛋白血症**　(X-linked agammaglobulinemia,XLA)　又称 Bruton 病,为最常见的先天性 B 细胞免疫缺陷症,是一种 X-连锁隐性遗传病,多发生于男孩。其发病机制是位于 X 染色体上的 Bruton 酪氨酸激酶基因发生突变。其特征是血循环中缺乏 B 细胞及 γ 球蛋白。

由于受到母体 IgG 抗体的保护,患儿出生时尚健康。随着母体抗体的代谢和消耗,在出生 6~8 个月后开始发病,出现反复持久的细菌感染为多见,但对病毒、真菌及大多数细胞内寄生物仍有一定抵抗力,约 20% 的患儿伴有自身免疫病。患者的治疗主要是注射丙种球蛋白,合并细菌感染时加用抗生素。如不积极治疗,约 1/2 患儿于 10 岁前死亡。

2. **选择性 IgA 缺陷**　是常见的免疫缺陷病,为常染色体显性或隐性遗传,系由 IgA 阳性 B 细胞分化障碍所致。该病临床表现极不一致,1/2 以上患者完全没有症状,有的偶然出现呼吸道感染或腹泻,极少数患者出现严重的反复感染,并伴有自身免疫病。患者血清 IgA 低于

50 μg/mL,IgG 和 IgM 正常或代偿性升高,T 细胞数量和功能正常。

3. 先天性胸腺发育不全症(DiGeorge 综合征) 是由于胚胎早期第Ⅲ、Ⅳ咽囊神经嵴发育障碍,致使来源于它的胸腺、甲状旁腺、主动脉弓等发育不全。其主要临床特征为:抗感染能力低下,出生后即易发生胞内菌、病毒和真菌的感染,伴有先天性心血管畸形,外周血 T 细胞数量明显减少或缺如,接种麻疹疫苗、卡介苗等减毒活疫苗时可引起全身感染甚至死亡。应用胚胎胸腺移植治疗该病有效。

4. 补体系统缺陷病 补体系统的各个组分及补体调节因子和补体受体均可发生先天性缺乏或功能缺陷。大多数补体缺陷属常染色体隐性遗传,少数为常染色体显性遗传,其中 C1、C2、C4 缺乏常引发肾小球肾炎、系统性红斑狼疮、类风湿关节炎。C3、P 因子、D 因子缺乏常引起反复化脓性细菌感染。C5~C9 缺乏易出现反复奈瑟菌感染。补体调节因子 C1 抑制物(C1INH)缺乏引起遗传性血管神经性水肿。

三、继发性免疫缺陷病

SIDD 是出生后受到各种因素的作用而引起的免疫缺陷。引起 SIDD 的原因复杂,常见的病因有:① 感染,病毒(如 HIV、肝炎病毒、EB 病毒)、细菌(如结核分枝杆菌、麻风分枝杆菌)、寄生虫(如血吸虫、疟原虫)的感染均可导致免疫缺陷。② 恶性肿瘤和造血系统疾病,如白血病、恶性淋巴瘤、再生障碍性贫血等。③ 营养不良,由于蛋白质、脂肪、糖类、维生素及微量元素等摄入不足,蛋白质丢失过多如大面积烧伤,蛋白质合成不足如慢性肝炎,蛋白质消耗增加如慢性肾炎、糖尿病等,使免疫细胞发育和成熟障碍,产生免疫分子的能力降低。④ 药物,抗肿瘤化疗药、免疫抑制剂(如肾上腺皮质激素、环孢素 A 等)。⑤ 手术、麻醉、放射线、自身免疫病、脾切除及衰老等均可引起继发性免疫缺陷病。

AIDS 是一种以细胞免疫缺陷为主的联合免疫缺陷症,它由人类免疫缺陷病毒(HIV)感染所致,HIV 主要侵犯 CD4$^+$T 细胞,引起以 CD4$^+$T 细胞缺损为中心的严重免疫缺陷,临床上表现为机会感染、恶性肿瘤和中枢神经系统损害为主的一系列症状。该病流行广泛,病死率高,至今尚缺乏有效的治疗方法(详见第二十五章)。

四、免疫缺陷病的治疗原则

免疫缺陷病治疗的根本原则,是重建或者恢复患者的免疫功能和控制感染。

1. 骨髓移植和胎儿胸腺移植 同种异体骨髓干细胞移植可代替受损的免疫系统以达到免疫重建,可用于治疗 SCID、CGD。胎儿胸腺移植可用于治疗 DiGeorge 综合征。

2. 替补治疗 输注丙种球蛋白、新鲜血浆(补体)、中性粒细胞可用于治疗体液免疫缺陷病、补体缺陷病和吞噬细胞缺陷病。替补治疗不能重建患者的免疫功能。

3. 转基因治疗 将正常的外源基因转移至取自患者的淋巴细胞或脐带血干细胞,再回输患者体内,使正常基因的表达产物补充缺失成分,或替代异常成分,从而恢复免疫功能。

4. 控制感染 持续、严重的反复感染常常是免疫缺陷病患者的主要致死原因,积极应用抗生素控制感染,同时应避免接种活疫苗。

学 习 小 结

自身免疫病(AID)是机体免疫系统对自身成分发生免疫应答的质和(或)量发生异常而导致的疾病状态。免疫缺陷病(IDD)是免疫系统中任何一个成分因先天发育不全或后天因素所致的缺失或功能不全而导致的免疫功能障碍所引起的疾病。

自身免疫病的致病机制与遗传、内分泌因素、自身抗原因素、免疫调节异常等有关,而免疫缺陷病则与多因素生成的免疫功能缺失有关。

思 考 题

1. 名词解释:自身免疫、自身免疫病、免疫缺陷病。
2. 简述自身免疫病、免疫缺陷病的治疗原则。
3. 说出常见的自身免疫病、免疫缺陷病各 3 种。

(王松丽)

第十三章　免疫学应用

学习要点

1. 掌握人工主动免疫与人工被动免疫的概念、特点及常用生物制品。
2. 熟悉血清学反应的种类和应用原则。
3. 理解细胞免疫检测指标。

18 世纪时,欧洲流行天花,这种烈性传染病成为当时欧洲人死亡的主要原因。怎样才能有效地预防天花呢? 英国乡村医生琴纳(E. Jenner)做了一个大胆的尝试。1796 年 5 月 14 日,琴纳从一名正患牛痘的挤奶女工尼姆斯身上的痘痂里取出少许痘液,接种到一个健康的小男孩菲普士的臂内。2 个月后,琴纳又从一名天花患者身上的痘痂里取出一点浆液,接种到这个小男孩身上。几个星期过去了,小男孩没有患上天花,依然很健壮。接着,琴纳又反复做了一批批实验,更进一步证实了牛痘预防天花的作用。这是运用免疫干预手段控制烈性传染病获得的成功范例,为预防医学开辟了新途径。

第一节　免疫学诊断

随着免疫学及其相关学科的不断发展,免疫学技术已成为当今生命科学的主要研究手段之一。免疫学诊断即运用免疫学检测技术对免疫反应物质在体外进行检测,以辅助某些传染病诊断或流行病学调查。本节着重介绍一些免疫学常用检测技术的基本原理及其临床应用。

一、抗原或抗体的体外检测

在一定条件下,抗原与相应抗体在体外特异性结合,可出现各种肉眼可见的反应,称抗原抗体反应。因抗体主要存在于血清中,故体外的抗原抗体反应又称为血清学反应。由于抗原抗体反应具有高度特异性,因此,可用已知抗原来检测未知抗体,或用已知抗体检测未知抗原。

(一)抗原抗体反应的特点

1. **高度特异性**　一种抗原通常只能与由它刺激所产生的抗体结合,这种抗原抗体结合反应的专一性称为特异性。由于抗原抗体反应具有高度特异性,故可在体外对许多未知的生物学物质进行特异性鉴定。不同的抗原分子之间常存在相同的抗原决定簇(共同抗原),由此刺激机体产生的抗体,可以与不同的抗原分子同时结合,出现交叉反应。抗原抗体的特异性与交叉性在传染病的诊断和生物学研究领域得到广泛应用。

2. **可见性**　抗原与抗体结合能否出现肉眼可见反应,取决于抗原、抗体的数量比例是否合适,抗体分子的两个 Fab 段分别与两个抗原表位结合,相互交叉连接成网格状复合体,此时形成肉眼可见的反应物(沉淀或凝集)。

3. 可逆性　抗原抗体的结合为分子表面的非共价结合,虽然稳定但可逆。在一定条件下(如低 pH、高浓度盐、冻融等),抗原抗体复合物可被解离。解离后的抗原和抗体仍保持原有理化特性和生物学活性。

(二)影响抗原抗体反应的因素

1. 抗原抗体浓度与比例　抗原抗体的浓度与比例对抗原抗体反应影响最大。若比例适合,抗原抗体结合后形成较大的免疫复合物,出现肉眼可见的反应;若抗原或抗体过剩,抗原抗体结合后形成较小的免疫复合物,则肉眼不可见。

2. 电解质　抗原和抗体有对应的极性基团,能相互吸附并由亲水性变为疏水性。电解质的存在使抗原抗体复合物失去电荷而凝聚,出现可见反应,故免疫学试验中多用生理盐水稀释抗原或抗体。

3. 温度　适当的温度可增加抗原与抗体分子的碰撞机会,加速抗原抗体复合物的形成。一般而言,温度越高,形成可见反应的速度越快。但温度过高(50℃以上),又使抗原或抗体变性失活,影响实验结果。通常 37℃是抗原抗体反应的最适温度。

4. 酸碱度　抗原抗体反应的最适 pH 为 6~8。pH 过高或过低都会影响抗原抗体的理化性质,出现假阳性或假阴性。

(三)抗原抗体反应的常见类型

根据抗原的特性、参与反应的成分等因素,可将抗原抗体反应的检测方法分为凝集反应、沉淀反应及采用标志物标记抗原或抗体的免疫标记技术。

1. 凝集反应　颗粒性抗原(细菌、红细胞等)与相应抗体特异结合后,在一定条件下,出现肉眼可见的凝集物,称为凝集反应(agglutination reaction)。

(1)直接凝集反应　颗粒性抗原与相应抗体直接结合出现的凝集现象。

1)玻片凝集反应　是一种定性试验,用已知抗体检测未知抗原,主要用于菌种鉴定、ABO 血型鉴定等。

2)试管凝集反应　为定量试验,用已知抗原测待检血清中有无相应抗体及其含量,以协助疾病的诊断。如肥达反应、外斐反应等。

(2)间接凝集反应　可溶性抗原与相应抗体结合,不能形成肉眼可见的免疫复合物,如将这些可溶性抗原吸附于某种与免疫无关的颗粒状载体表面,构成颗粒性致敏载体,再与相应抗体结合,使致敏载体凝集,称为间接凝集反应(图 2-13-1)。常用的载体有:红细胞、聚苯乙烯乳胶、药用炭等。

(3)反向间接凝集反应　是将已知抗体吸附于载体颗粒表面,以检测相应可溶性抗原的凝集反应。如检测乙型肝炎表面抗原(HBsAg)及甲胎蛋白(AFP),协助诊断乙型肝炎及原发性肝癌。

(4)间接凝集抑制反应　将已知抗体先与被测的可溶性抗原混合,然后加入有关抗原致敏的载体颗粒,如已知抗体与被测的抗原相结合,则不出现颗粒凝集现象,本试验常用于妊娠诊断,即用乳胶间接凝集抑制试验检测早期妊娠孕妇尿中的绒毛膜促性腺激素(图 2-13-2)。

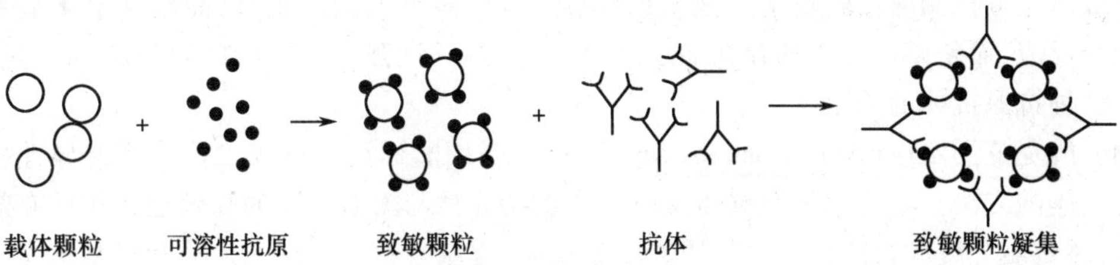

图 2-13-1　间接凝集反应

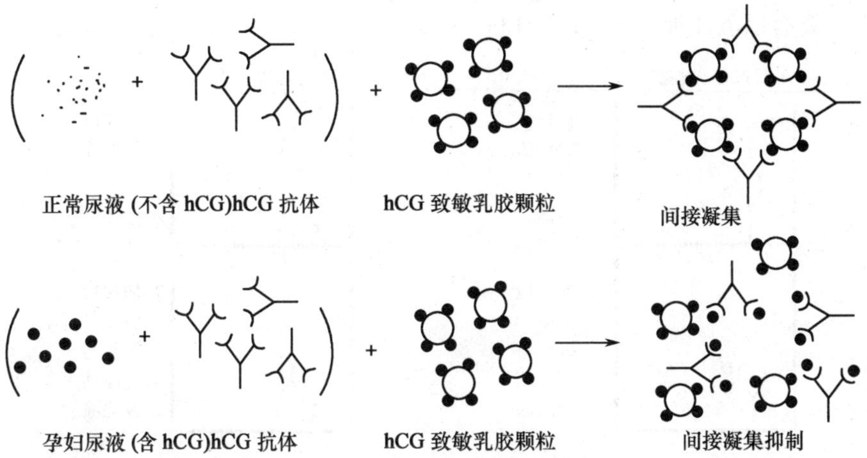

图 2-13-2　间接凝集抑制试验

2. 沉淀反应　可溶性抗原(血清蛋白等)与相应抗体结合,在一定条件下,形成肉眼可见的沉淀物,称沉淀反应(precipitation reaction)。最常用的是琼脂扩散试验。琼脂扩散试验即用琼脂制成固体的凝胶,使抗原与抗体在凝胶中扩散,若两者比例适当,则在相遇处形成肉眼可见的沉淀物(线或环),为阳性反应。其试验方法很多,常用的如下。

(1) 单向琼脂扩散试验　将抗体在溶化的琼脂中混匀并倾注于玻片上,凝固后在琼脂板上打孔,孔中加抗原,经一定时间扩散后,若抗原与抗体对应,则在孔周形成白色沉淀环,根据沉淀环直径大小测定抗原的含量。此试验可用于血清免疫球蛋白、补体 C3 等各成分的定量检测。

(2) 双向琼脂扩散试验　将抗原和抗体分别加入琼脂板的小孔中,二者自由向四周扩散,在相遇处形成沉淀线。若反应体系中含两种以上抗原-抗体系统,则小孔间可出现两条以上沉淀线。本法常用于抗原或抗体的定性检测和两种抗原相关性分析。

(3) 对流免疫电泳　是一种双向扩散和电泳技术相结合的试验,试验时按双向扩散法在琼脂板上打孔,抗原加于阴极侧的孔中,抗体加于阳极侧的孔中,通电后,抗原在 pH 8.6 的缓冲液中带负电荷,故由阴极向阳极移动;抗体为球蛋白,在此缓冲液中带阴离子少,相对分子质量大,泳动较慢,等电点较抗原高,且因电渗作用反而向阴极移动,当抗原与抗体在两孔间相遇时可出现沉淀线。

3. 免疫标记技术　是用标志物(酶、荧光素、放射性核素、胶体金等)标记抗原或抗体,进行抗原抗体反应检测的实验技术。这类实验不是以肉眼可见的凝集、沉淀等现象来显示抗原抗体结合反应,而是以标志物的存在显示反应,具有特异性强、灵敏度高、定位精确等优点,广泛用于多种抗原抗体的测定。

(1)酶免疫测定(enzyme immunoassay,EIA) 是用酶标记一抗或二抗检测特异性抗原或特异性抗体的方法。本法将抗原抗体反应的高度特异性与酶对底物的高效催化作用有效地结合起来,通过酶分解底物产生有色物质的颜色反应,肉眼观察颜色深浅或酶标仪测定光密度值(OD),以反映抗原或抗体的含量。本法灵敏度高,可检测可溶性抗原或抗体,也可检测组织或细胞表面特异性抗原。常用的方法有酶联免疫吸附试验(enzyme linked immunosorbent assay,ELISA),它主要有以下几种方法(图2-13-3)。

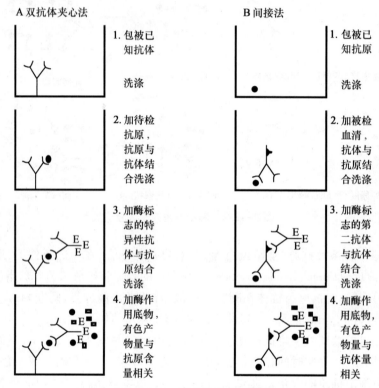

图 2-13-3　酶联免疫吸附试验

1)双抗体夹心法　用于检测特异性抗原。将已知抗体包被固相载体,加入的待检标本若含有相应抗原,即与固相表面的抗体结合,洗涤去除未结合成分,加入该抗原特异的酶标记抗体,洗去未结合的酶标记抗体,加底物后显色。若标本中无相应抗原,固相表面无抗原结合,加入的酶标记抗体不能结合于固相并可被洗涤去除,加入底物则无显色反应。该试验所用的包被抗体与酶标抗体应分别针对不同抗原表位的单克隆抗体。

2)间接法　用于检测特异性抗体。用已知抗原包被固相,加入待检血清标本,再加酶标记的第二抗体,加底物观察显色反应。

(2)免疫荧光法(immunofluorescence,IF) 是用荧光素标记抗原或抗体进行抗原抗体反应。荧光抗原/抗体与相应抗体/抗原结合后形成免疫复合物,在荧光显微镜下观察时能发出可见荧光。该技术常用于各类病原微生物的快速检查,以及组织切片中特异性抗原的检测。

(3)放射免疫测定法(radioimmunoassay,RIA) 是用放射性核素标记的抗原或抗体进行抗原抗体反应。其优点是灵敏、特异性高、精确、易规范化和自动化等。常用于测定微量物质,如胰岛素、生长激素、甲状腺素、孕酮等激素,吗啡、地高辛、IgE 等。但放射性核素有一定的危险性,且试验需特殊的仪器和设备。

二、免疫细胞的检测

(一)T 细胞鉴定及功能测定

1. T 细胞特异性抗原检测 T 细胞表面具有特异性抗原成分 CD3、CD4、CD8,可用相应的单克隆抗体,采用免疫荧光染色法检测。正常外周血中荧光阳性细胞为 70% 左右。

2. E 花环试验 T 细胞表面具有绵羊红细胞(SRBC)的受体(CD2 分子),能在体外与绵羊红细胞结合,并使其黏附在 T 细胞周围形成花环,即 E 花环。E 花环形成率正常范围为 60% ~ 80%,平均 65% 左右。计算 E 花环形成率,既可区别 T 细胞、B 细胞,又可判断 T 细胞的数量。

3. 淋巴细胞转化试验 是检测 T 细胞功能的一种体外试验。当 T 细胞在体外培养时,受非特异性有丝分裂原(PHA、ConA 等)刺激或特异性抗原刺激后,能转化成淋巴母细胞。刺激物以 PHA 应用最广。正常外周血淋巴细胞转化率为 70% 左右,转化率在一定程度可反映细胞免疫功能。

4. 细胞免疫功能检测的皮肤试验 是以特异性抗原(结核菌素、白假丝酵母菌素、皮肤毛疣菌素、腮腺炎病毒抗原等,以结核菌素最为常用)或非特异性有丝分裂原(如 PHA)注入皮内,刺激 T 细胞使其分化、增殖、活化,释放细胞因子,引起皮肤炎症反应的体内试验。可用于某些病原微生物感染和细胞免疫缺陷病的辅助诊断。

(二)B 细胞鉴定及功能测定

1. 可通过检测 B 细胞分化抗原 CD19、CD20 来完成,方法同 T 细胞。
2. 溶血空斑试验又称空斑形成细胞试验,是常用的测定小鼠等动物 B 细胞功能的方法。
3. 测定 B 细胞的功能,尚可通过单向琼脂扩散法、火箭电泳法、ELISA,以及速率比浊法测定 IgG、IgA、IgM 等各类 Ig 的含量来完成。

三、细胞因子的检测

细胞因子在体内发挥重要的调节作用。细胞因子定性定量检测,不仅能了解免疫功能状态,而且有助于分析疾病的发生、发展、治疗效果、转归及预后等。细胞因子检测可分为生物活性检测法、免疫学检测法、分子生物学测定法。

(一)生物活性检测

根据不同细胞因子具有不同特定生物学活性,相应地采取不同测定方法。

1. 促进细胞增殖和增殖抑制法 将不同稀释度待测样品或细胞因子标准品与特定细胞

株共同培养,然后检测增殖的细胞数。例如,各种集落刺激因子(CSF)可促进造血系统不同谱系细胞增殖及在半固体琼脂凝胶系统中形成集落,故可采用集落形成判定 CSF 水平。

2. 抗病毒活性测定法　用细胞因子样品处理易感细胞,使之建立抗病毒状态,然后用适量病毒攻击细胞,通过检测病毒复制量或病毒引起细胞病变的程度而判断样品中细胞因子活性。此法可用于检测干扰素含量。

(二)免疫学检测法

几乎所有的细胞因子都可以用 ELISA(夹心法)进行检测,包被抗体和酶标抗体可以是抗两种不同表位的单克隆抗体,或包被抗体用单克隆抗体而酶标抗体用多克隆抗体。包被的单克隆抗体保证检测的特异性,酶标单克隆抗体保证检测的灵敏性。也可用免疫印迹法检测其相对分子质量及含量。

(三)分子生物学测定法

具体方法为聚合酶链反应(PCR)、实时定量 PCR、RNA 印迹法、核酸酶保护分析法和原位杂交法等,例如,根据细胞因子基因核苷酸序列设计相应引物,借助反转录 PCR 测定待检细胞中特异性 mRNA。

第二节　免疫学预防

免疫学预防(immunoprophylaxis)是通过人工的方法刺激机体产生或直接输入免疫活性物质,从而特异性清除致病因子,达到预防疾病的目的。免疫学预防在人类与传染性疾病的斗争中发挥了极其重要的作用。目前,全球性计划免疫正在为提高儿童健康水平继续做出巨大贡献。

用人工的方法使机体获得特异性免疫力称为人工免疫法,包括人工主动免疫和人工被动免疫。

一、人工主动免疫

(一)人工主动免疫概念

人工主动免疫(artificial active immunization)是指用人工的方法,给机体输入疫苗、类毒素等抗原物质,使机体产生特异性免疫力。经人工主动免疫产生的免疫力出现较慢,但免疫维持时间较长,故临床上多用于预防。

(二)用于人工主动免疫的生物制品

用于疾病的诊断、预防和治疗的各种来源的生物制剂或诊断用品统称生物制品(biological product)。国内常将用细菌制成的生物制品称菌苗,用病毒、立克次体、螺旋体等制成的生物制品称疫苗,而国际上将这些生物制品统称为疫苗。

1. 疫苗　疫苗(vaccine)是应用病原微生物或其有效成分制成的生物制品。

（1）减毒活疫苗 俗称活疫苗,是由减毒或无毒力的活病原微生物制成的生物制品。如卡介苗、脊髓灰质炎、麻疹、腮腺炎、风疹及水痘疫苗等。减毒活疫苗的优点是接种后类似隐性感染,减毒的病原体在体内有一定的生长繁殖能力,用量小,一般只需接种 1 次,能诱导机体产生体液免疫与细胞免疫,免疫效果可靠、持久,可维持 3~5 年。减毒活疫苗的缺点是不易保存,4℃条件下数周即失效,另外还有体内回复突变的危险,免疫缺陷者和孕妇一般不宜接种减毒活疫苗。

（2）死疫苗 亦称为灭活疫苗,是将培养增殖的标准株微生物经灭活制成的生物制品。如霍乱、伤寒、流脑、流感、乙脑、钩端螺旋体、甲型肝炎及狂犬疫苗等。灭活疫苗的优点是安全,易于运输及保存,保存期 1 年左右。其缺点是用量大,需多次接种,只诱导抗体产生,维持时间短,多为数月至 2 年,局部及全身反应较重且发生率高。

2. 类毒素（toxoid） 是细菌外毒素经 0.3%~0.4% 甲醛处理制成的生物制品。类毒素失去毒性,但保留了免疫原性,机体接种类毒素后能产生抗毒素。常用的制剂有破伤风类毒素、白喉类毒素等。类毒素与灭活疫苗混合可制成联合疫苗（如白喉-百日咳-破伤风三联疫苗）。

3. 新型疫苗 即组分疫苗,亦称第二代疫苗,此类疫苗不再采用完整病原体,而是以能诱导产生有效保护性反应的抗原成分制备的疫苗。

（1）亚单位疫苗 是提取病原体刺激机体产生保护性免疫力的有效免疫原成分制成的疫苗,如乙型肝炎血源性疫苗及脑膜炎球菌、肺炎球菌、流感杆菌的多糖疫苗等。

（2）合成肽疫苗 是用人工合成多肽抗原连接适当载体和佐剂制成的疫苗,如 HBsAg 合成肽疫苗等。

（3）基因工程疫苗 通过基因工程技术将编码病原体免疫原的基因借助载体转移并插入另一生物体基因组中,使其表达并产生所需抗原而制成的疫苗。如将编码 HBsAg 的基因插入酵母菌基因组中,使之产生 HBsAg。这种重组 HBsAg 疫苗在国内已广泛应用。

4. DNA 疫苗 亦称基因疫苗或核酸疫苗,也被称为第三代疫苗,是将编码免疫原的基因插入细菌质粒 DNA 中,建成基因重组质粒,再将其导入机体组织细胞,使机体表达保护性抗原并获得特异性免疫而达到免疫接种效果。DNA 疫苗在体内可持续表达,免疫效果好,维持时间长,是疫苗发展的方向之一。

（三）计划免疫

按规定程序有计划地进行人群预防接种,以提高人群免疫水平,最终控制甚至消灭相应传染病称计划免疫。目前,我国儿童计划免疫程序见表 2-13-1。

预防接种时要严格按制品使用说明的规定进行,因为不同生物制品所生产的制剂和批号可能要求有所不同。此外,注意制品是否变质、过期或保存不当而失效。预防接种后有时会发生不同程度的局部或全身反应,一般症状较轻,1~2 天后即恢复正常。个别人反应剧烈,甚至出现过敏性休克、接种后脑炎等,应特别注意。为避免异常反应的发生,有些情况不宜进行免疫接种:如高热、急性传染病、严重心血管疾病、肝肾疾病、活动性肺结核等患者。有免疫缺陷病或在免疫抑制剂治疗中的患者以及孕妇也不宜接种。

表 2-13-1　我国儿童计划免疫程序

出生时间	接种疫苗	出生时间	接种疫苗
出生时	卡介苗、乙型肝炎疫苗	6个月	乙型肝炎疫苗
1个月	乙型肝炎疫苗	8个月	麻疹疫苗
2个月	三价脊髓灰质炎疫苗	1.5~2岁	百白破三联疫苗
3个月	三价脊髓灰质炎疫苗 百白破三联疫苗	4岁	三价脊髓灰质炎疫苗
4个月	三价脊髓灰质炎疫苗 百白破三联疫苗	7岁	卡介苗,麻疹疫苗 白喉破伤风二联疫苗
5个月	百白破三联疫苗	12岁	卡介苗(农村)

二、人工被动免疫

（一）人工被动免疫概念

人工被动免疫(artificial passive immunization)是指用人工的方法给机体输入含有特异性抗体的免疫血清等,使机体获得特异性免疫力。经人工被动免疫产生的免疫力出现快,但免疫维持时间较短,故临床上多用于治疗或紧急预防。人工主动免疫与人工被动免疫的区别见表 2-13-2。

表 2-13-2　人工主动免疫与人工被动免疫的区别

区别点	人工主动免疫	人工被动免疫
输入物质	抗原	抗体
产生免疫时间	慢(2~4周)	快(输入立即生效)
免疫维持时间	较长,数月~数年	较短,2~3周
主要用途	预防	治疗或紧急预防

（二）用于人工被动免疫的生物制品

1. 抗毒素　以类毒素免疫马,取其血清分离纯化精制而成,具有中和外毒素的作用,如破伤风抗毒素和白喉抗毒素。

2. 抗病毒血清　是用病毒免疫动物后,提取动物血清精制而成的生物制品,如抗狂犬病病毒血清。

3. 人免疫球蛋白制剂　从正常人血浆或健康产妇胎盘血中提取制成,分别称为人血浆丙种球蛋白和胎盘丙种球蛋白。由于多数成人隐性或显性感染过脊髓灰质炎、麻疹、甲型肝炎等,血清中含有一定量的抗体,因此可用于上述疾病的治疗或紧急预防。

4. 人特异性免疫球蛋白　恢复期患者或接受类毒素和疫苗免疫者的血浆中含有高效价的特异性抗体,常用于治疗过敏体质及丙种球蛋白疗效不佳的疾病。

5. 单克隆抗体制剂　是通过基因工程生产的生物制品。如将单克隆抗体连接放射性核素、抗癌药物制成的"生物导弹"可用于肿瘤的治疗。

第三节 免疫学治疗

免疫治疗即通过增强或抑制机体免疫功能,以达到治疗目的。

一、特异性免疫治疗

特异性免疫治疗与预防的主要效应物质均为抗体和/或致敏淋巴细胞,可分为主动免疫治疗与被动免疫治疗。

(一) 主动免疫治疗

通过向体内输入抗原(如疫苗)而诱导机体产生免疫应答物质,以发挥免疫效应,此为主动免疫治疗。该法传统上主要用于预防疾病,但近年也开始用于治疗疾病,被称为治疗性疫苗。

1. 肿瘤疫苗 乃用经加工处理的肿瘤细胞(瘤苗)或抗原肽刺激机体,产生肿瘤特异性Tc 或细胞毒性抗体,以杀伤肿瘤细胞。

2. 治疗病毒性疾病的疫苗 抗生素治疗细菌感染具确切疗效,但迄今尚未研制出有效的抗病毒药物。传统的病毒疫苗制剂主要用于预防,近年来开始研制治疗艾滋病和乙型肝炎的疫苗,其技术关键之一是筛选出可有效诱导抗病毒免疫应答,但不引起免疫损伤的抗原表位。

3. 治疗自身免疫病的疫苗 此类疫苗的作用原理是诱导免疫耐受。如应用髓磷脂碱性蛋白(MBP)致敏的 T 细胞作为疫苗,用于治疗多发性硬化症;口服 Ⅱ 型胶原治疗类风湿关节炎。

(二) 被动免疫治疗

被动免疫治疗即通过输入抗体或激活的淋巴细胞,以直接清除致病性抗原或杀伤抗原特异性靶细胞。

1. 输入抗体 抗细菌毒素抗体或抗病毒抗体可用于中和毒素和病毒。

2. 输入激活的淋巴细胞 多用于肿瘤治疗,例如,输注肿瘤浸润的淋巴细胞(tumor infiltrating lymphocyte,TIL)或淋巴因子激活的杀伤细胞(lymphokine-activated killer,LAK)等。

二、非特异性免疫治疗

(一) 免疫增强剂

1. 微生物及其产物 卡介苗(BCG)、胞壁酰二肽(MDP)、短小棒状杆菌、溶血性链球菌Su(OK-432)等微生物组分或其代谢产物可作为免疫佐剂而发挥治疗作用。其中,卡介苗、短小棒状杆菌通过活化巨噬细胞而发挥作用,在抗肿瘤和抗感染治疗中取得较为确切的疗效。

2. 植物多糖 多种植物多糖(如云芝多糖、香菇多糖等)可促进淋巴细胞增殖并产生细胞因子,可用于抗肿瘤和感染的辅助治疗。

3. 细胞因子 由于细胞因子生物学效应的多样性和复杂性,使其临床应用受到限制。目前,少数作用相对专一的细胞因子已得到应用并取得确切临床疗效。例如,IFN、GM-CSF、IL-2及 IL-12 等可分别用于治疗病毒感染、增强抗肿瘤疗效及化疗后造血与免疫功能的恢复。此外,源于动物的核酸、胸腺素及转移因子等也具有增强机体免疫功能的效应。

4. 中草药 多种中草药(如人参、黄芪、枸杞、刺五加、淫羊藿等)可明显增强机体免疫功能。目前,某些中药的有效成分乃至单体已被分离鉴定(如人参皂苷、黄芪多糖等),并证实它们具有双向、多效的免疫调节作用。

5. 化学合成药物 具代表性的是左旋咪唑(levamisole),原用作驱虫药,20 世纪 70 年代发现对免疫功能低下者具明显免疫增强作用,其作用机制为:活化巨噬细胞、增强 NK 细胞活性、促进 T 细胞产生细胞因子。另外,西咪替丁(cimetidine)、异丙肌苷(isoprinosine)等也可增强免疫功能,后者主要用于抗病毒辅助治疗。

(二)免疫抑制剂

1. 化学合成药物 硫唑嘌呤、环磷酰胺、氨甲蝶呤等抗肿瘤药物均为有效的免疫抑制剂,可用于治疗或预防移植排斥反应及某些自身免疫病。

2. 肾上腺糖皮质激素 是临床上应用最早、最广泛的抗感染药物,也是经典的免疫抑制剂。

3. 抗生素 环孢素 A 和 FK-506 是从真菌代谢产物中提取的药物。环孢素 A 可选择性抑制 Th 细胞,用于防治急性移植排斥反应有显著疗效,是目前临床首选药物,也可用于治疗自身免疫病。FK-506 也可抑制 T 细胞,其活性较环孢素 A 强数十倍至百倍,现主要用于抗移植排斥反应。

4. 抗体 针对免疫细胞的抗体可选择性清除特定细胞亚群。例如,应用抗 CD3 单克隆单体、抗胸腺细胞抗体可杀伤 T 细胞,应用抗 CD25 单克隆单体可杀伤激活的 T 细胞,均可防治移植排斥反应。抗 CD4 单克隆单体可用于治疗自身免疫病。

5. 中草药 雷公藤、汉防己等均具免疫抑制作用,其中尤以雷公藤及其组分(如雷公藤多苷)的效应最为确切。雷公藤的作用特点是既可抑制细胞免疫也可抑制体液免疫,可用于治疗器官移植排斥反应、多种自身免疫病(如类风湿关节炎、系统性红斑狼疮等)。

三、免疫重建与免疫替代疗法

若机体免疫系统因先天或后天原因而出现严重缺陷,可通过输入造血干细胞而重建免疫系统,此为免疫重建(immunological reconstitution)。造血干细胞可来自骨髓、胚胎干细胞、脐血或外周血。免疫替代疗法即输入机体缺乏的免疫活性物质,以暂时维持其免疫功能。例如,给先天性性联无丙种球蛋白血症患者持续输入正常人免疫球蛋白,可在较长时间内维持其生命。

学 习 小 结

免疫学检测包括检测体液免疫功能的抗原抗体反应及检测细胞免疫功能的 E 花环形成试验和淋巴细胞转化试验等,主要用于疾病的诊断、疗效评价及科学研究。

免疫学预防是通过人工免疫的方法达到预防疾病的目的。人工免疫法包括人工主动免疫和人工被动免疫。人工主动免疫是用人工的方法,给机体输入疫苗、类毒素等抗原物质,使机体产生特异性免疫力。其特点是免疫出现较慢,免疫维持时间较长,临床上多用于预防。常用的生物制品是疫苗和类毒素。人工被动免疫是用人工的方法给机体输入含有特异性抗体的免疫血清等,使机体获得特异性免疫力。其特点是免疫反应出现快,免疫维持时间较短,故临床上多用于治疗或紧急预防。常用的生物制品有抗毒素、人免疫球蛋白制剂等。

思 考 题

1. 什么是血清学反应?其反应类型有哪些?
2. 什么是人工主动免疫与人工被动免疫?两者各有何特点?
3. 人工主动免疫与人工被动免疫的常用生物制品各有哪些?

(孙　莉)

第三篇

细菌学各论

第十四章 病原性球菌

学习要点

1. 掌握病原性球菌的种类、主要生物学特性、致病因素以及所致疾病。
2. 熟悉病原性球菌的感染方式及防治原则。
3. 理解淋病奈瑟菌的主要致病性、微生物学检查及防治原则。

病原性球菌能引起化脓性感染,故又称化脓性球菌。根据革兰染色性不同分为两类:革兰阳性菌有葡萄球菌、链球菌、肺炎链球菌;革兰阴性球菌有脑膜炎奈瑟菌和淋病奈瑟菌。其中,由葡萄球菌感染所致的疾病在临床上极为常见。

2006 年 10 月,某大学附属小学爆发集体食物中毒事件,237 名学生在食用学校课间餐后,先后出现发热、呕吐、腹痛、腹泻等症状,被送进医院治疗。经当地疾控中心检测证实有 185 人食物中毒。事件的起因是课间餐供应商加工食品的用具消毒不严格,使食品受到金黄色葡萄球菌污染,加上存放时间过长,产生肠毒素,导致食物中毒事件发生。认真学习本章节内容,有利于正确认识与防治由病原性球菌所致的疾病。

第一节 葡萄球菌属

葡萄球菌属(*Staphylococcus*)是一群革兰阳性球菌,常因堆聚成葡萄状,故得名。广泛分布于自然界和人、动物的皮肤以及与外界相通的腔道中,多数不致病。致病性葡萄球菌在正常人体鼻咽部带菌率较高,医务人员的带菌率可高达 70%,是医院内交叉感染的重要来源。葡萄球菌属是最常见的化脓性球菌。

一、生物学性状

(一)形态与染色

菌体呈球形,直径 0.5~1.2 μm,因繁殖时向多个平面不规则分裂堆积成葡萄串状而得名。无鞭毛,不能运动。无芽胞,幼龄菌可见荚膜。常易被碱性染料着色,革兰染色为阳性,当衰老、死亡或被中性粒细胞吞噬后常转为革兰阴性(图 3-14-1、彩图 1)。

(二)培养特性与生化反应

兼性厌氧或需氧,营养要求不高,在普通培养基上形成圆形、光滑、不透明菌落;因菌种不同而出现金黄色、白色或柠檬色脂溶性色素;在血琼脂培养基上致病性菌株菌落周围有透明溶血环;在肉汤培养基中呈均匀混浊生长;能分解多种糖类,产酸不产气,触酶阳性。致病菌株能分解甘露醇。

(三)抗原构造

目前发现的抗原有30多种,主要有A蛋白、磷壁酸和荚膜多糖等抗原。葡萄球菌A蛋白(staphy-lococcal protein A,SPA)是存在于细胞壁表面的一种蛋白,90%以上的金黄色葡萄球菌有此抗原。SPA可与人和多种哺乳动物血清中IgG的Fc段发生非特异性结合,而IgG的Fab段仍能与相应抗原发生特异结合。因此,SPA可作为一种试剂用于协同凝集试验,广泛应用于多种细菌抗原的检出;SPA能竞争性结合IgG的Fc段,具有抗吞噬作用。

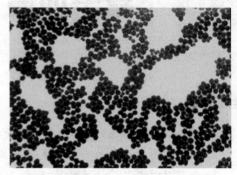

图3-14-1 葡萄球菌

(四)分类

根据色素和生化性状的不同,可将葡萄球菌分为金黄色葡萄球菌、表皮葡萄球菌和腐生葡萄球菌三类,各类主要性状见表3-14-1。

表3-14-1 三类葡萄球菌的主要性状

性状	金黄色葡萄球菌	表皮葡萄球菌	腐生葡萄球菌
菌落色素	金黄色	白色	白色或柠檬色
血浆凝固酶	+	−	−
α溶血素	+	−	−
A蛋白	+	−	−
分解甘露醇	+	−	−
耐热核酸酶	+	−	−
致病性	强	弱或无	无

(五)抵抗力

葡萄球菌抵抗力强于其他无芽胞菌。耐干燥,较耐热,加热80℃,30分钟才被杀死;在5%苯酚、0.1%升汞中10~15分钟死亡;对碱性染料敏感,1:100 000的甲紫溶液能抑制其生长。对青霉素、庆大霉素、红霉素等抗生素敏感,但易产生耐药性。目前金黄色葡萄球菌对青霉素G的耐药株高达90%以上。近年来,由于广泛应用抗生素,耐药菌株迅速增多,尤其是耐甲氧西林金黄色葡萄球菌已成为医院内感染最常见的致病菌。

二、致病性与免疫性

(一)致病物质

金黄色葡萄球菌产生多种毒素和侵袭性酶类,致病性强。

1. 血浆凝固酶 多数致病菌株能产生血浆凝固酶（coagulase）。血浆凝固酶可使人或家兔血浆发生凝固。该酶使血浆中的纤维蛋白原转变为纤维蛋白沉积于菌体表面或周围，阻碍了吞噬细胞的吞噬和杀灭，也限制了细菌的扩散。因此，葡萄球菌引起的感染病灶较局限。

2. 葡萄球菌溶血素 致病性葡萄球菌可产生 α、β、γ、δ、ε 5 型溶血素（staphylolysin），对人有致病作用的主要是 α 溶血素，它能溶解多种哺乳动物的红细胞，并对粒细胞、血小板及其他一些组织细胞均有破坏作用。α 溶血素是一种外毒素，抗原性强，经甲醛脱毒后可制成类毒素。

3. 杀白细胞素 多数致病性葡萄球菌能产生杀白细胞素（leukocidin）。杀白细胞素主要破坏中性粒细胞和巨噬细胞，抵抗吞噬，增强病菌侵袭力。

4. 肠毒素 约有 1/3 金黄色葡萄球菌能产生肠毒素（enterotoxin），按其抗原不同分为 A~E、G~I 8 个血清型。该毒素是一种可溶性蛋白质，耐热，100℃，30 分钟不被破坏，也不受胰蛋白酶的影响。葡萄球菌肠毒素对人的中毒剂量报道不一，其作用机制可能是到达中枢神经系统后刺激呕吐中枢而导致以呕吐为主要症状的食物中毒。

5. 表皮剥脱毒素（exfoliative toxin） 亦称表皮溶解毒素，它能分离皮肤表皮层细胞，使表皮与真皮脱离，引起剥脱性皮炎，又称烫伤样皮肤综合征。多见于婴幼儿和免疫功能低下的成人。

（二）所致疾病

葡萄球菌所致疾病主要有侵袭性疾病和毒素性疾病两种。

1. 侵袭性疾病 能引起多种组织器官的化脓性炎症，甚至败血症。

（1）皮肤及软组织感染 细菌经伤口或毛囊汗腺侵入机体，引起化脓性炎症，如伤口化脓、毛囊炎、疖、痈、脓疱疮、睑腺炎和蜂窝织炎等。其特点是化脓灶多为局限性，且与周围组织界限明显，脓汁黄而黏稠。

（2）内脏器官感染 可引起气管炎、肺炎、胸膜炎及脓胸、中耳炎、脑膜炎和心内膜炎等。

（3）全身感染 主要由金黄色葡萄球菌引起。由于外力挤压疖、痈，或过早切开未成熟脓肿，细菌经淋巴或血流向全身扩散，引起败血症；或转移到肝、肾、肺等器官，引起多发性脓肿。

2. 毒素性疾病 与葡萄球菌产生的外毒素有关。

（1）食物中毒 食入被葡萄球菌肠毒素污染的食物后 1~6 小时，患者出现恶心、呕吐、腹泻等急性胃肠炎症状。多数患者 1~2 天内恢复，严重者可虚脱或休克。

（2）假膜性肠炎 某些患者在长期大量使用广谱抗生素后，发生菌群失调，肠道正常菌群被抑制或杀死，耐药性葡萄球菌则大量繁殖，产生肠毒素而引起。临床症状以腹泻为主，病理特点是肠黏膜被一层炎性假膜所覆盖，该假膜系由炎症渗出物、肠黏膜坏死块和细菌组成。

（3）烫伤样综合征 由表皮剥脱毒素引起。患者皮肤呈弥漫性红斑和水疱形态，继以表皮上层大片脱落，受损部位的炎症反应轻微。

（4）免疫性 人体对葡萄球菌感染具有一定的天然免疫力。只有当皮肤黏膜受损伤或患有慢性消耗性疾病以及其他病原体感染导致机体免疫力下降时，才易引起葡萄球菌感染。病后机体获得一定的免疫力，但维持时间短，故难以防止再感染。

三、微生物学检查

根据疾病的不同分别采集标本,如脓汁、血液、呕吐物和粪便等。

1. 直接涂片镜检　取标本直接涂片,革兰染色后镜检。根据细菌形态、排列及染色性可做出初步诊断。

2. 分离培养与鉴定　脓汁标本可直接接种于血琼脂培养基;血液标本需先经肉汤培养基增菌后再接种于血琼脂培养基培养,根据菌落特征、色素、溶血状况、菌落涂片染色镜检和血浆凝固酶试验等进行鉴定。

食物中毒患者的呕吐物等标本先接种肉汤培养基,孵育后取滤液注射于幼猫腹腔,观察是否出现急性胃肠炎症状,用以检查葡萄球菌肠毒素。

四、防治原则

注意个人卫生,对皮肤有创伤时应及时使用消毒药物,杀死或抑制入侵的病原菌,严格无菌操作,防止医源性感染。由于葡萄球菌耐药菌株日益增多,药物治疗疾病时,应根据药敏试验结果选用敏感的抗生素治疗。

第二节　链球菌属

链球菌属主要包括链球菌和肺炎链球菌。广泛分布于自然界和人体。大多数为正常菌群,少数致病菌能引起人体多种疾病。

一、链球菌

链球菌(*Streptococcus*)是常见的化脓性球菌,常寄生于人体呼吸道、消化管等处。致病性链球菌可引起多种化脓性炎症、毒素性疾病和超敏反应性疾病。

(一)生物学性状

1. 形态与染色　球形或椭圆形,直径 $0.6\sim1.0\ \mu m$,呈链状排列,长短不一。无鞭毛,不形成芽胞。有菌毛样结构,部分由 M 蛋白组成。多数菌株在培养早期(2~4 小时)形成透明质酸的荚膜,随时间延长而逐渐消失。革兰染色阳性,老龄菌或被吞噬细胞吞噬后可呈革兰染色阴性(图 3-14-2、彩图 2)。

2. 培养特性与生化反应　需氧或兼性厌氧。营养要求较高,在含有血液、血清等培养基中生长良好。在血清肉汤培养基中易形成长链而沉于管底。在血琼脂培养基上形成灰白色、表面光滑、透明或半透明的细小菌落。不同的菌株有不同的溶血现象。链球菌一般不分解菊糖,不被胆汁溶解,这些特性可与肺炎链球菌相区别。

3. 抗原构造与分类　链球菌抗原构造复杂,主要有 3 种。

(1)核蛋白抗原　或称 P 抗原,无特异性,各类链球菌均相同。

(2)多糖抗原　或称 C 抗原,存在于细胞壁,有群特异性。

(3)蛋白质抗原　或称表面抗原,位于 C 抗原外层,具有型特异性,分 M、T、R、S 4 种,其中 M 蛋白抗原与致病性有关。

4. 分类 链球菌的分类常用以下两种方法。

（1）根据溶血现象分类 根据链球菌在血琼脂培养基上的溶血现象分为 3 类：① 甲型溶血性链球菌 菌落周围有狭窄的草绿色溶血环，溶血环中红细胞溶解不完全，亦称 α 溶血。此类菌称草绿色链球菌，多为条件致病菌。② 乙型溶血性链球菌 菌落周围有完全透明的溶血环，亦称 β 溶血。此类菌称溶血性链球菌，致病性强，能引起人类多种疾病。③ 丙型链球菌 不产生溶血素，菌落周围无溶血环。常存在于乳类和粪便中，一般不致病。

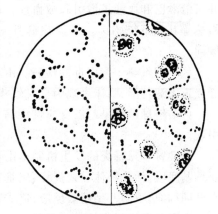

图 3-14-2 链球菌

（2）根据抗原结构分类 根据多糖抗原不同，将链球菌分成 A、B、C、D 等 20 个群，对人有致病作用的菌株 90% 属 A 群。

5. 抵抗力 不强，60℃，30 分钟可被杀灭，对常用消毒剂敏感。在干燥尘埃中生存数月。对青霉素、红霉素、磺胺类等多种抗菌药物敏感。

（二）致病性与免疫性

1. 致病物质 A 群链球菌能产生多种外毒素和胞外酶，致病性最强。

（1）M 蛋白 为链球菌胞壁中的蛋白质组分，位于菌体表面，具有抗吞噬作用。M 蛋白与心肌、肾小球基底膜有共同抗原，可刺激机体产生特异性抗体，损害人类心血管等组织。在某些特定条件下，M 蛋白还可与相应抗体形成免疫复合物，可引起急性肾小球肾炎等超敏反应。

（2）致热外毒素 又称红疹毒素或猩红热毒素，是引起猩红热的主要毒性物质。该毒素引起易感者全身红疹和发热。

（3）溶血毒素 由乙型溶血性链球菌产生，能溶解红细胞，破坏白细胞和血小板。根据对氧的稳定性分为两种。

1）链球菌溶血素 O（SLO） 绝大多数由 A 群及部分 C、G 群链球菌产生。SLO 是含有—SH 的蛋白质，对氧敏感。遇氧时—SH 被氧化为—SS—失去溶血活性。SLO 免疫原性强，85%～90% 链球菌感染患者于感染 2～3 周到痊愈后数月至 1 年内可检出 SLO 抗体，风湿热尤其是活动期患者该抗体显著升高。因此，临床上测定 SLO 抗体含量，可作为链球菌新近感染指标之一或风湿热及其活动性的辅助诊断。

2）链球菌溶血素 S（SLS） 为小分子多肽，无免疫原性，对氧稳定。链球菌在血琼脂培养基上菌落周围的透明溶血环是 SLS 所致。

（4）侵袭性酶 为胞外酶，有三种。它们以不同作用方式帮助细菌扩散。

1）透明质酸酶 又称扩散因子。能分解细胞间质的透明质酸，使细菌在组织中扩散。

2）链激酶（SK） 亦称链球菌纤维蛋白溶酶。能使血液中的纤维蛋白酶原转变成纤维蛋白酶，溶解血块或阻止血浆凝固，有利于细菌扩散。

3）链道酶（SD） 亦称链球菌 DNA 酶。能分解脓汁中具有高度黏稠性的 DNA，使脓汁变稀薄,促进病菌扩散。

2. 所致疾病　链球菌所致疾病中约有 90% 由 A 群链球菌引起。

（1）化脓性炎症　如淋巴管炎、淋巴结炎、蜂窝织炎、痈及脓疱疮等皮肤和皮下组织感染,并可沿淋巴和血液扩散引起败血症。还可引起扁桃体炎、咽峡炎、鼻窦炎、中耳炎、脑膜炎和产褥热等其他系统感染。其炎症病灶与周围组织界限不清,脓汁稀薄且带血性,有明显扩散倾向。

（2）猩红热　为中毒性疾病。由产生致热外毒素的 A 群链球菌所致。多发于小儿,通过呼吸道飞沫传播,临床表现为全身红疹、发热及中毒症状。

（3）链球菌感染超敏反应性疾病　主要有急性肾小球肾炎和风湿热。多由 A 群链球菌引起。

急性肾小球肾炎的发生机制是由于链球菌 M 蛋白与相应抗体形成免疫复合物,沉积于肾小球基底膜,活化补体导致炎症,属Ⅲ型超敏反应。此外,链球菌某些菌株与肾小球基底膜存在共同抗原,引起Ⅱ型超敏反应,造成肾小球基底膜损伤而发病。

风湿热发病可能是 A 群链球菌与心脏及关节某些成分有共同抗原或 M 蛋白与相应抗体形成免疫复合物沉积于心瓣膜及关节滑膜上,引起Ⅱ型或Ⅲ型超敏反应所致。临床表现以心肌炎和关节炎为主。

（4）甲型链球菌感染　甲型链球菌为条件致病菌。当拔牙或摘除扁桃体时,口咽部甲型链球菌乘机侵入血流,若心脏有先天缺陷或心瓣膜病损,细菌在该处繁殖,引起亚急性细菌性心内膜炎。

3. 免疫性　A 群链球菌感染后,机体可获得一定的免疫力,主要是抗 M 蛋白抗体,可增强吞噬细胞的吞噬作用。但因型别多,各型之间无交叉免疫力,故可发生反复感染。猩红热患者可产生同型的致热外毒素抗体,对同型菌有较牢固的免疫力。

（三）微生物学检查

根据疾病不同采取脓汁、血液、咽拭等标本。

1. 直接涂片镜检　脓汁标本可直接涂片革兰染色镜检,发现典型链状排列的革兰阳性球菌可初步诊断。

2. 分离培养与鉴定　将标本接种于血琼脂培养基培养,根据菌落特点、溶血情况、菌体形态和染色性、生化反应等最后做出鉴定。

3. 血清学试验　抗链球菌溶血素 O 试验（抗 O 试验）是一种外毒素与抗毒素的中和试验,采用 SLO 检测血清中的抗 O 抗体。风湿热患者血清中抗 O 抗体比正常人显著增高,大多在 250 U 左右,活动性患者一般超过 400 U。此试验常用于风湿热的辅助诊断。

（四）防治原则

链球菌感染的防治原则是及时治疗患者及带菌者。对急性咽喉炎和扁桃体炎患者应彻底治疗,以防急性肾小球肾炎、风湿热等超敏反应的发生。对于 A 群链球菌感染的治疗,青霉素 G 有较好的疗效。

二、肺炎链球菌

肺炎链球菌(*S. pneumoniae*)俗称肺炎球菌,常寄居于正常人鼻咽腔。多数不致病,仅少数有致病性。主要引起大叶性肺炎。

(一)生物学性状

菌体呈矛头状,多成双排列,钝端相对,尖端向外。无芽胞、无鞭毛。有毒菌株在体内形成荚膜,人工培养后荚膜消失。革兰染色阳性(图3-14-3、彩图3)。

营养要求较高,在血琼脂培养基上菌落周围有草绿色溶血环。本菌产生自溶酶使菌体发生自溶,菌落中央下陷呈脐状。自溶酶可被胆汁或胆盐激活加速细菌的溶解,菊糖发酵试验阳性。甲型溶血性链球菌胆汁溶菌试验阴性。

该菌有两种主要抗原:① 荚膜多糖抗原 根据其抗原性不同将肺炎链球菌分为84个血清型,其中1~3型毒力较强;② 菌体抗原 为肺炎球菌C物质,存在于胞壁中。在钙离子存在时,C物质可与血清中C反应蛋白结合而使补体活化,增强吞噬细胞对细菌的吞噬作用。C反应蛋白不是抗体,正常人血清中含量甚微,当急性炎症时其含量剧增。临床常用C物质测定血清中C反应蛋白含量,对急性炎症疾病及活动性风湿热的诊断有一定意义。

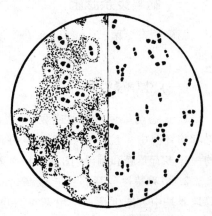

图3-14-3 肺炎球菌

本菌对理化因素抵抗力较弱,56℃,20分钟即可死亡。有荚膜菌株对干燥抵抗力较强,在干痰中可存活1~2个月。对多种消毒剂和抗生素敏感。

(二)致病性与免疫性

荚膜具有抗吞噬作用。一旦失去荚膜,细菌就失去致病力。该菌常寄生于人体上呼吸道,当机体抵抗力降低时,引起大叶性肺炎,并可继发胸膜炎、脓胸,也能引起中耳炎、败血症、脑膜炎等。

病后机体可获得较牢固的型特异性免疫,主要是产生荚膜多糖抗体,增强吞噬细胞的吞噬作用。

(三)微生物学检查

取痰液、脓汁或脑脊液沉淀物等标本作涂片染色后镜检,根据形态、排列及染色性等初步诊断。

将标本接种于血琼脂培养基培养,如发现草绿色溶血环的可疑菌落,再进行胆汁溶菌试验和菊糖发酵试验,与甲型溶血性链球菌相鉴别。

(四)防治原则

目前国外用荚膜多糖疫苗进行特异性预防,有一定的效果。人群感染肺炎链球菌型在不断变迁,且肺炎链球菌耐药菌株日益增多,因此要加强肺炎链球菌型的监测,并在治疗前作药敏试验。

第三节 奈瑟菌属

奈瑟菌属(*Neisseria*)是一群革兰阴性双球菌,无鞭毛,无芽胞,有菌毛,需氧,具有氧化酶和触酶阳性。对人致病的有脑膜炎奈瑟菌和淋病奈瑟菌。

一、脑膜炎奈瑟菌

脑膜炎奈瑟菌(*N. meningitidis*)俗称脑膜炎球菌,是引起流行性脑脊髓膜炎(流脑)的病原体。

(一)生物学性状

1. 形态与染色 肾形或豆形,成双排列,凹面相对。无鞭毛,无芽胞,革兰染色阴性。在患者脑脊液中多位于中性粒细胞内,形态典型,新分离的菌株多有荚膜和菌毛(图3-14-4、彩图4)。

2. 培养特性 营养要求较高,需在含有血清、血液等培养基中方能生长。常用巧克力血琼脂培养基培养。专性需氧,在5%~10%CO_2条件下生长更好。菌落圆形凸起,光滑透明似露滴状。产生自溶酶,人工培养物如不及时接种,超过48小时常死亡。

3. 抗原构造 主要有荚膜多糖抗原和外膜蛋白抗原等,是脑膜炎奈瑟菌分群与型的主要依据。

4. 抵抗力 对理化因素的抵抗力很弱。对干燥、热、冷、紫外线等十分敏感,在室温中3小时即死亡。常用消毒剂能迅速将其杀死。对磺胺类、青霉素、链霉素等敏感。

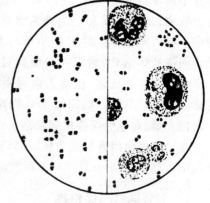

图3-14-4 脑膜炎奈瑟菌

(二)致病性与免疫性

1. 致病物质 有荚膜、菌毛和内毒素。荚膜有抗吞噬作用,菌毛可使细菌黏附在细胞表面,有利于进一步侵入。主要致病物质是内毒素,可引起机体发热、小血管及毛细血管形成血栓或出血,严重时造成DIC和中毒性休克。

2. 所致疾病 脑膜炎奈瑟菌是流脑的病原菌。本菌常寄居于正常人鼻咽部,主要由飞沫经呼吸道传播。在流行期间人群中带菌率可高达50%,只有极个别发病。病菌在易感者鼻咽部繁殖,潜伏期2~3天,当机体抵抗力降低时病菌大量繁殖并侵入血流引起菌血症或败血症。患者表现为恶寒、高热、恶心呕吐、皮肤黏膜出现出血点或出血斑。细菌可通过血脑屏障到达脑脊髓膜,引起化脓性炎症,患者出现剧烈头痛、喷射状呕吐、颈项强直等脑膜刺激征,严重者出现DIC和中毒性休克,危及生命。

3. 免疫性　机体对脑膜炎球菌的免疫以特异性体液免疫为主。抗体可通过调理作用促进白细胞的吞噬,活化补体引起溶菌。母体 IgG 可通过胎盘传给胎儿,故 6 个月内婴儿极少患流脑。儿童因血脑屏障未发育成熟,故发病率一般较成人高。

（三）微生物学检查

取患者脑脊液、血液或出血淤斑渗出物,带菌者取鼻咽拭子。标本应注意保暖、保湿并立即送检。

1. 直接涂片镜检　脑脊液经离心取沉淀物涂片,革兰染色或亚甲蓝染色后镜检。在中性粒细胞内外发现有革兰阴性双球菌可做出初步诊断。取出血淤斑标本应先皮肤消毒,用无菌针头挑破挤出少量液体印片,染色镜检,此法检出率较高。

2. 分离培养与鉴定　血液或脑脊液标本先增菌后,再接种于巧克力血琼脂培养基于 5%~10% CO_2 环境 37℃培养 24 小时,挑取可疑菌落涂片染色镜检,最后做生化反应和血清学试验进行鉴定。

3. 快速诊断　因脑膜炎球菌易发生自溶,患者脑脊液或血清中有可溶性抗原存在。应用血清学原理,可用已知群抗体快速检测相应抗原的有无。

（四）防治原则

对易感儿童接种流脑群特异性多糖抗原疫苗进行特异性预防。对可疑患者应早诊断、早隔离治疗,以控制传染源。流行期间儿童可口服磺胺药物等预防。

二、淋病奈瑟菌

淋病奈瑟菌(*N. gonorrhoeae*)俗称淋球菌,是人类淋病的病原体,主要引起人类泌尿生殖系统的急性或慢性化脓性感染,是我国目前最常见的性病之一。

（一）生物学性状

1. 形态与染色　形态与脑膜炎奈瑟菌相似。常成双排列,凹面相对似一对咖啡豆。无鞭毛、无芽胞、有菌毛和荚膜。革兰染色阴性。在脓汁标本中,淋病急性期病菌常位于中性粒细胞内,而慢性期则位于细胞外。

2. 培养特性　专性需氧,营养要求高。初次分离培养时需供给 5%~10%CO_2。用巧克力血琼脂培养基。最适温度为 35~36℃,菌落圆形凸起,灰白色,表面光滑。

3. 抗原构造　主要有菌毛蛋白抗原、脂多糖抗原、外膜蛋白抗原。

4. 抵抗力　淋病奈瑟菌对热、冷、干燥等极度敏感。对一般消毒剂及磺胺类药、青霉素等敏感,但易产生耐药性。

（二）致病性与免疫性

致病物质主要是表面结构,如菌毛、外膜蛋白等。人类是淋球菌的唯一宿主,主要通过性接触传播,也可通过接触被污染的衣物、浴盆、毛巾等传播。淋球菌侵入男女尿道或生殖道,引起泌尿生殖道化脓性炎症。成人感染初期一般引起男、女性尿道炎及女性子宫颈炎。如未治疗,则引起两性生殖系统炎症,严重者可导致女性不育。新生儿经产道娩出时可被淋球菌感染,引起眼结膜炎。

人类对淋球菌感染无天然抵抗力。患病后血清中可出现特异性抗体,但免疫不持久,仍可再感染。

(三)微生物学检查

取泌尿生殖道脓性分泌物涂片,革兰染色镜检。若在中性粒细胞内发现革兰阴性双球菌则有诊断价值。也可将标本进行分离培养后做出鉴定。

(四)防治原则

淋病是一种常见性病,预防的重要措施是取缔卖淫嫖娼,杜绝不正当两性关系。患病早期可用磺胺、青霉素、大观霉素治疗。对新生儿应立即用 1% 硝酸银滴眼,以防淋病性眼结膜炎。目前无有效的疫苗进行特异性预防。

学 习 小 结

致病性葡萄球菌是引起化脓性感染最常见的病原菌之一。其形态排列具有鉴别意义。血浆凝固酶、耐热核酸酶试验,可区别致病性或非致病性葡萄球菌。可通过皮肤创伤感染和血行播散,所致化脓性感染特点为脓汁黏稠和病灶局限化,还可导致毒素性疾病。临床上要注意医源性感染和耐药菌株的产生。

A 群链球菌也是引起化脓性感染的重要病原菌。链球菌的形态、排列具有鉴别意义。本菌能产生多种毒素和侵袭性酶类,对人体组织、器官有破坏作用。所致局部化脓病灶,脓汁稀薄、带血性、与周围正常组织界限不清。还可引起毒素性疾病和超敏反应性疾病。抗"O"试验可助风湿热的诊断。

肺炎球菌主要引起大叶性肺炎等。

脑膜炎奈瑟菌是引起人类流行性脑脊髓膜炎(流脑)的病原体;淋病奈瑟菌是引起人类淋病的病原菌。两者在形态、排列、染色性及培养特性上均相似,但所致疾病不同。前者由呼吸道传播,可用流脑疫苗进行特异性预防;后者由性接触传播,杜绝娼妓活动是预防的根本措施。用 1% 的硝酸银滴眼,可预防新生儿淋病性眼结膜炎。

思 考 题

1. 葡萄球菌分哪几类?哪一类致病性强?它们的主要生物学特性有哪些?

2. 简述金黄色葡萄球菌的致病物质及所致疾病。

3. 链球菌通常分为几种?哪种致病力最强?A 群致病因素有哪些?它们各引起哪些疾病?

4. 金黄色葡萄球菌与乙型溶血性链球菌引起的化脓性感染病灶特点有何不同?说明其原因。

5. 简述肺炎链球菌、脑膜炎奈瑟菌、淋病奈瑟菌的感染方式及所致疾病。

(彭慧丹)

第十五章 肠道杆菌

学习要点

1. 掌握志贺菌属的致病性、所致疾病及防治原则,沙门菌属的抗原构造、致病性、所致疾病及肥达试验的临床意义。

2. 熟悉肠道杆菌的共性、大肠埃希菌的致病条件及其所致疾病,痢疾标本采取及送检原则。

3. 理解变形杆菌属的生长现象。

肠道杆菌是一大群寄居在人和动物肠道中生物学性状相似的革兰阴性杆菌。多为肠道正常菌群,当宿主免疫力低下或细菌侵入肠道以外部位时,可引起疾病。少数为致病菌,主要有伤寒沙门菌、志贺菌、致病性大肠埃希菌等。沙门菌病是人畜共患病之一,其中,对人体危害较大的沙门菌病是伤寒,病死率超过 10%,每年发展中国家有 1 250 万以上的病例。菌痢也是世界上,尤其是发展中国家严重的传染病之一,全球每年病例超过 1.6 亿,并导致近百万患者死亡。致病性大肠埃希菌包括肠产毒性、肠侵袭性、肠致病性、肠出血性及肠集聚性 5 种类型。大肠埃希菌随粪便排出可污染水及食品。因此,卫生学上常检测样品中细菌总数和大肠菌群数作为食品、饮水是否被污染的指标。目前,已经研发出快速便捷的检测方法以及有效的防治措施。

第一节 概 述

一、共同生物学特性

1. **形态与结构** 革兰阴性杆菌,无芽胞,多数有周身鞭毛,致病菌多数有菌毛,少数有荚膜。

2. **培养特性** 兼性厌氧或需氧。在普通固体培养基上形成光滑型菌落,液体培养基中呈混浊生长。

3. **生化反应** 能分解多种糖类和蛋白质。在肠道鉴别培养基上,肠道非致病菌能分解乳糖,而致病菌一般不分解乳糖。能否发酵乳糖是鉴别肠道致病菌和非致病菌的重要依据之一。

4. **抗原结构**

(1) O 抗原 为菌体抗原,是细胞壁的脂多糖成分,具有属、种特异性。

(2) H 抗原 为鞭毛抗原,是鞭毛中的蛋白质。

(3) K 抗原 为多糖类物质,位于 O 抗原外围,与毒力有关。重要的 K 抗原有伤寒沙门菌的 Vi 抗原、大肠埃希菌的 K 抗原等。

5. 抵抗力　不强,易被一般消毒剂杀灭,加热 60℃,30 分钟死亡。

二、分类

肠道杆菌属于肠杆菌科,依据生化反应、抗原结构、DNA 同源性等进行分类。目前肠杆菌科至少有 30 个菌属,120 多个菌种,主要区别见表 3-15-1。

表 3-15-1　肠杆菌科重要菌属及代表菌种的主要鉴别

菌属	代表种	动力	葡萄糖	乳糖	靛基质	VP	尿酶	H₂S
埃希菌属	大肠埃希菌	+/-	⊕	⊕	⊕	-	-	-
志贺菌属	痢疾杆菌	-	+	-	+/-	-	-	-
沙门菌属	伤寒杆菌	+	+	-	-	-	-	-/+
	其他沙门菌	+	⊕	-	-	-	-	+/-
变形杆菌属	普通变形杆菌	+	⊕	-	+	-/+	+	+
肠杆菌属	产气杆菌	+	⊕	⊕	-	+	-	-

注:⊕:产酸产气,+:产酸或阳性,-:不产酸或阴性

第二节　埃希菌属

埃希菌属(*Escherichia*)细菌一般不致病,为肠道正常菌群,其中大肠埃希菌是最常见的临床分离菌。大肠埃希菌俗称大肠杆菌,当机体免疫力下降或细菌侵入肠外组织,可引起肠外感染。某些致病菌株可引起肠道内感染,导致腹泻。

一、生物学性状

革兰阴性杆菌,多数菌株有周身鞭毛和菌毛(图 3-15-1、彩图 5),有些菌株有多糖包膜(微荚膜)。在 SS 琼脂培养基上形成有色菌落。生化反应活跃,能发酵乳糖及多种糖类,产酸产气。IMViC试验为"++--"。本菌主要有 O、H、K 3 种抗原。

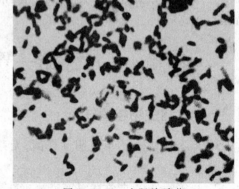

图 3-15-1　大肠埃希菌

二、致病性

1. 内源性感染　大肠埃希菌为肠道正常菌群,一般不致病。但移位于肠外组织或器官则可导致感染,以泌尿系统感染最常见。亦可致腹膜炎、手术创口感染。对免疫功能低下者,可引起败血症,甚至新生儿脑膜炎。

2. 外源性感染　某些血清型菌株可引起人类腹泻,称致病性大肠埃希菌。根据其毒力和致病机制不同,将致腹泻的大肠埃希菌分为 5 种类型,即:肠产毒性大肠埃希菌(ETEC)、肠致病性大肠埃希菌(EPEC)、肠侵袭性大肠埃希菌(EIEC)、肠出血性大肠埃希菌(EHEC)和肠集聚性大肠埃希菌(EAEC)。各型主要特征见表 3-15-2。

表 3-15-2 引起腹泻大肠埃希菌的主要特征

菌株	病型	致病机制	主要表现
ETEC	婴儿腹泻、旅游者腹泻	肠毒素(LT、ST)致肠液大量分泌	腹痛、大量水样便、脱水
EPEC	婴幼儿腹泻	黏附、破坏上皮细胞	发热、呕吐、水样便
EIEC	志贺样腹泻	侵袭和破坏肠上皮细胞	发热、脓血便(内含白细胞、红细胞)
EHEC	出血性结肠炎、腹泻	志贺样毒素、溶原噬菌体介导	腹泻、发热、血便、血小板减少性紫癜
EAEC	婴儿腹泻	菌毛吸附、毒素致肠液分泌	水样泻、呕吐、脱水

三、微生物学检查

1. 标本中细菌检查 腹泻者取粪便,肠外感染者取脓汁、脑脊液、中段尿等标本接种于血琼脂培养基和肠道选择培养基,血液标本先经肉汤增菌后再接种培养。根据菌落特征、生化反应及血清分型等做出鉴定。

2. 卫生细菌学检查 大肠埃希菌寄生在人体肠道,随粪便排出体外污染周围环境、水源及食品等。受检样品中大肠埃希菌愈多,表示被粪便污染愈严重,因此,卫生学上常检测样品中细菌总数和大肠菌群数,作为食品、饮水是否被污染的指标。我国细菌卫生标准:样品的细菌总数每毫升不超过 100 个;每升饮水中大肠菌群数不得超过 3 个;100 ml 饮料中大肠菌群数不得超过 5 个。

四、防治原则

增强机体免疫力,防止内源性感染;加强饮食卫生和水源管理;治疗选择庆大霉素、诺氟沙星等。

第三节 志 贺 菌 属

志贺菌属(*Shigella*)是人类细菌性痢疾最常见的病原菌,俗称痢疾杆菌。

一、生物学性状

志贺菌属为革兰阴性短小杆菌,无鞭毛、无芽胞,有菌毛(图 3-15-2)。在肠道选择培养基上形成无色半透明菌落。分解葡萄糖产酸不产气,一般不分解乳糖。不产生 H_2S,甲基红试验阳性。

志贺菌有 O 抗原和 K 抗原。O 抗原是分类的依据。K 抗原可阻止 O 抗原与相应 O 抗体发生凝集。根据 O 抗原不同,将志贺菌分为 4 个群、40 多个血清型或亚型(表 3-15-3)。我国以福氏志贺菌多见。

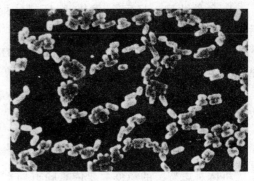

图 3-15-2 福氏志贺菌

133

本菌对理化因素抵抗力弱。56℃,10 分钟即可杀死。对酸及常用消毒剂敏感,在粪便中数小时死亡。易发生耐药变异,如对氯霉素、链霉素和磺胺类的耐药率达 80%~90%。

表 3-15-3　志贺菌属的分类

菌种	群	型	亚型
痢疾志贺菌	A	1~13	8a、8b、8c
福氏志贺菌	B	1~6、xy、变型	1a、1b、2a、2b、3a、3b、3c、4a、4n、5a、5b
鲍氏志贺菌	C	1~18	
宋内志贺菌	D	1	

二、致病性与免疫性

(一)致病物质

致病物质主要是侵袭力和毒素。

1. 侵袭力　志贺菌依靠菌毛黏附于回肠末端和结肠黏膜的上皮细胞表面,在黏膜固有层内形成感染病灶,引起炎症反应。细菌一般不侵入血流。

2. 内毒素　志贺菌各菌株均能产生强烈的内毒素。内毒素能使肠壁通透性增高,促进肠壁对内毒素的吸收,从而引起一系列中毒症状,如发热、神志障碍、中毒性休克等;内毒素能直接破坏肠黏膜,形成炎症、溃疡,出现典型的脓血黏液便;内毒素还作用于肠壁自主神经,使肠功能紊乱,造成肠蠕动失调和痉挛,尤其是直肠括约肌痉挛,因而出现腹痛、里急后重等症状。

3. 外毒素　A 群志贺菌 I 型和 II 型能产生外毒素,称志贺毒素。该毒素具有 3 种生物学活性:① 神经毒性　能使中枢神经系统严重受损;② 细胞毒性　能使肠黏膜细胞、肝细胞等变性坏死;③ 肠毒素性　具有类似大肠埃希菌、霍乱弧菌肠毒素作用,引起水样腹泻。

(二)所致疾病

志贺菌主要通过粪-口途径感染,引起细菌性痢疾(菌痢)。其传染源是患者和带菌者。常见的临床感染有 3 种类型。

1. 急性菌痢　起病急,发热,腹痛、腹泻、里急后重、排出脓血黏液便等。若治疗及时,预后良好。

2. 中毒性菌痢　多见于小儿。无明显的肠道症状。主要是毒素引起全身中毒症状,如高热、DIC、多器官功能衰竭等,病死率高。

3. 慢性菌痢　病程超过 2 个月,迁延不愈。主要原因是急性菌痢治疗不彻底、营养不良或机体免疫力低下。

(三)免疫性

机体对志贺菌的免疫主要依靠肠道局部 sIgA 的作用。因志贺菌群、型多,各型之间无交叉免疫,故病后免疫力不牢固。

三、微生物学检查

1. 标本采取　取脓血黏液便立即送检。若标本不能及时送检应保存在 30% 甘油缓冲盐水中。中毒性菌痢者取肛拭子检查。

2. 分离培养与鉴定　标本直接或增菌后接种于肠道选择培养基,37℃孵育 18～24 小时,挑取无色半透明的菌落做生化反应和血清学试验,确定菌群和菌型。

3. 快速诊断法　快速诊断法主要有免疫荧光菌球法、免疫染色法、协同凝集试验等。近年来,PCR 技术及 DNA 探针技术已应用于志贺菌的快速诊断。

四、防治原则

加强食品卫生管理,避免病从口入。对患者及带菌者要早发现、早治疗。治疗可选用磺胺类药、庆大霉素、小檗碱等。中草药(黄连、黄柏)等有一定疗效。

第四节　沙门菌属

沙门菌属(*Salmonella*)是一大群生化反应和抗原构造相似的革兰阴性杆菌,种类很多,已发现 2200 多个血清型。对人致病的有伤寒沙门菌和甲、乙、丙型副伤寒沙门菌。对人和动物均能致病的有鼠伤寒沙门菌、肠炎沙门菌、猪霍乱沙门菌等。

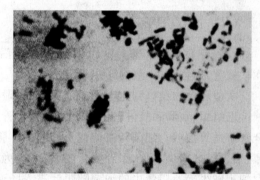

图 3-15-3　伤寒沙门菌

一、生物学性状

革兰阴性杆菌。无荚膜及芽胞,多数具有周身鞭毛,致病菌有菌毛(图 3-15-3、彩图 6)。营养要求不高,在普通琼脂培养基上形成光滑半透明的菌落。由于本菌不分解乳糖,在肠道选择培养基上形成无色菌落。主要生化特性见表 3-15-4。

表 3-15-4　致病沙门菌的主要生化特性

菌名	葡萄糖	乳糖	甘露醇	甲基红	H$_2$S	VP	枸橼酸盐	鸟氨酸脱羧酶
伤寒沙门菌	+	－	+	+	－/+	－	－	－
甲型副伤寒沙门菌	⊕	－	⊕	+	－/+	－	－	+
乙型副伤寒沙门菌	⊕	－	⊕	+	+++	－	－/+	+
丙型副伤寒沙门菌	⊕	－	⊕	+	+++	－	+	+
鼠伤寒沙门菌	⊕	－	⊕	+	+++	－	+	+
肠炎沙门菌	⊕	－	⊕	+	+++	－	+	+
猪霍乱沙门菌	⊕	－	⊕	+	+/－	－	+	+

注:⊕:产酸产气,+:产酸或阳性,-:阴性

沙门菌属主要有 O 抗原和 H 抗原,少数菌有 Vi 抗原。O 抗原成分为脂多糖,至少有58 种,根据 O 抗原将沙门菌分为 A、B、C、D 等 42 个组,引起人类疾病的沙门菌多属于 A～E 组,O 抗原能刺激机体产生 IgM 类抗体;H 抗原成分为蛋白质,同一组沙门菌根据 H 抗原不同可分为不同的种和型。H 抗原刺激机体产生 IgG 类抗体;Vi 抗原是一种表面抗原,与细菌的毒力有关,抗原性较弱。

本菌对理化因素抵抗力弱。65℃,15 分钟,70% 乙醇或 5% 苯酚 5 分钟可杀死。在粪便中存活 1～2 个月,水中可存活 2 周。对氯霉素极敏感。

二、致病性与免疫性

(一)致病物质

1. 侵袭力　有毒菌株借助菌毛黏附在小肠黏膜细胞,并穿过上皮细胞层到达黏膜下层,Vi 抗原具有抗吞噬作用。

2. 内毒素　沙门菌产生的内毒素,吸收入血后引起发热、白细胞减少、中毒性休克。内毒素还能激活补体,吸引白细胞,导致肠道局部炎症。

3. 肠毒素　鼠伤寒沙门菌等能产生肠毒素,引起水样腹泻。

(二)所致疾病

1. 肠热症　即伤寒与副伤寒,由伤寒沙门菌和甲、乙、丙型副伤寒沙门菌引起。典型伤寒症状较重,病程长,一般为 3～4 周。

病菌随食物经口到达小肠,依靠菌毛吸附在小肠黏膜细胞表面,并穿过上皮细胞层侵入肠壁淋巴组织,在肠系膜淋巴结繁殖后经胸导管进入血流,引起第一次菌血症。患者出现发热、全身不适等症状。细菌随血流侵入骨髓、肝、脾、胆、肾等器官,在其中大量繁殖后再次进入血流,引起第二次菌血症,患者症状明显,表现为持续高热、相对缓脉、肝脾大、皮肤玫瑰疹、外周白细胞减少等。胆囊中的细菌随胆汁进入肠道,一部分从粪便排出,另一部分病菌可再次侵入肠壁淋巴组织,引起迟发型超敏反应,导致局部组织坏死和溃疡。此时若不注意饮食则易诱发肠穿孔。肾中的细菌可随尿液排出。随着机体免疫力的增强,病菌大部分被消灭,进入恢复期,患者逐渐康复。

伤寒病愈后,部分患者可自粪便继续排菌 1～3 个月,少数人排菌可达 1 年以上。

2. 食物中毒　即急性胃肠炎,多由鼠伤寒沙门菌、猪霍乱沙门菌、肠炎沙门菌等引起。当食入被病菌污染的食物后 4～24 小时可发病,表现为发热、恶心呕吐、腹痛腹泻等症状。一般2～4 天可完全恢复。

3. 败血症　主要由猪霍乱沙门菌、丙型副伤寒沙门菌、鼠伤寒沙门菌等引起。多见于儿童。病菌进入肠道后,侵入血流大量繁殖引起严重败血症症状。表现为高热、寒战、贫血,并可引起全身器官局部化脓灶,如脊髓炎、脑膜炎、心内膜炎等。

(三)免疫性

伤寒或副伤寒病后可获得牢固的免疫力,再次感染少见。机体免疫以细胞免疫为主,体液免疫中,sIgA 在局部发挥作用。检查血中抗体对诊断伤寒感染有意义。

三、微生物学检查

(一)病原菌的分离鉴定

1. 标本采取 伤寒病根据病情不同采取标本。第 1 周取血液,第 2~3 周取粪便或尿液,整个病程均可取骨髓。急性胃肠炎取呕吐物或可疑食物。

2. 分离培养与鉴定 血液和骨髓标本先用胆汁肉汤增菌;粪便及尿液沉渣可直接接种于肠道选择培养基,经 37℃,18~24 小时培养,挑取可疑菌落涂片染色镜检,并接种于双糖含铁半固体培养基,最后做生化反应和玻片凝集试验鉴定。

3. 快速诊断 可采用 SPA 协同凝集试验、酶联免疫吸附试验等方法检测患者血清或尿液中伤寒沙门菌、副伤寒沙门菌的可溶性抗原,协助临床早期诊断伤寒或副伤寒。

(二)血清学试验

常用的是肥达试验(wida test)。用已知伤寒沙门菌 O、H 抗原和甲、乙、丙型副伤寒沙门菌 H 抗原与患者血清做定量凝集试验,以测定其血清中相应抗体的含量,协助诊断伤寒或副伤寒。判断结果时,需要考虑下列情况。

1. 正常人抗体水平 由于预防接种或隐性感染等原因,正常人血清中可含有一定量的抗体,其效价随地区不同而有差异。一般来说,O 凝集价≥1:80,H 凝集价≥1:160,副伤寒 H 凝集价≥1:80,才有诊断意义。

2. O 与 H 抗体的诊断意义 机体患伤寒后,O 抗体(IgM)出现较早,维持时间短(几个月)。H 抗体(IgG)出现较晚,维持时间长(数年)。若 O、H 凝集价均超过正常值,则患伤寒或副伤寒可能性大;若二者均低,则可能性甚小,若 O 效价高而 H 不高,可能是感染早期;若 H 效价高而 O 不高,则可能是预防接种或非特异回忆反应。另外,极少数伤寒患者在整个病程中肥达试验始终呈阴性,这种现象与免疫功能低下或感染早期大量应用抗生素有关。

四、防治原则

加强饮水、食品卫生管理,发现患者和带菌者及早隔离治疗。对于伤寒与副伤寒的特异预防,目前口服减毒活疫苗 Ty21a,效果较好且不良反应小。有效治疗药物是环丙沙星,耐药者可选用氨苄西林或复方新诺明等。

第五节 变形杆菌属

变形杆菌属(Proteus)包括普通变形杆菌、奇异变形杆菌、产黏变形杆菌和潘氏变形杆菌 4 种(彩图 7)。为革兰阴性杆菌,有明显的多形性,可呈球状或丝状。无荚膜,有周身鞭毛,运动活泼。

本菌营养要求不高,在普通琼脂培养基上常呈扩散生长,形成以接种部分为中心的厚薄交替、同心圆型分层的波纹状菌苔,称迁徙生长现象。能迅速分解尿素是本菌的一个重要特征。

变形杆菌属有 O 和 H 两种抗原,是分群和型的依据。普通变形杆菌 X_{19}、X_2、X_K 菌株的 O 抗原,与某些立克次体有共同抗原成分,故临床上常用这些变形杆菌菌株代替立克次体与斑疹伤寒、恙虫病患者血清做凝集试验,称外斐(weil-Felix)试验,来辅助诊断立克次体病。

变形杆菌广泛分布于自然界和人及动物肠道中,为条件致病菌。可引起创伤感染、泌尿系统感染,有的菌株可引起脑膜炎、腹膜炎、败血症、食物中毒和婴幼儿腹泻等。

学习小结

肠道杆菌是人类肠道中一大类革兰阴性无芽胞、多数有鞭毛的杆菌。生化反应活跃,抗原结构复杂。大肠埃希菌是肠道正常菌群,多数为条件致病菌,某些抗原型能致人类腹泻。在卫生学上常以检测大肠菌群指数和细菌总数作为饮水、食品等被污染的指标。

志贺菌属是引起人类细菌性痢疾的病原菌。分为 4 群:A 群(痢疾志贺菌),B 群(福氏志贺菌),C 群(鲍氏志贺菌),D 群(宋内志贺菌)。致病物质有菌毛、内毒素、外毒素。引起人类急性菌痢、慢性菌痢、中毒性菌痢等。

与人类关系密切的沙门菌有伤寒、副伤寒(A、B、C)、肠炎、猪霍乱、鼠伤寒沙门菌等。可引起伤寒、副伤寒、食物中毒及败血症等。带菌者对伤寒、副伤寒的发生及流行病学有一定的意义。伤寒愈后可获得牢固免疫力。肥达反应可作为伤寒、副伤寒的辅助诊断。对肥达反应结果,要根据免疫反应特点、人群免疫状态及临床表现等进行综合分析,做出准确判断。

变形杆菌为条件致病菌,某些菌株的菌体抗原与某些立克次体有共同抗原成分,通过外斐反应,可辅助诊断立克次体病。

思 考 题

1. 肠道杆菌有哪些共同特征?
2. 简述大肠埃希菌与人类的关系及卫生学意义?
3. 对于伤寒不同病程应采取什么标本?对伤寒带菌者如何检查?有何意义?
4. 何谓肥达试验?其结果分析、判断应考虑哪些因素?
5. 如何采集细菌性痢疾、伤寒标本?送检过程中应注意哪些问题?

(万巧凤)

第十六章　其他重要病原菌

学习要点

1. 掌握破伤风梭菌、结核分枝杆菌、霍乱弧菌、白喉棒状杆菌的主要生物学性状、致病性及破伤风梭菌的防治原则。

2. 熟悉上述病原菌的免疫性、微生物学检查及防治原则。

3. 理解其他厌氧芽胞梭菌、麻风分枝杆菌的主要生物学性状和致病性。

霍乱、结核、麻风、白喉均属国家检疫传染病。霍乱对人类健康危害严重，历史上曾发生过7次全球性大流行，造成数千万人死亡；结核病被称为痨病和"白色瘟疫"，曾在全世界广泛流行，夺去了数亿人的生命。直至目前，全世界每年至少有300万人死于结核；破伤风梭菌引起的破伤风病死率高达20%以上；白喉在人类历史上多次发生流行，曾经是大规模频繁爆发的恐怖疾病，夺去了无数儿童的生命。因此，学习和掌握这些重要病原菌的基本特性和致病性及防治原则，对于今后的防病治病工作尤为重要。

第一节　霍乱弧菌

霍乱弧菌(*V. cholera*)属于弧菌属，是引起霍乱的病原菌。霍乱是一种烈性消化道传染病，在人类历史上共发生过7次世界性大流行，前6次均由古典生物型引起，第7次由 El Tor 生物型引起。

一、生物学性状

1. 形态与染色　菌体弯曲，呈弧形或逗点状，经人工培养后易失去弧形而呈杆状；有单鞭毛，运动活泼；有菌毛，少数菌株有荚膜，不形成芽胞，革兰染色阴性(图3-16-1、彩图8)。在患者米泔水样便标本中，可见鱼群样穿梭运动的细菌。

2. 培养特性与生化反应　营养要求不高。耐碱不耐酸，在 pH 8.5~9.0 的碱性蛋白胨水中生长良好，故初次分离霍乱弧菌常用碱性蛋白胨水以选择性增菌。能发酵多种糖类，氧化酶与触酶阳性，霍乱红反应阳性。

3. 抗原构造与分型　霍乱弧菌有 O 与 H 两种抗原。根据 O 抗原不同，目前将霍乱弧菌分为 155 个血清群，其中 O1 群、O139 群引起霍乱。O1 群霍乱弧菌根据抗原组分不同可分为小川型、稻叶型和彦岛型3个血清

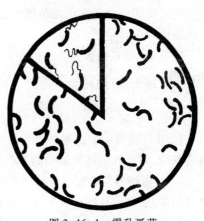

图3-16-1　霍乱弧菌

型;根据表型的差异,O1 群霍乱弧菌每一血清型又可分为两个生物型:即古典生物型和 El Tor 生物型。

4. 抵抗力　较弱,对热力、干燥、酸类及化学消毒剂敏感,但能耐碱。El Tor 生物型菌株在自然界生存力较古典生物型菌株强,在河水中能存活两周以上,在蔬菜、水果上可存活一周,100℃,2 分钟可杀死细菌。用漂白粉(1 份漂白粉加 4 份水)处理患者排泄物或呕吐物 1 小时可达到消毒目的。对链霉素、氯霉素等敏感。

二、致病性与免疫性

(一)致病物质

1. 鞭毛与菌毛　霍乱弧菌依靠鞭毛运动穿过肠黏膜表面的黏液层,借助菌毛黏附于肠壁上皮细胞迅速生长繁殖。

2. 霍乱肠毒素(cholera enterotoxin,CE)　由 A 与 B 两个亚单位组成。一个完整的 CE 分子由 1 个 A 亚单位和 5 个相同的 B 亚单位构成。A 亚单位又分为 A_1 与 A_2 两个部分,A_1 是 CE 的毒性成分。B 亚单位能与小肠黏膜上皮细胞上的神经节苷脂受体结合,使 CE 分子变构,A 亚单位则脱离 B 亚单位进入细胞膜。A_1 作用于腺苷酸环化酶,使细胞内 ATP 转变为 cAMP。cAMP 水平升高后,促进肠黏膜细胞主动分泌 Na^+、K^+、HCO_3^- 和水,造成肠液大量分泌,导致严重的腹泻和呕吐。

(二)所致疾病与免疫性

霍乱的传染源是患者与带菌者。病菌主要通过污染的水源或食物经口感染。当某些因素使胃酸降低时,部分霍乱弧菌可由胃进入小肠,黏附在肠黏膜表面迅速繁殖,产生和分泌肠毒素作用于肠黏膜细胞而致病。一般在食入病菌 2~3 天后开始出现明显的临床症状,患者表现为剧烈的腹泻和呕吐,排出米泔水状腹泻物,造成机体严重脱水,血容量明显减少,出现微循环衰竭;由于电解质丧失和功能紊乱,可引起代谢性酸中毒。严重者因肾衰竭、休克而死亡,如能及时给患者补充液体和电解质,则能极大降低病死率。El Tor 生物型引起的霍乱病症较古典生物型霍乱轻。

病后机体可获得牢固的免疫力,患者血液和肠腔中出现特异性抗肠毒素抗体和抗菌抗体,再次感染少见。

感染 O1 群霍乱弧菌获得的免疫力对 O139 群霍乱弧菌感染无交叉免疫。

三、微生物学检查

取患者米泔水样便和呕吐物标本,派专人快速送检。

1. 直接镜检　取标本做悬滴法检查,以观察是否有鱼样穿梭运动的弧菌。涂片进行革兰染色镜检,如发现鱼群状排列的革兰阴性弧菌,可初步诊断。

2. 分离培养与鉴定　将标本接种碱性蛋白胨水选择性增菌后,再接种 TCBS 琼脂培养基分离培养,根据菌落特征及生化反应最后做出鉴定。

此外,还可用荧光菌球试验,协同凝集试验等方法进行快速诊断。

四、防治原则

加强水源、粪便管理,改善卫生环境,做好检疫工作。发现患者应严格隔离治疗。

人群中接种霍乱死疫苗,可提高特异性免疫力。但维持时间短,仅 3~6 个月。目前已研制的口服减毒重组活疫苗与类毒素混合菌苗正在试用阶段。

治疗患者的关键措施是及时补充液体和电解质,同时使用抗菌药物,如强力毒素、四环素、氯霉素等。由于体液疗法及抗生素在治疗霍乱方面的应用,目前霍乱治愈率较高,病死率不断降低。

第二节　厌氧芽胞梭菌属

厌氧芽胞梭菌属(*Clostridium*)细菌专性厌氧,革兰染色阳性,能形成芽胞。因芽胞直径多大于菌体宽度,使菌体膨大呈梭形而得名。本菌属广泛分布于土壤、人和动物肠道,大多数为腐生菌,少数为致病菌。致病菌主要有破伤风梭菌、产气荚膜梭菌和肉毒梭菌。

一、破伤风梭菌

破伤风梭菌(*C. tetani*)亦称破伤风杆菌,广泛分布于土壤、人和动物的肠道,是破伤风的病原菌。常发生在战伤感染或产科感染,感染后病死率高达 20% 以上。

(一)生物学性状

菌体细长,有周身鞭毛,无荚膜,革兰染色阳性。芽胞呈圆形,位于菌体顶端,似鼓槌状(图 3-16-2、彩图 9),本菌专性厌氧,在血琼脂培养基上厌氧培养后,菌落周围有溶血环。在疱肉培养基中使肉汤变浊,肉渣变黑并有腐臭味。本菌形成芽胞后,对外界理化因素抵抗力

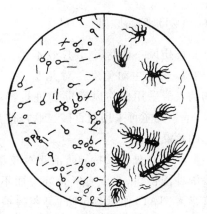

图 3-16-2　破伤风梭菌

强,在土壤中可存活数十年。100℃,1 小时才破坏,121.3℃,15 分钟杀死。在 5% 苯酚中能存活 10~15 小时。其繁殖体对青霉素敏感。

(二)致病性与免疫性

1. 致病条件　破伤风梭菌主要通过皮肤创伤、外科切口缝合、脐带残端等污染侵入机体。本菌感染和繁殖的重要条件是伤口厌氧环境。一般下列情况易造成厌氧环境:① 伤口深而狭窄,并有泥土或异物污染;② 伤口坏死组织多,局部组织缺血;③ 同时伴有需氧菌混合感染。

2. 致病物质　主要是破伤风痉挛毒素,该毒素是破伤风梭菌产生的外毒素,属神经毒素,毒性极强。不耐热,可被蛋白酶破坏。

3. 致病机制和所致疾病　破伤风梭菌的芽胞污染伤口,在无氧环境下,芽胞萌发形成繁殖体在局部繁殖,繁殖体合成并释放破伤风痉挛毒素,毒素进入血液后形成毒血症。该毒素对

脑干神经和脊髓前角神经细胞有高度亲和力,经过末梢神经沿神经纤维上行或通过淋巴和血液途径到达中枢神经,与脊髓及脑干组织中的神经节苷脂结合,封闭脊髓抑制性突触,阻止抑制性中间神经元释放抑制性介质,干扰其调节功能,结果使屈肌与伸肌同时强烈地收缩(图 3-16-3),兴奋性异常增高,骨骼肌强直性痉挛,患者出现苦笑面容、牙关紧闭、颈项强直、角弓反张等症状,严重者因呼吸肌痉挛导致窒息而死亡。新生儿多因脐带感染而引起破伤风。

破伤风痉挛毒素与类毒素都能刺激机体产生抗毒素抗体。但由于痉挛毒素毒性极强,微量毒素即可致病,但不足以引起机体免疫应答,故病后免疫力不强。

(三)微生物学检查

破伤风临床症状典型,易诊断,一般不做微生物学检查,特殊情况可取伤口坏死组织或渗出液涂片染色镜检,同时接种疱肉培养基培养,并用培养物滤液做动物毒力试验。

(四)防治原则

破伤风一旦发病,其疗效不佳,故预防特别重要。

1. 人工主动免疫　对儿童、军人和其他易受外伤的人群采用破伤风类毒素进行特异性预防。6 个月~6 岁儿童可采用白百破三联疫苗接种 3 次,间隔 4~6 周,可同时获得对白喉、百日咳、破伤风的免疫力。

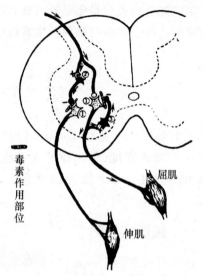

图 3-16-3　破伤风痉挛毒素作用机制

2. 伤口处理及特异防治　对较深的伤口且有污染者,首先应清创、扩创,并用过氧化氢溶液冲洗伤口,造成有氧微环境而不利细菌生长繁殖;同时肌内注射 1 500~3 000 U 破伤风抗毒素(TAT)作紧急预防,可获得被动免疫;对已发生破伤风的患者应早期足量注射 TAT,以中和破伤风痉挛毒素进行特异性治疗。由于 TAT 是马血清制剂,能引起机体超敏反应,故注射前应做皮肤过敏试验,必要时采用脱敏注射。近年来使用人抗破伤风免疫球蛋白,疗效较好,且不易引起超敏反应。此外,注射青霉素等抗生素能抑制破伤风梭菌在伤口繁殖。

二、产气荚膜梭菌

产气荚膜梭菌(*C. perfingens*)亦称产气荚膜杆菌,广泛分布于自然界及人和动物肠道中,其中 A 型产气荚膜梭菌是气性坏疽的主要病原菌。

(一)生物学性状

产气荚膜梭菌为革兰阳性粗大杆菌,芽胞呈卵圆形,位于菌体中央或次极端。在人或动物创伤组织中形成荚膜,无鞭毛(彩图 10)。一般厌氧生长,繁殖快。能分解多种糖类产酸产气。在牛乳培养基中分解乳糖产酸,使酪蛋白凝固,同时产生大量气体将凝固的酪蛋白冲成蜂窝状,气势凶猛,此称"汹涌发酵现象",为本菌的主要特征。

根据细菌产生毒素的种类等不同,产气荚膜梭菌可分为 A、B、C、D、E 5 个型别。

（二）致病性

能产生多种外毒素与侵袭性酶类。该菌有荚膜,侵袭力强。主要引起气性坏疽、食物中毒、坏死性肠炎。

1. 气性坏疽　产气荚膜梭菌经创伤感染,在局部迅速繁殖,产生多种毒素与侵袭性酶,溶解组织造成坏死。同时分解肌肉组织中的糖类产生大量气体,导致气肿,由于浆液渗出,局部水肿,进而挤压软组织和血管,影响血液供应,进一步促进组织坏死。典型病例表现为组织肿胀、水气夹杂、触摸有捻发感,组织坏死伴有恶臭味,严重者可因全身中毒而死亡。

2. 食物中毒　A 型的某些菌株产生肠毒素,其作用类似霍乱肠毒素,食入后可引起食物中毒,表现为剧烈的腹痛腹泻,1~2 天后可恢复。

3. 坏死性肠炎　C 型菌株产生 β 毒素,可引起急性坏死性肠炎。表现为腹痛、腹泻、粪便带血,可并发周围循环衰竭、腹膜炎等。

（三）微生物学检查

取伤口坏死组织或分泌物涂片革兰染色镜检。必要时做厌氧培养,取可疑菌落进一步鉴定,根据汹涌发酵现象、动物试验做细菌镜检等最后鉴定。

（四）防治原则

对创伤及时做清创、扩创处理。同时使用青霉素进行有效治疗。

三、肉毒梭菌

肉毒梭菌(C. botulinm)是引起食物中毒的病原菌之一,其死亡率高。

（一）生物学性状

肉毒梭菌为粗大杆菌,革兰染色阳性。无荚膜,有周身鞭毛。芽胞呈卵圆形,大于菌体宽度,位于菌体次极端呈网球拍状(彩图 11)。专性厌氧。在疱肉培养基中使肉渣变黑并有腐败恶臭,本菌芽胞抵抗力强。

（二）致病性

肉毒梭菌能产生强烈的外毒素即肉毒毒素,此毒素为嗜神经毒素,是已知毒素中毒力最强者。细菌污染食物,在厌氧环境下繁殖并产生毒素,当人食入后,毒素经肠道吸收入血并扩散至全身,侵犯中枢神经系统,使乙酰胆碱释放受阻,影响神经冲动传递,导致肌肉松弛性麻痹,出现一系列特殊症状,表现为眼睑下垂、瞳孔放大、斜视、吞咽困难,严重者因呼吸肌和心肌麻痹而死亡。

（三）微生物学检查

主要检查食物中的毒素,将可疑食物制成悬液,沉淀后取上清液注入小鼠腹腔,1~2 天观察发病情况。

（四）防治原则

加强有关食品、特别是罐头制品的卫生监督和管理。食品加热是预防本病的关键。治疗患者应尽早注射多价肉毒抗毒素，同时应加强护理，注意预防呼吸肌麻痹和窒息发生。

第三节 分枝杆菌属

分枝杆菌属（*Mycobacterium*）是一类细长杆菌，因生长时有分枝的趋势而得名。本菌属细菌含有大量脂质，染色时一般不易着色，若经加温或延长染色时间使其着色后，又不易被盐酸酒精脱色，故又称抗酸杆菌。本属细菌种类较多，对人致病的主要有人型和牛型结核分枝杆菌及麻风分枝杆菌。

一、结核分枝杆菌

结核分枝杆菌（*M. tuberculosis*）俗称结核杆菌，是结核病的病原菌。本菌可侵犯全身各组织器官，但以肺结核多见。据 WHO 报道，目前全世界每年约有 800 万新病例发生，至少有 300 万人死于结核病。我国在新中国成立前结核病流行极为严重。在新中国成立后，人民生活水平不断提高，卫生条件极大改善，随着结核病的群防群治工作深入开展，结核病的发病率和死亡率大为降低。但结核病至今仍是重要的传染病，目前我国每年约有 140 万新病例发生，至少有 20 万人死于结核病。

近年来，由于艾滋病、吸毒、酗酒、免疫抑制剂应用等原因，世界上一些地区的发病率又有上升趋势。

（一）生物学性状

1. 形态与染色 菌体细长，略带弯曲，呈分枝状排列或聚集成团，无鞭毛，不形成芽胞，有荚膜（但因破坏而不易见）（图 3-16-4）。抗酸染色阳性，菌体呈红色，而非抗酸菌和细胞被染成蓝色（彩图 12）。

2. 培养特性 专性需氧。最适温度为 37℃，低于30℃或高于42℃均不生长。适宜 pH 为 6.5~6.8，营养要求高，生长缓慢，在含有甘油、鸡蛋、马铃薯、孔雀绿的Lowenstein-Jensen 培养基上经 2~4 周培养后，可见粟米

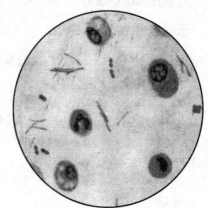

图 3-16-4 结核分枝杆菌

大小的菌落，呈米黄或乳白色，干而粗糙，堆在一处呈菜花状。在液体培养基中形成有皱褶的厚菌膜。

3. 抵抗力 结核分枝杆菌细胞壁含有大量脂质，故对干燥抵抗力特别强。在尘埃中能保持传染性 8~10 天，在干燥痰液中存活 6~8 个月，对酸碱及一般消毒剂均有一定的抵抗力。对湿热敏感，液体中加热 62~63℃，15 分钟即被杀死。对紫外线敏感，日光直接照射数小时可杀灭细菌。对乙醇敏感，对异烟肼、链霉素、利福平等药物敏感。

4. 变异性　结核分枝杆菌可发生形态、菌落、毒力、免疫原性及耐药性等变异。1908 年，法国医生卡迈特与介兰（Calmette-Guerin）二人将有毒的牛型结核分枝杆菌在含胆汁、甘油、马铃薯的培养基中经 13 年 230 次传代培养，获得了减毒株，称为卡介苗（BCG）。卡介苗现广泛用于结核病的预防。

结核分枝杆菌对异烟肼、链霉素、利福平等药物能产生耐药性。

（二）致病性

结核分枝杆菌不产生外毒素、内毒素和侵袭性酶,其致病性主要与菌体成分及机体产生的免疫损伤有关。

1. 致病物质

（1）荚膜　主要成分为多糖。能抑制吞噬细胞内吞噬体与溶酶体的融合而具有抗消化作用,还可与补体受体 CR3 结合,具有黏附作用。

（2）脂质　是细胞壁的主要成分,包括磷脂、分枝菌酸、索状因子、蜡质 D 和硫酸脑苷脂等。这些脂质成分能抵抗吞噬细胞的吞噬、促进单核细胞增生、促使结核结节形成和干酪样坏死,同时导致机体迟发型超敏反应的发生。

（3）蛋白质　主要成分是结核菌素,与蜡质 D 结合后能引起机体超敏反应。

2. 所致疾病　结核杆菌可通过多种途径侵入机体,导致组织器官损伤,其中以呼吸道感染引起的肺结核最多见。由于细菌毒力、侵入数量和机体免疫状态不同,肺结核有两类表现。

（1）原发感染　多发生于儿童。结核杆菌通过呼吸道进入肺泡,被巨噬细胞吞噬,由于菌体成分能抵抗胞内消化使细菌继续繁殖,巨噬细胞死亡崩解释放出大量病菌,在肺泡内引起渗出性炎症,称为原发灶。病菌可通过淋巴管扩散至肺门淋巴结,引起淋巴管炎和肺门淋巴结肿大。原发灶、淋巴管炎、肿大的肺门淋巴结称为原发综合征,X 线检查可见哑铃形阴影为其主要特征。随着机体特异性免疫产生,原发灶多能自愈,形成纤维化或钙化。但有一定数量的结核杆菌仍可在病灶中长期潜伏,作为以后内源性感染的病原。有少数患者因机体免疫力低下,病菌可经血流扩散,引起全身粟粒性结核,常侵犯淋巴结、关节、肾及脑膜等引起相应的结核病。

（2）原发后感染　多发生于成人。病菌可以是外来的（外源性感染）或是体内原发灶中残存的（内源性感染）。由于机体已形成特异性细胞免疫,对结核杆菌有较强的限制能力,因此病灶常限于肺部,其特征是发生慢性肉芽肿炎症,可形成结核结节、干酪样坏死纤维化,甚至液化形成空洞。

（三）免疫性与超敏反应

1. 免疫性　人类对结核杆菌感染有一定的免疫力。机体虽然能产生多种抗体但无保护作用,抗结核免疫主要是细胞免疫。结核杆菌初次侵入呼吸道后,肺泡中未活化的巨噬细胞抗菌能力弱,不能杀灭被吞噬的细菌,但可提呈抗原,使周围 T 淋巴细胞致敏而产生多种细胞因子,这类细胞因子再激活巨噬细胞,增强吞噬作用而杀灭病灶中的病菌。抗结核免疫属感染免疫或有菌免疫,即结核杆菌在机体存在时,才有免疫力,一旦结核杆菌消失,抗结核免疫也随之消失。

2. 免疫与超敏反应 机体对结核杆菌形成细胞免疫的同时,也产生了迟发型超敏反应。从郭霍现象(Koch phenomenon)可以观察到,初次注射结核杆菌于豚鼠皮下,两周后注射部位出现坏死,形成溃疡,很难愈合,同时附近淋巴结肿大,细菌扩散至全身,表现为原发感染的特点;若同一豚鼠再次注射同量结核杆菌,1~2 天内,局部迅速出现溃疡,但能迅速愈合,细菌很少扩散,表现出原发后感染的特点。可见再感染时溃疡浅、易愈合、不扩散,表明机体已有一定免疫,但再感染时溃疡发生快,说明在产生免疫的同时伴有超敏反应的发生。

3. 结核菌素试验 是以结核菌素为抗原来检测受试者对结核杆菌是否有迟发型超敏反应的一种皮肤试验。结核菌素有两种:一种为旧结核菌素(old tuberculin,OT),另一种是纯蛋白衍生物(purified protein derivative,PPD)。

(1) 方法 取 0.1 ml(含 5 U)OT 或 PPD 注射于前臂掌侧皮内,48~72 小时检测局部有无红肿硬结。

(2) 结果与解释 若注射局部出现红肿硬结>5 mm 为阳性反应,表明机体有过感染或接种过卡介苗,对该菌有迟发型超敏反应和免疫力;红肿硬结≥15 mm 为强阳性,表明机体可能有活动性结核;若<5 mm 为阴性反应,表明受试者可能未感染过结核杆菌。但应排除下列情况:受试者处于原发感染早期或正患其他传染病以及使用了免疫抑制剂的人,均可暂时出现阴性反应。

(3) 应用 ① 选择卡介苗接种对象及测定免疫效果;② 作为婴幼儿结核病的辅助诊断;③ 在未接种卡介苗的人群中做结核病的流行病学调查;④ 测定肿瘤患者细胞免疫功能。

(四)微生物学检查

根据结核杆菌感染类型不同采集标本,如痰液、尿、粪便、脑脊液、胸水等。

1. 涂片染色镜检 将标本直接或浓缩集菌处理后涂片抗酸染色镜检。如发现抗酸染色阳性菌,可初步诊断。也可用金胺染色在荧光显微镜下观察细菌。

2. 分离培养 将浓缩集菌并处理后的标本接种于 Lowenstein 培养基 37℃ 培养,每周观察一次,根据细菌生长速度、菌落特征、色素产生情况及染色镜检结果作出判定。

此外,还可做动物试验观察其发病情况及用快速诊断的方法检测细菌。

(五)防治原则

结核病的特异性预防是在易感人群中接种卡介苗,接种的主要对象是婴幼儿及结核菌素试验阴性者。目前,我国规定婴儿出生后即接种卡介苗。1 岁以上需先做结核菌素试验,阴性者接种。卡介苗接种后 2~3 个月再做结核菌素试验,如仍为阴性者需再接种。接种后免疫力可维持 3~5 年。

结核病的治疗原则是:早发现、早治疗;联合用药、彻底治疗。其首选药为异烟肼、链霉素、利福平等。

二、麻风分枝杆菌

麻风分枝杆菌(*M. leprae*)亦称麻风杆菌,是麻风病的病原菌。麻风是一种慢性传染病,特点是潜伏期长(2~5 年),发病缓慢,病程长。新中国成立后我国大力开展麻风病防治工作,近年来其发病率已大幅度降低,目前我国麻风病例已不足 7 万人。

（一）生物学性状

麻风杆菌大小、形态、染色性与结核杆菌相似,常在细胞内聚集,呈束状排列,此称为麻风细胞(彩图 13)。麻风杆菌在体外人工培养不能存活,接种到犰狳体内可引起瘤型麻风。

（二）致病性与免疫性

病菌可由患者鼻分泌物、痰、泪、乳汁、精液、阴道分泌物排出。与患者长期密切接触后,病菌通过破损的皮肤、黏膜进入机体。近年来发现也可通过呼吸道传染。病菌主要侵袭皮肤和周围神经,也可累及深部组织和内脏器官。根据机体的免疫状态、临床表现等可将麻风分为瘤型、结核样型和界线类综合征 3 型。机体对麻风的免疫主要是细胞免疫。

（三）微生物学检查

刮取患者鼻黏膜和皮肤病变标本直接涂片,经抗酸染色后镜检。必要时还可做病理组织切片检查。麻风菌素试验可用于麻风病的分型。

（四）防治原则

麻风至今尚无特异性预防方法。在流行地区定期开展群众性普查,早发现、早隔离治疗。治疗药物目前仍以砜类药物为主,临床多采用几种药物联合治疗。

第四节 白喉棒状杆菌

白喉棒状杆菌(*C. diphtheriae*)俗称白喉杆菌,是白喉的病原菌。白喉是一种急性呼吸道传染病。

一、生物学性状

1. 形态与染色 菌体细长略弯曲,一端或两端膨大呈棒状。无荚膜、无鞭毛,不形成芽胞。菌体排列不规则,常呈 L、Y、V 形或栅栏状(图 3-16-5)。革兰染色阳性,用亚甲蓝或奈瑟染色可见菌体内着色较深的异染颗粒,是本菌形态的主要特征(彩图 14)。

2. 培养特性 需氧或兼性厌氧,在吕氏血清培养基上生长良好。在含有 0.03%~0.04%亚碲酸钾血琼脂培养基上形成黑色菌落,根据其对亚碲酸钾的还原能力、溶血能力、菌落特征与生化反应,可将白喉棒状杆菌分为重型、中间型、轻型 3 个类型。

3. 抵抗力 对热力和一般消毒剂均敏感。60℃,10 分钟可杀灭,3%甲酚皂 10 分钟死亡。但对干燥、日光、寒冷有一定的抵抗力。对青霉素及常用广谱抗生素敏感。

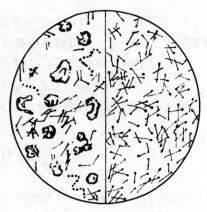

图 3-16-5 白喉棒状杆菌

二、致病性与免疫性

1. 致病物质 主要是白喉外毒素,由携带 β-棒状杆菌溶原性噬菌体的菌株产生。白喉外毒素含有 A、B 两个片段,A 片段是毒素的活性中心,B 片段是毒素与敏感细胞膜受体结合的部位。白喉毒素的作用机制是抑制宿主细胞的蛋白质合成,破坏细胞正常生理功能,引起组织细胞坏死。

2. 所致疾病 白喉患者及带菌者是重要的传染源。白喉棒状杆菌随飞沫经呼吸道感染,在鼻咽部黏膜繁殖并产生毒素。细菌和毒素可引起局部黏膜的炎症反应,血管渗出液中含有纤维蛋白,将炎症细胞、黏膜坏死组织和细菌凝聚在一起,形成灰白色膜状物称为假膜。此假膜与黏膜下组织紧密粘连不易拭去。假膜可向下延伸扩展到气管、支气管,脱落后可使呼吸道阻塞,导致窒息而死亡;细菌不侵入血流,但其毒素可入血流引起全身中毒症状;毒素与敏感组织细胞结合,引起心肌、肝、肾及咽部周围神经细胞变性坏死,临床表现为心肌炎、软腭麻痹、声嘶及吞咽困难、外周神经麻痹等症状。

3. 免疫性 病后机体可获得牢固的免疫力。主要是抗毒素抗体的产生,能中和白喉外毒素。预防接种或隐性感染也可获得较强的免疫力。

检测机体对白喉是否有免疫力可用锡克试验(Schick test)来判定。此试验可用于调查人群对白喉的免疫状况。

三、微生物学检查

1. 标本采取 用无菌棉签拭取病变部位假膜边缘分泌物。

(1)涂片染色镜检 将标本直接涂片,经碱性亚甲蓝或奈瑟染色后镜检。根据菌体形态、排列特征及异染颗粒,结合临床症状初步诊断。

(2)分离培养 将标本接种于吕氏血清培养基与亚碲酸钾培养基 37℃ 培养,观察菌落特征,结合镜检再做毒力试验。

2. 毒力试验 常采用 Elek 平板毒力试验和豚鼠试验,以鉴定细菌是否产生白喉外毒素。

四、防治原则

1. 特异性预防 目前我国采用白百破三联疫苗进行人工主动免疫,接种对象为 3 个月~8 周岁以下易感儿童。免疫力可维持 3~5 年。

对密切接触过白喉患者的易感儿童,应肌内注射白喉抗毒素 1 000~3 000 U,作紧急预防。

2. 特异性治疗 对白喉患者应尽早使用足量白喉抗毒素以中和白喉外毒素。注射前应做皮肤试验,以防超敏反应发生。此外,还应选用青霉素、红霉素等抗生素进行抗菌治疗。

第五节 其他病原菌

引起人类疾病的细菌种类较多,其他几种病原菌及主要特征及其所致疾病的防治原则见表 3-16-1。

表 3-16-1 　其他病原性细菌的主要特征及其所致疾病的防治原则

菌名	主要生物性状	致病性	防治原则
百日咳鲍氏菌	革兰阴性小杆菌,无鞭毛,无芽胞,某些菌株有荚膜及菌毛(彩图 15)。需氧生长。抵抗力弱	通过呼吸道感染,致病物质为荚膜、菌毛、内毒素、外毒素。引起百日咳,3 岁以下儿童多见	① 接种白百破三联疫苗特异性预防 ② 早发现、早治疗,红霉素、氨苄西林有疗效
铜绿假单胞菌	革兰阴性小杆菌、多形性,有端鞭毛及菌毛,无荚膜及芽胞。能产生水溶性绿色色素	为条件致病菌。致病物质是菌毛、内毒素、外毒素。引起继发感染:如术后伤口、大面积烧伤后感染,呼吸道、尿道感染以及败血症等	① 严格无菌操作,防止医源性感染 ② 治疗选用多黏菌素 B、庆大霉素等,但注意耐药性
流感嗜血杆菌	革兰阴性小杆菌、多形性。无鞭毛,有荚膜与菌毛,在巧克力血培养基中生长,抵抗力弱	常在流感、麻疹、百日咳等感染时引起继发感染。如支气管炎、肺炎、鼻窦炎、中耳炎等	① 用流感杆菌荚膜多糖菌苗特异性预防 ② 治疗用氨苄西林等
布鲁杆菌	动物源性细菌。革兰阴性球杆菌,无鞭毛、无芽胞(彩图 16)。专性需氧。营养要求高,需在 5% ~ 10% CO_2 生长。在自然水中可存活数月	通过呼吸道、消化道、皮肤、黏膜侵入机体,致病物质为荚膜、侵袭性酶及内毒素。引起人类布鲁菌病(波浪热)。亦引起羊、猪、牛等母畜传染性流产	① 加强动物检疫和食品卫生管理 ② 有关职业人员接种减毒活疫苗 ③ 治疗以抗生素为主,可采用综合疗法
鼠疫耶尔森菌	动物源性细菌。革兰阴性球杆菌,两端浓染,有荚膜,无鞭毛,无芽胞(彩图 17)。营养要求不高。对寒冷抵抗力强,对湿热敏感	以媒介昆虫传播(鼠→蚤→人类)。致病物质有荚膜,内、外毒素,致病性酶。引起鼠疫(腺型、肺型、败血型),是自然疫源性烈性传染病	① 加强国境海关检疫。灭鼠灭蚤 ② 流行区接种鼠疫菌苗 ③ 隔离治疗。早期足量使用链霉素、磺胺类等抗生素
炭疽芽胞杆菌	动物源性细菌。革兰阳性大杆菌、呈竹节状。有荚膜、有芽胞(彩图 18)。需氧生长,营养要求不高。芽胞抵抗力强	主要引起牛、羊、马等食草动物炭疽病。人主要通过呼吸道、消化道、皮肤伤口感染,致病物质是荚膜和外毒素,引起人类肺炭疽、肠炭疽或皮肤炭疽病	① 加强动物检疫、食品卫生管理,病畜焚烧后深埋 ② 有关人员接种炭疽疫苗 ③ 青霉素、磺胺类抗菌治疗。抗炭疽血清综合治疗
嗜肺军团菌	革兰阴性粗短杆菌,多形性。有菌毛和端鞭毛,常用镀银染色。专性需氧,营养要求高。对一般消毒剂敏感,在自然水中可存活 1 年以上	通过呼吸道感染,其致病与菌毛、毒素及酶类有关。引起军团病(肺炎型、流感染样型)	目前尚无特异性预防方法。治疗可用红霉素、利福平等
幽门螺杆菌	菌体弯曲呈螺旋状,革兰染色阴性。营养要求高,生长缓慢,具有高活性尿素酶	可随食物进入胃肠。胃镜、活检等消毒不严可导致感染。与 B 型胃炎、胃及十二指肠溃疡的发生密切相关	治疗用抗菌药物及铋盐

学习小结

霍乱弧菌是烈性传染病霍乱的病原体。O1 群霍乱弧菌可分为古典生物型和 El Tor 生物型。霍乱弧菌的传播途径是通过污染的水源或食物经口感染,主要致病物质有霍乱肠毒素和鞭毛、菌毛及其他毒力因子。

破伤风梭菌可经伤口感染引起破伤风,感染的必要条件是局部伤口形成无氧环境。该菌产生的破伤风痉挛毒素是主要致病物质,作用于脊髓前角运动细胞,最终导致全身肌肉强直性痉挛而出现破伤风特有症状。本病的主要防治措施是正确处理创口和注射破伤风抗毒素。

结核分枝杆菌是结核病的病原菌,可侵犯全身多个器官,以肺结核最多见。本菌抗酸染色阳性,不产生内、外毒素,亦无侵袭性酶,其致病性主要与菌体成分和机体产生的免疫损伤有关。接种卡介苗是预防结核最有效的措施。

白喉棒状杆菌是白喉的病原菌,菌体内有着色较深的异染颗粒是其主要特征。该菌随飞沫经呼吸道传播,致病物质是白喉外毒素。其预防措施是对易感儿童接种白百破三联疫苗进行人工主动免疫。

思 考 题

1. 霍乱弧菌的形态与培养有何特点?致病物质及致病机制是什么?
2. 破伤风梭菌的致病条件、致病物质及作用机制是什么?
3. 疑为破伤风梭菌感染的伤口应如何处理?在处理过程中注意什么问题?
4. 结核分枝杆菌的致病因素是什么?何谓结核菌素试验?有哪些应用?
5. 白喉棒状杆菌形态与染色有何特征?致病物质是什么?

(孙　莉)

第十七章 其他原核细胞型病原微生物

学习要点

1. 掌握螺旋体、支原体、衣原体、立克次体和放线菌的基本概念及主要特征。
2. 理解上述原核细胞型病原微生物的致病性、免疫性及防治原则。

1577年,在英国牛津法院,一位叫杰克(Rowland Jenks)的人被带到法庭受审,审判吸引了很多看热闹的人。法庭非常拥挤,气味难闻。奇怪的是审判结束后,很多看热闹的人陆续出现发热症状,身上出现很多红色斑点,并很快死亡,就连法官本人也未逃厄运。这就是英国历史上有名的"黑色法庭"。后来人们才知道这个病叫流行性斑疹伤寒。直到1909年,美国病理学家立克次(Howard Taylor Ricketts)首次发现落基山斑点热的独特病原体。不幸的是,他在研究此病的过程中自己被感染而牺牲。人们为纪念这位为研究疾病而献身的科学家,把这种引起斑疹伤寒的病原体叫做立克次体。

第一节 螺 旋 体

螺旋体(spirochere)是一大类细长、柔软、弯曲呈螺旋状、运动活泼的原核细胞型微生物。其与细菌相似之处是:有细胞壁、原核、含磷壁酸和脂多糖,以二分裂方式繁殖,对抗生素敏感。它与原虫的相似之处是:体态柔软,借细胞壁与细胞膜间的轴丝的屈曲与收缩而活泼运动。螺旋体分布广泛,种类很多。对人和动物致病的主要有3个属。

1. 钩端螺旋体属(*Leptospira*) 螺旋非常细密、规则,一端或两端弯曲呈钩状。故名钩端螺旋体。其中有许多群和型能引起人类钩端螺旋体病。

2. 密螺旋体属(*Treponema*) 螺旋细密、规则,两端尖。对人致病的主要有梅毒螺旋体、雅司螺旋体等。

3. 疏螺旋体属(*Borrelia*) 螺旋稀疏、不规则呈波状。对人致病的主要有回归热螺旋体和伯氏疏螺旋体等。

一、钩端螺旋体

钩端螺旋体(简称钩体)种类很多,分致病性与非致病性两大类。致病性钩体能引起人和动物的钩体病,该病世界各地均有分布,在我国绝大多数农村地区都有不同程度的流行,尤以南方各省较为严重。

（一）生物学性状

1. 形态染色性　钩体在光学显微镜下难以看清。常用暗视野显微镜观察,形似细小珍珠排列成的细链,菌体一端或两端弯曲呈钩状,常呈 C、S 等字形,运动活泼。革兰染色阴性,但不易着色,常用 Fontana 镀银染色法,菌体被染成棕褐色,暗视野显示见图 3-17-1、彩图 19。

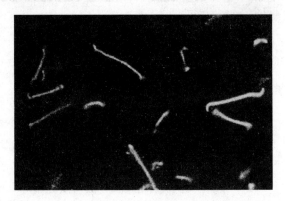

图 3-17-1　钩端螺旋体(暗视野)

2. 培养特性　钩体能进行人工培养,在含有动物血清的培养基中生长良好,常用柯氏(Korthof)培养基(含蛋白胨,磷酸盐缓冲液,10%兔血清)培养。培养基中的兔血清既能促进钩体生长又能中和与除去培养过程中产生的毒性物质。钩体的最适生长温度为 28~30℃,最适 pH 为 7.2~7.4,生长缓慢,一般需经 1~2 周培养后才可在液体培养基靠近表面部位见到半透明、云雾状生长现象;在固体培养基上形成透明、扁平、不规则菌落。

3. 抗原构造与分类　致病性钩体有两种抗原,一是表面抗原,由多糖蛋白质复合物构成,具有型特异性;二是内部抗原,为脂多糖复合物,具有属特异性。目前全世界已发现 25 个血清群,273 个血清型。我国至少有 19 个血清群,161 个血清型。现在我国已选定有 15 个血清群和 15 个血清型作为标准参考菌株,用于检测人或动物血清中钩体抗体,为流行病学调查提供依据。另外,用这些标准菌株去免疫动物,制备免疫血清,来鉴定患者体内分离的钩体型别,作为病原学诊断。

4. 抵抗力　钩体对热、干燥、日光、酸抵抗力弱,加温 56℃,10 分钟即死亡,2~4℃可存活 2 周以上,在酸性尿液中很快死亡。对化学消毒剂敏感,常用的消毒剂如 0.1%苯酚、0.5%甲酚皂等能迅速将其杀死。对青霉素、多西环素、庆大霉素等敏感。一般在水和湿土中可存活数月,这对钩体的传播有重要意义。

（二）致病性与免疫性

1. 致病物质

（1）溶血素　作用类似磷脂酶,可使红细胞溶解。注入小羊体内可致贫血、肝大、坏死、出血、黄疸与血尿等。

（2）细胞毒因子　在试管内对哺乳动物细胞有致细胞病变作用。注入小鼠脑内 1~2 小时,可引起肌肉痉挛、呼吸困难,直至死亡。

（3）内毒素样物质　化学成分为脂多糖,其作用与细菌内毒素相似,能引起组织炎症和坏死。

2. 所致疾病　钩体病为自然疫源性疾病,在野生动物和家畜中广泛流行。其中以鼠类和猪为主要传染源和储存宿主。钩体在感染动物的肾小管中生长繁殖,并不断随尿液排出,污染水源和土壤。钩体侵袭力很强,当人与疫水或疫土接触时,钩体可穿过皮肤或黏膜侵入机体而感染。也可通过吸血昆虫传播给人(图 3-17-2),还可经胎盘感染胎儿引起流产。

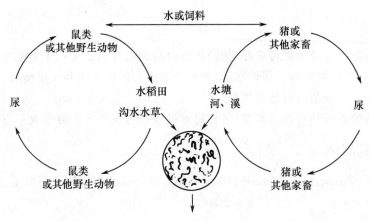

图 3-17-2 钩端螺旋体传播方式

钩体侵入人体后即在局部迅速繁殖,1~2 周后经淋巴系统或直接进入血液,引起钩体血症,出现中毒症状如发热、头痛、乏力、全身肌肉酸痛(尤以腓肠肌疼痛剧烈)、眼结膜充血、淋巴结肿大等。钩体还可侵犯肝、肾、心、肺及中枢神经系统,造成许多器官的广泛损伤。严重时可出现休克、黄疸、出血、心肾功能不全、脑膜炎等。由于感染钩体的型别、毒力、数量不同,以及个体免疫状态的不同,其疾病的类型、病程的长短、症状的轻重差异很大。常见的有流感伤寒型、肺出血型、脑膜炎型、黄疸出血型、肾衰竭型、胃肠炎型等。其中以肺出血型最为凶险。

3. 免疫性 钩体病后第 2 周,血清中开始出现特异性抗体,通过凝集、调理和激活补体等作用溶解或杀伤相应钩体,使血液中的钩体迅速被清除,但肾中的钩体可在肾小管繁殖,故在恢复期后的一段时间内,仍可排出钩体。钩体病后或隐性感染后,均可使机体产生对同型菌株的持久免疫力,主要为体液免疫。

(三)微生物学检查

1. 病原学检查 发病 1 周内取血,2 周后取尿,有脑膜刺激征者取脑脊液经离心沉淀集菌后进行检查。

(1)直接镜检 用暗视野显微镜检查,或用镀银染色法,也可用免疫荧光染色法检查。

(2)培养与鉴定 取标本接种于 Korthof 培养基,28~30℃培养 2~3 周,如见培养液变混浊,用暗视野显微镜检查有无钩体,再用血清学方法鉴定。若连续观察 40 天仍未见生长,可报告培养阴性。

(3)动物接种 常用幼龄豚鼠或田鼠腹腔接种,观察动物有无发热、眼结膜充血、黄疸等症状及死亡。

2. 血清学检查 一般在病初及发病 2~4 周各采集一份血清检查抗体。

(1)显微镜凝集试验 以标准菌株为抗原,与患者血清在 37℃下作用 2 小时后做暗视野显微镜检查,若待检血清中有同型抗体存在,则钩体凝集成团,若凝集效价在 1:300 以上或晚期比早期增长 4 倍以上时有诊断意义。

（2）其他方法　如间接凝集试验、补体结合试验等。

（四）防治原则

钩体病的预防主要是消灭传染源、切断传播途径和增强机体抗钩体免疫力。做好防鼠、灭鼠工作，对带菌家畜加强管理。保护水源，避免或减少与污染的水和土壤接触。对易感人群可用当地流行的血清型疫苗进行预防接种。

治疗钩体病的首选药物为青霉素，对青霉素过敏者可改用庆大霉素或多西环素等。

二、梅毒螺旋体

梅毒螺旋体（*Treponema pallidum*，TP）是引起人类梅毒的病原体。梅毒是性传播疾病中危害较严重的一种。

（一）生物学性状

1. 形态染色性　梅毒螺旋体有 8～14 个致密而规则的螺旋，两端尖直，运动活泼（彩图 20）。一般染色不易着色。常用 Fontana 镀银染色法，菌体被染成棕褐色。将病变标本如硬性下疳渗出液置于暗视野显微镜下，可观察其典型的形态和活泼运动，暗视野显示法见图 3-17-3。

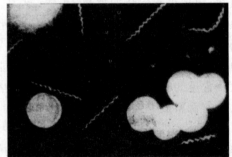

2. 培养特性　梅毒螺旋体在体外不易培养。有毒力的 Nichols 株只能在家兔睾丸和眼前房内繁殖，并保持毒力。用动物组织加腹水或细胞培养，虽可生长但毒力、活力均减低。梅毒螺旋体生长缓慢，约 30 小时才分裂一代。

图 3-17-3　梅毒螺旋体（暗视野）

3. 抵抗力　梅毒螺旋体的抵抗力极弱，对干燥、热、冷特别敏感。在离体干燥中 1～2 小时死亡，4℃ 3 天可死亡，故血液在 4℃ 冰箱中储存 3 天以上无传染梅毒的危险。加热 50℃ 5 分钟即死亡。对常用化学消毒剂敏感，在 1%～2% 苯酚内数分钟死亡。对青霉素、四环素、红霉素等敏感。

（二）致病性与免疫性

1. 致病物质　梅毒螺旋体有很强的侵袭力，这与其荚膜样物质和透明质酸酶有关。

（1）荚膜样物质　电镜下发现梅毒螺旋体周围有一层外膜蛋白，有类似荚膜的作用，可黏附宿主细胞和抵抗吞噬。

（2）透明质酸酶　梅毒螺旋体可产生透明质酸酶黏附于宿主组织细胞，并分解宿主组织中的透明质酸，有利于其扩散并造成组织损伤，梅毒出现组织坏死、溃疡，形成梅毒特征性的病理损害，与其诱导机体产生免疫病理损伤有关。

2. 所致疾病　梅毒螺旋体可引起梅毒，在自然情况下，梅毒患者是唯一的传染源。通过两性直接接触而传染的为获得性梅毒；通过胎盘由母体传给胎儿而感染的称先天性梅毒。获得性梅毒分为三期,其表现反复、隐伏和再发的特点。

(1)第一期梅毒 约在感染后 3 周,局部出现无痛性硬结及溃疡,直径约 1 cm,称为硬性下疳,多见于外生殖器,其溃疡渗出物中含有大量梅毒螺旋体,传染性极强,1～2 个月后可自然愈合,不留或留下轻度瘢痕。进入血液中的梅毒螺旋体则潜伏体内,经 2～3 个月的无症状潜伏期进入第二期。

(2)第二期梅毒 主要表现为全身皮肤黏膜梅毒疹、全身淋巴结肿大,也可累及骨、关节、眼和神经系统。在梅毒疹和淋巴结中有大量螺旋体,有较强的传染性。如不治疗,一般在 1～3 个月后症状消退,但螺旋体继续在体内潜伏,常因机体免疫力下降而复发二期梅毒。

(3)第三期梅毒 又称晚期梅毒,一般发生在感染后 2 年,表现为皮肤黏膜出现溃疡性坏死病灶,并侵犯内脏器官和组织,进展与消退交替进行,引起肉芽肿样病变。严重者经 10～15 年引起心血管及中枢神经系统病变,导致动脉瘤、脊髓瘤或全身麻痹等。此期病灶中不易找到螺旋体,传染性小,但对组织的破坏性大,可危及生命。

先天性梅毒,又称胎传梅毒。患梅毒孕妇的梅毒螺旋体经胎盘进入胎儿血液,并扩散至肝、脾、肾上腺等器官繁殖,引起胎儿全身性感染,导致流产、早产或死胎,或出生梅毒儿。梅毒儿表现有梅毒性疱疹或斑丘疹、马鞍鼻、锯齿形牙、先天性耳聋等症状。

3. 免疫性 梅毒的免疫为传染性免疫,即一般认为当体内持续有螺旋体存在时,对再感染有免疫力,一旦螺旋体被消灭,其免疫力也随之消失。但这种免疫力是不完全的,若不治疗,多不能完全清除体内梅毒螺旋体,常转变为潜伏状态,进而发展为第二、第三期梅毒。

梅毒的免疫包括体液免疫和细胞免疫。前者可产生两类抗体:一类是抗梅毒螺旋体特异性抗体,对机体具有保护作用;另一类是抗心磷脂体,称反应素,对机体无保护作用,但可作梅毒血清学诊断用。后者是指巨噬细胞、效应 T 细胞在梅毒抗感染中均有重要作用。

(三)微生物学检查

1. 病原学检查 取一期梅毒下疳渗出液、二期梅毒疹渗出液或淋巴结抽出液直接在暗视野显微镜下检查,或用镀银染色后镜检。

2. 血清学检查

(1)非螺旋体抗原试验(VDRL 试验) 是用正常牛心肌的心脂质作为抗原,检测患者血清中的反应素(抗脂质抗体)。VDRL 试验是一种简易的玻片沉淀试验,可做定性或半定量试验。国内常用不加热血清反应素试验(USR)和快速血浆反应素环状卡试验(RPR)。这两种试验是 VDRL 试验的改良,其操作方法简便,敏感性较高,适用于大量人群的筛选。

(2)螺旋体抗原试验 是用梅毒螺旋体作为抗原,测定患者血清中特异性抗体的试验。常用的方法有:① 荧光密螺旋体抗体吸收试验(FTA-ABS) 是一种间接免疫荧光法,特异性和敏感性高,是早期梅毒的一种确诊试验;② 梅毒螺旋体血凝试验(TPHA) 是一种间接凝集试验,特异性和敏感性高,也可作为梅毒的确诊试验;③ 梅毒螺旋体制动试验(TPI) 是一种测定待检血清有无抑制梅毒螺旋体运动的特异性抗体试验。

（四）防治原则

控制梅毒的重要措施是加强精神文明建设，加强卫生宣传、严格社会管理、早期诊断和彻底治疗患者。青霉素是治疗梅毒的首选药物，但需足量、足疗程，并定期检查患者血清中抗体动态变化。在治疗 3 个月~1 年后血清学转阴者为治愈，否则需继续治疗。

第二节 立克次体

立克次体（rickettsia）是一类微小的杆状或球杆状、革兰阴性、严格细胞内寄生的原核细胞型微生物。

立克次体是引起斑疹伤寒、恙虫病、Q 热等传染病的病原体。对人致病的立克次体主要有 3 个属：立克次体属、东方体属和埃立克体属。在我国分布的主要致病立克次体有：普氏立克次体（彩图 21）、莫氏立克次体、恙虫病东方体（表 3-17-1）。

表 3-17-1　常见立克次体的分类及其所致疾病

属	种	所致疾病	传播媒介	储存宿主	外斐反应		
					OX_{19}	OX_2	OX_K
立克次体属	普氏立克次体	流行性斑疹伤寒	人虱	人	++++	+	−
	莫氏立克次体	地方性斑疹伤寒	鼠蚤	啮齿类	++++	+	−
	立氏立克次体	洛杉矶斑点热	蜱	啮齿类	++++/+	+/++++	−
	西伯利亚立克次体	北亚蜱传染斑疹伤寒	蜱	啮齿类	++++	+	−
	澳大利亚立克次体	澳大利亚壁虱伤寒	蜱	有袋动物	+	+	−
	小蛛立克次体	立克次体痘	革蜱	家鼠	−	−	−
东方体属	恙虫病东方体	恙虫病	恙螨	啮齿类	−	−	++++
埃立克体属	查菲埃立克体	人单核细胞埃立克体病	蜱	啮齿类	−	−	−
	嗜吞噬细胞埃立克体	人粒细胞埃立克体病	蜱	人、狗	−	−	−

立克次体是介于细菌与病毒之间的微生物，具有以下特点：① 大多为人畜共患病原体；② 节肢动物为传播媒介或为储存宿主；③ 含 DNA 和 RNA，有细胞壁，多形性，革兰染色阴性；④ 需在活细胞内生长，以二分裂方式繁殖；⑤ 对多种广谱抗生素敏感；⑥ 多与某些变形杆菌（OX_{19}、OX_2、OX_K 株）有共同抗原。

一、生物学性状

1. 形态染色性　立克次体形态结构类似细菌，多为球杆状，但在不同发育阶段不同宿主体内可出现不同形态，如杆状、丝状或哑铃状。电镜下可见有多层结构的细胞壁。细胞壁中有肽聚糖和脂多糖。革兰染色阴性,但不易着色,常用 Giemsa 和 Macchiavello 染色,前者将立克次体染成紫色或蓝色,后者可染成红色。

2. 培养特性 大多数立克次体只能在活的宿主细胞内生长。常用的培养方法有细胞培养、鸡胚卵黄囊接种及动物接种。以二分裂方式繁殖,但生长速度缓慢,6~10小时繁殖一代。

3. 抗原构造 立克次体有两种抗原:一是可溶性耐热抗原,主要由脂多糖构成,具有群特异性;二是颗粒性不耐热抗原,主要由外膜蛋白构成,具有种特异性。两种抗原可用于分群、定型鉴定。立克次体与变形杆菌某些 OX 菌株具有共同抗原。故可用这些菌株的 O 抗原(OX_{19}、OX_2、OX_K株)代替立克次体抗原,检测患者血清中的相应抗体。此交叉凝集试验称为外斐反应(Weil-Felix reaction),可辅助诊断立克次体病。

4. 抵抗力 立克次体对理化因素的抵抗力较弱,56℃,30分钟很快死亡。0.5%苯酚、0.5%甲酚皂及75%乙醇中数分钟可杀死。对低温、干燥的抵抗力较强,在干燥虱粪中传染性可保持半年以上。对氯霉素、四环素等敏感。磺胺类药物不仅无抑制作用,反而能促进其生长繁殖。

二、致病性与免疫性

(一)致病物质

立克次体的致病物质主要有内毒素和磷脂酶 A。① 内毒素:由脂多糖组成,类似革兰阴性菌内毒素;② 磷脂酶 A:能溶解宿主细胞膜或吞噬体膜,利于立克次体穿入宿主细胞并在其中生长繁殖。

(二)致病机制

立克次体主要通过虱、蚤、蜱、螨的叮咬或其粪便通过伤口进入人体。立克次体侵入人体后,先在局部小血管内皮细胞中生长繁殖,引起局部血管病变后进入血流,在全身各器官的小血管内皮细胞内大量增殖后,再次入血引起第二次菌血症,导致一系列病变及临床症状。主要病变为受染细胞肿胀破裂、血管腔阻塞、组织坏死、凝血机制障碍、DIC 等。病变在皮肤表现为皮疹,在肝、脾、肾表现为脏器损伤。

(三)所致疾病

在我国发现的立克次体病主要有斑疹伤寒和恙虫病。

1. 流行性斑疹伤寒 由普氏立克次体引起(图 3-17-4)。50 岁以上人发病率高。患者是唯一的传染源,人虱为主要传播媒介,传播方式为虱-人-虱(图 3-17-5),故又称虱传斑疹伤寒。当受染虱叮咬人体时,排粪于皮肤上,粪中立克次体经微小的伤口进入机体。此外,干虱粪中的立克次体

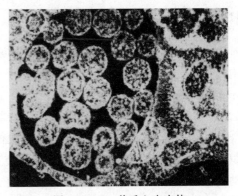

图 3-17-4 普氏立克次体

157

也可经飞沫侵入呼吸道或眼结膜使人感染。人受染后经 10~12 天的潜伏期骤然发病。出现高热、剧烈头痛、全身疼痛,4~7 天出现皮疹等症状。可造成皮肤、心、肺和脑等器官血管周围组织的广泛性病变及神经系统损害。

2. 地方性斑疹伤寒　由莫氏立克次体引起。鼠是主要储存宿主,鼠蚤和鼠虱为主要传播媒介,故又称鼠型斑疹伤寒(图 3-17-6)。莫氏立克次体先经鼠蚤、鼠虱在鼠群间传播,人因受染蚤粪中的立克次体进入破损的皮肤、口鼻黏膜和眼结膜而感染,也可因干燥的蚤粪随尘埃经口、鼻、眼结膜等进入人体而致病。该病的症状与体征较流行性斑疹伤寒轻、病程较短,病变很少累及中枢神经系统等。

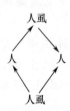

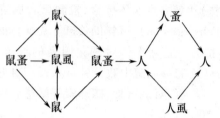

图 3-17-5　普氏立克次体传播方式　　　　图 3-17-6　莫氏立克次体传播方式

3. 恙虫病　由恙虫病立克次体引起。恙虫病是一种自然疫源性疾病,主要流行于啮齿动物。鼠类为主要传染源,恙螨是传播媒介(图 3-17-7),又是储存宿主。恙虫病东方体寄居于恙螨体内,经卵传给下一代。人类通过恙螨幼虫叮咬吸血而感染,其在血管内皮细胞和单核细胞中繁殖,经 1~3 周潜伏期,突然起病。叮咬处出现红色丘疹,成水疱后破裂,中央溃疡形成黑色焦痂。此为恙虫病特征之一。立克次体在局部繁殖后经淋巴系统入血,释放毒素,引起全身中毒症状,表现为高热、红斑样皮疹、淋巴结肿大及肺、肝、脾、脑等损害症状。

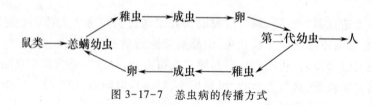

图 3-17-7　恙虫病的传播方式

(四) 免疫性

立克次体的抗感染免疫包括体液免疫和细胞免疫,因立克次体为严格细胞内寄生,故以细胞免疫为主。病愈后可获持久免疫力。

三、微生物学检查

1. 病原学检查　由于标本中立克次体含量低,直接镜检意义不大。可采取患者血液、组织液等标本接种于动物腹腔(恙虫病立克次体用小鼠、斑疹伤寒立克次体用雄性豚鼠),观察动物发病情况,如接种动物出现体温升高、腹胀、腹水或阴囊红肿等症状,表示可能有立克次体感染。可剖取睾丸鞘膜、肝、脾等做涂片染色检查或用免疫荧光技术及免疫蛋白印迹法等进一步鉴定。

2. 血清学检查

（1）外斐反应 斑疹伤寒患者血清中有凝集变形杆菌 OX_{19}、恙虫病患者血清中有凝集 OX_K 的抗体,若抗体效价在 1∶160 以上,或双份血清效价增长 4 倍或 4 倍以上时有辅助诊断意义。

（2）补体结合反应 用立克次体群特异性可溶性抗原及洗涤过的颗粒性种特异性抗原进行补体结合反应,可诊断斑疹伤寒、恙虫病及 Q 热。

四、防治原则

预防立克次体病重点是控制和消灭储存宿主及媒介节肢动物。灭虱、灭蚤、灭鼠、灭螨及消除家畜的感染。注意个人卫生与防护。特异性预防主要用死疫苗或减毒活疫苗接种。国产预防斑疹伤寒鼠肺灭活疫苗有一定预防效果。治疗可用氯霉素、四环素、多西环素等。

第三节 支 原 体

支原体(mycoplasma)是一类没有细胞壁、呈高度多形性、能通过滤菌器、能在无生命培养基上生长繁殖的最小的原核细胞型微生物。含 DNA 与 RNA,以二分裂繁殖为主。其种类繁多,分布广泛,多数不致病,与人类疾病有关的支原体有肺炎支原体(M-pneumoniae)、人型支原体(M. hominis)、解脲脲原体(Ureaplasma urealyticum)、生殖支原体(M. genitalium)和穿透支原体(M. penetraus)等。

一、概述

（一）生物学性状

1. 形态染色性 支原体是最小的原核细胞型微生物,大小一般在 0.3~0.5 μm。无细胞壁,呈高度多形性,有球形、杆形、丝状和分枝状等多种形态,革兰染色阴性,但不易着色,以姬姆萨染色较好,可被染成淡紫色。

2. 培养特性 支原体的营养要求比一般细菌高,培养基中需加入 10%~20% 人或动物的血清。最适 pH 为 7.6~8.0,低于 7.0 则死亡。需氧或兼性厌氧。繁殖方式多样,除二分裂繁殖外,还有分节、出芽、分枝或断裂等方式,繁殖速度缓慢,3~4 小时繁殖一代,在琼脂含量较少的固体培养基上孵育 2~3 天出现典型的"荷包蛋样"菌落(图 3-17-8)。

3. 生化反应 支原体可根据其对葡萄糖利用、

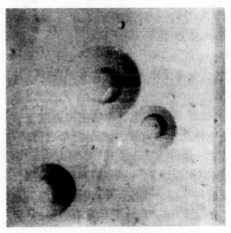

图 3-17-8 肺炎支原体荷包蛋样菌落

水解精氨酸和尿素进行鉴别(表3-17-2)。

表 3-17-2　人类主要支原体的鉴别

支原体	葡萄糖	精氨酸	尿素	吸附细胞	致病性
肺炎支原体	+	-	-	红细胞	肺炎、支气管炎
人型支原体	-	+	-	-	泌尿生殖道感染
生殖支原体	+	-	-	红细胞	泌尿生殖道感染
穿透支原体	+	+	-	红细胞、巨噬细胞、CD4$^+$T 细胞	多见于艾滋病
解脲脲原体	-	-	+	红细胞	泌尿生殖道感染

4. 抗原构造　支原体细胞膜上的抗原结构由蛋白质和糖脂组成。各种支原体均有其特有的抗原结构,交叉较少,在鉴定支原体时有重要意义。

5. 抵抗力　支原体缺乏细胞壁,对理化因素比细菌敏感,对干燥和热敏感,一般55℃15分钟即可杀死。易被清洁剂和消毒剂灭活。对干扰细胞壁合成的抗生素(如青霉素)天然耐受。但对干扰蛋白质合成的抗生素,如多西环素、氯霉素、大环内酯类、链霉素等抗生素敏感。

(二)致病性

支原体广泛存在于人和动物体内,大多不致病。对人致病的主要有肺炎支原体,可引起原发性非典型肺炎。解脲脲原体、人型支原体和生殖支原体能引起泌尿生殖系统感染和不育症。肺炎支原体、生殖道支原体及穿透支原体以其顶端结构能与宿主细胞上受体结合而黏附于细胞。支原体一般不侵入机体组织和血液,而是在呼吸道或泌尿生殖道上皮细胞黏附并定居后,通过不同机制引起细胞损伤,如获取细胞膜上的脂质与胆固醇造成膜的损伤,产生有毒的代谢产物如神经毒素、核酸酶及过氧化氢等。

二、主要致病性支原体

(一)肺炎支原体

肺炎支原体引起的肺炎占非细菌性肺炎的1/2左右。支原体肺炎的病理变化以间质性肺炎为主,又称非典型肺炎。通过呼吸道传染,多发于儿童、青年,秋冬较多见。发病初期,一般临床症状不明显,隐性感染和轻型感染较多,也有导致严重肺炎,出现头痛、发热、顽固咳嗽、胸痛等。有时见有呼吸道以外的并发症,如心血管症状、神经症状和皮疹。这可能与免疫复合物的形成和自身抗体的出现有关。

(二)解脲脲原体

现已从人类泌尿生殖道分离出7种支原体,其中分离率较高而与泌尿生殖道疾病密切相关的是解脲脲原体,其次是人型支原体。解脲脲原体与女性生殖健康关系最为密切,被认为是非淋球菌性尿道炎中仅次于衣原体(占50%)的重要病原体。由于80%孕妇的生殖道内带有解脲脲原体,因此可通过胎盘感染胎儿而导致早产、死胎,或在分娩时感染新生儿,引起呼吸道感染。解脲脲原体感染主要通过性生活传播。当泌尿生殖道发生炎症,黏膜表面受损时解脲脲原体易从破损口侵入,引起泌尿生殖道感染。解脲脲原体感染后,患者大多无明显症状,因此,很难被患者觉察,也易造成医生漏诊。解脲脲原体可侵犯尿道、宫颈及前庭大腺,引起尿道炎、宫颈炎与前庭大腺炎;上行感染时,可引起子宫内膜炎、盆腔炎、输卵管炎,以输卵管炎多见。

第四节 衣 原 体

一、概述

衣原体(chlamydiae)是一类能通过细菌滤器,严格细胞内寄生,有独特发育周期的原核细胞型微生物。衣原体的某些性状与病毒相似,如严格的细胞内寄生和能通过细菌滤器;但更多的性状与革兰阴性菌接近,如具有原核细胞结构、具有 DNA 和 RNA 两类核酸、有核糖体和多种酶能进行多种代谢、对多种抗生素敏感。其中能引起人类疾病的有沙眼衣原体、肺炎衣原体、鹦鹉热肺炎衣原体。其共同特征如下:

(1)体积大于病毒,为 250~500 nm,在光学显微镜下可以查见。

(2)含有 DNA 和 RNA 两种核酸。

(3)具有细胞壁,但无肽聚糖,只含微量胞壁酸,由二硫键连接的多肽作为支架。

(4)对多种抗生素敏感。

(5)具有一些酶类但不够完善,这些酶缺乏产生代谢能量的作用,要由宿主细胞提供。能在鸡胚卵黄囊及多种细胞中生长繁殖。

(6)有独特发育周期,仅在活细胞内以二分裂方式繁殖。

根据衣原体的抗原结构和 DNA 同源性的特点不同,将衣原体属(Chlamydia)分为 4 个种:沙眼衣原体(chlamydia trachomatis)、肺炎衣原体(chlamydia pneumoniae)、鹦鹉热衣原体(chlamydia psyttaci)和兽类衣原体(chlamydia pecorum)(表 3-17-3)。

表 3-17-3 4 种衣原体比较

项目	沙眼衣原体	肺炎衣原体	鹦鹉热衣原体	兽类衣原体
自然宿主	人、小鼠	人	鸟类、低等哺乳动物	牛、羊
主要人类疾病	沙眼	肺炎	肺炎	呼吸道感染
	性传播疾病	呼吸道感染	呼吸道感染	幼儿肺炎
原体形态	圆、椭圆形	梨形	圆、椭圆形	圆形
包涵体糖原	+	-	-	-
血清型	18	1(TWAR 株)	不明	3
DNA 同源性				
与相同衣原体种	>90%	>90%	14%~95%	88%~100%
与不同衣原体种	<10%	<10%	<10%	88%~100%
对磺胺的敏感性	敏感	不敏感	不敏感	不敏感

(一)生物学性状

1. 形态结构 在光学显微镜下可见两种大小颗粒衣原体:较小的称原体(elementary body),直径 0.2~0.4 μm,卵圆形,是衣原体有感染性的形态;较大的称为始体(initial body),

直径 0.6~1.0 μm,呈圆形或不规则形,是衣原体无感染性的形态。

2. 发育周期　衣原体在宿主细胞内有特殊的发育周期,原体吸附于易感细胞表面,通过吞饮作用进入宿主细胞,细胞质围绕原体在细胞质内形成空泡,原体在空泡内变大成为始体,并以二分裂方式繁殖,形成众多子代原体的包涵体。最后,成熟的子代原体从感染细胞中释出,再感染新的易感细胞,开始新的发育周期(图3-17-9)。

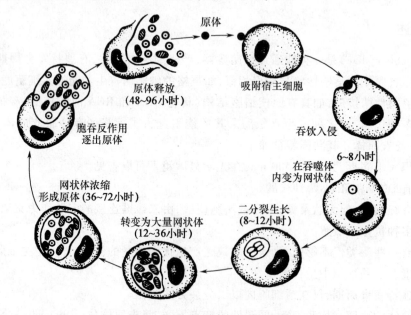

图 3-17-9　衣原体的发育周期

3. 抵抗力　衣原体对热和常用消毒剂敏感,用75%乙醇30 s或2%甲酚皂5分钟均可杀死衣原体。在60℃仅能存活5~10分钟,在-70℃可保存数年,冷冻干燥可保存30年以上仍有活性。红霉素、多西环素和四环素等有抑制衣原体繁殖的作用。

(二)致病性与免疫性

衣原体侵入机体后,原体吸附于易感细胞并在其中完成繁殖,细胞内溶酶体如能与吞噬体融合,溶酶体内的水解酶则可将衣原体杀灭。衣原体能产生类似革兰阴性细菌的内毒素毒性物质,抑制宿主细胞代谢,直接破坏宿主细胞。此外,衣原体主要外膜蛋白能阻止吞噬体和溶酶体的融合,从而有利于衣原体在吞噬体内繁殖并破坏宿主细胞。衣原体外膜蛋白的表位还能突变,在体内可以逃避特异性抗体的中和作用而继续感染细胞。

机体被衣原体感染后,能诱发特异性的细胞免疫和体液免疫,以细胞免疫为主。但通常保护性不强,所以衣原体感染常造成持续、反复和隐性感染。

二、主要致病性衣原体

(一)沙眼衣原体

1. 生物学性状　原体为圆形或椭圆形,直径约0.3 μm,中央有致密核质,Giemsa染色呈紫红色(彩图22)。不同发育阶段,大小和染色反应不一。网状体直径0.5~1 μm,核质分散,Giemsa染色为深紫色。原体能合成糖原,掺入沙眼包涵体的基质组成,故被碘溶液染成棕褐色(图3-17-10)。

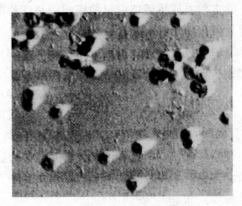

图3-17-10　沙眼衣原体

我国学者汤飞凡在1955年采用鸡胚卵黄囊接种法在世界上首次分离培养出沙眼衣原体,他是世界上发现重要病原体的第一个中国人,为沙眼衣原体的实验研究工作做出了重要贡献。目前实验室培养沙眼衣原体一般采用多种传代细胞。

沙眼衣原体所引起的疾病,有沙眼(TR)、包涵体结膜炎(IC)、性病淋巴肉芽肿(LGV)和泌尿生殖道感染等。根据致病力和某些生物学特性的差别,沙眼衣原体可分为3个亚种,即沙眼生物亚种、性病淋巴肉芽肿亚种和鼠亚种。

采用微量免疫荧光法(MIF)可将沙眼衣原体至少分为18个血清型,其中沙眼生物变种包括A、B、Ba、C、D、Da、E、F、G、H、I、Ia、J和K共14个血清型。LGV生物变种包括L_1、L_2、L_{2a}和L_3 4个血清型。

2. 致病性与免疫性　由沙眼衣原体的感染所引发的疾病主要有以下4种。

(1) 沙眼　主要由沙眼生物变种的A、B、Ba和C血清型引起,通过眼-眼或眼-手-眼的途径进行直接或间接接触传播。沙眼衣原体感染眼结膜上皮细胞后在其中增殖,并在细胞质内形成包涵体,引起局部炎症。沙眼的发病多为急性,早期症状是流泪、有黏液脓性分泌物、结膜充血及滤泡增生。后期出现结膜瘢痕、眼睑内翻、倒睫以及角膜血管翳引起的角膜损害,影响视力或致盲,是目前世界上致盲的首位病因。

(2) 包涵体结膜炎　由沙眼生物变种B、Ba及D~K血清型引起。按发病年龄分为婴儿型及成人型两类。婴儿通过产道时感染,引起急性化脓性结膜炎,其分泌物内含大量衣原体,病变不侵犯角膜,能自愈。成人经接触感染,潜伏期3~5天,表现为急性滤泡性结膜炎,耳前淋巴结肿大,眼结膜分泌物很多。病变类似沙眼,但不出现角膜血管翳,不形成结膜瘢痕,一般经数周或数月痊愈,无后遗症。

(3) 泌道生殖道感染　经性接触传播引起的非淋菌性泌尿生殖道感染,其中半数系沙眼衣原体所致,主要由沙眼生物型D~K的血清型引起。其症状为尿频、尿痛以及脓尿,但不少患者可无自觉症状。衣原体感染可导致男性非淋病性尿道炎、附睾炎、前列腺炎等,未经治疗者多数转变成慢性,周期性加重。女性可引起尿道炎、宫颈炎、输卵管炎、盆腔炎等,可导致不孕症或宫外孕。

(4) 淋巴结炎和性病淋巴肉芽肿　由性病淋巴肉芽肿亚种的4个血清型(L_1、L_2、L_{2a}、L_3)引起,主要通过两性接触在人类传播,外阴部可形成溃疡,侵犯淋巴组织。在男性侵犯腹股沟淋巴结,引起化脓性淋巴结炎和慢性淋巴肉芽肿,常形成瘘管。在女性侵犯会阴、肛门和直肠,可形成肠皮肤瘘管;也可引起会阴-肛门-直肠狭窄和梗阻。

机体感染沙眼衣原体后,可产生型特异性细胞免疫和体液免疫,但为时短暂,保护性不强。因此常表现为持续感染、反复感染或慢性感染。

3. 微生物学检查

多数衣原体感染引起的疾病以临床诊断为主。对感染早期,轻型感染和慢性感染患者,可进行微生物学检查辅助诊断。

(1)直接涂片镜检 根据不同的疾病可采集患者的痰液、眼、尿道和宫颈等刮取物或分泌物作涂片,经 Giemsa 染色后检查病变部位细胞内的包涵体。

(2)分离培养 用感染组织匀浆或渗出液接种鸡胚卵黄囊或传代细胞分离衣原体。

(3)血清学诊断 用补体结合试验或间接免疫荧光试验,检测抗衣原体的抗体。

4. 防治原则 沙眼的预防重在注意个人卫生,不使用公共毛巾、浴巾和脸盆,避免直接或间接的接触传染,目前尚无特异的预防方法。泌尿生殖道衣原体感染的预防应广泛开展性病知识宣传,提倡健康的性行为,积极治愈患者和带菌者。治疗药物可选用磺胺类、红霉素、诺氟沙星等。

(二)肺炎衣原体

肺炎衣原体是衣原体属中的一个新种,只有一个血清型,根据最初分离的两株抗原性相同的衣原体[1965 年自一名中国台湾小学生眼结膜分离的一株衣原体(Taiwan-183,TW-183),和 1983 年自美国大学生急性呼吸道感染者咽部分离的另一株衣原体(acute respiratory-39,AR-39)]命名为 TWAR。

1. 生物学特性 TWAR 原体结构、DNA 序列、培养特性、血清学分析以及致病性与其他衣原体均有不同,表现在:① TWAR 的原体平均直径为 0.38 μm,在电镜下呈梨形,并有清晰的周质间隙,原体中无质粒 DNA;② TWAR 株与鹦鹉热衣原体、沙眼衣原体的 DNA 同源性小于10%,而不同来源的 TWAR 株都具有 94% 以上的 DNA 同源性,其限制性内切酶的图谱相同;③ TWAR 只有一个血清型,外膜蛋白顺序分析完全相同,98×10^3 蛋白为特异性抗原,其单克隆抗体与沙眼衣原体及鹦鹉热衣原体无交叉反应;④ TWAR 株用 HEp-2 和 HL 细胞系较易分离和传代,但在第一代细胞内很少能形成包涵体。

2. 致病性与免疫性 肺炎衣原体寄生于人类,无动物储存宿主。通过飞沫或呼吸道分泌物传播。其扩散较为缓慢,潜伏期平均 30 天左右,感染具散发和流行交替出现的特点。在感染人群中流行可持续半年左右。

肺炎衣原体是呼吸道疾病重要的病原体,主要引起青少年急性呼吸道感染,以肺炎、支气管炎多见,也可导致咽炎和鼻窦炎等。近年应用免疫组化、分子生物学和电镜形态等技术,证实在冠状动脉粥样硬化病灶中存在肺炎支原体。血清学研究发现,有 50%~60% 的急性心肌梗死或慢性冠心病患者血清抗肺炎衣原体抗体水平增高,提示肺炎衣原体的慢性感染可能与冠状动脉粥样硬化和心脏病的发生有关。

3. 微生物学检查

(1)病原学检查 通常取咽拭子或痰标本涂片,观察包涵体,再以免疫酶标法或直接免疫荧光法检测肺炎衣原体的存在。

(2)抗体测定 用微量免疫荧光试验(MIF)检测血清中的抗体是目前诊断 TWAR 感染较敏感的方法。分别检测 TWAR 的特异性 IgM 和 IgG 抗体。双份血清抗体滴度增高 4 倍或以上,或单份血清 IgM 抗体滴度>1:16,或 IgG 抗体滴度>1:512,可确定为急性感染。

（3）特异性核酸检测 采用内切酶 *Pst*I 对 TWAR DNA 酶切后，可以获得一 474 bp 的核酸片段，这是其他两种衣原体没有的 DNA 片段。采用扩增 DNA 的 PCR 技术，可以进行 TWAR 特异性核酸片段的检测。

第五节 放线菌属

放线菌是一类丝状、呈分枝状生长的原核细胞型微生物。自然界分布广泛，种类繁多，大多数不致病，为人体腔道内的正常菌群，对人致病的放线菌有放线菌属、奴卡菌属、分枝杆菌属、棒状杆菌属等。

放线菌属和诺卡菌属因能形成有分枝的长丝，缠绕成团，且引起的疾病常呈慢性过程，酷似真菌感染。细胞核无核膜，细胞壁由二氨基庚二酸和磷壁酸构成。菌丝横径比真菌细，以分裂方式繁殖，对常用的抗细菌抗生素敏感，而对抗真菌药物不敏感。本节简要介绍放线菌属和诺卡菌属。

一、放线菌属

放线菌属（Actinomyces）正常寄居在人体与外界相通的腔道内。在机体抵抗力减弱、口腔卫生不良、拔牙或外伤时可引起内源性感染。放线菌为革兰阳性、非抗酸性丝状菌，菌丝细长无隔，直径 $0.5 \sim 0.8 \mu m$，有分枝。放线菌培养比较困难，厌氧或微需氧。初次分离加 $5\% CO_2$ 可促进其生长，血琼脂平板上 4~6 天可长出灰白或淡黄色微小圆形菌落，不溶血。能分解葡萄糖，产酸不产气，不形成吲哚。衣氏放线菌能还原硝酸盐和分解木糖，以此与牛放线菌区别。

致病的有衣氏放线菌、牛放线菌、内氏放线菌、黏液放线菌和龋齿放线菌等。其中对人致病性较强的主要为衣氏放线菌。根据感染途径和涉及的器官，临床分为面颈部、胸部、腹部、盆腔和中枢神经系统等感染。最常见的为面颈部感染，约占患者的 60%。病原体可沿导管进入唾液腺和泪腺，或直接蔓延至眼眶和其他部位。若累及颅骨可引起脑膜炎和脑脓肿。

在患者病灶组织和瘘管流出的脓样物质中，可找到肉眼可见的黄色硫黄状小颗粒，称为硫黄样颗粒，是放线菌在组织中形成的菌落。将硫黄样颗粒制成压片或组织切片，在显微镜下可见颗粒呈菊花状，核心部分由分枝的菌丝交织组成，周围部分长丝排列成放线状，菌丝末端有胶质样物质组成鞘包围，且膨大成棒状体。部分呈革兰阴性。病理标本经苏木精伊红染色，中央部为紫色，末端膨大呈红色。

放线菌病患者血清中可找到多种抗体，但抗体无诊断价值，诊断最主要和简单的方法是从脓或痰中寻找硫黄样颗粒。机体对放线菌的免疫主要靠细胞免疫。

注意口腔卫生、牙病早日修补是预防的主要方法。患者的脓肿和瘘管应进行外科清创处理，同时应用大剂量青霉素较长时间治疗。

二、奴卡菌属

奴卡菌属（Nocardia）是一群细胞壁含分枝菌酸的放线菌。广泛分布于土壤，不属于人体正常菌群，故不呈内源性感染。奴卡菌革兰染色阳性（有的为阴性），形态与放线菌属相似，但菌丝末端不膨大。菌丝内出现连串的阳性颗粒。部分奴卡菌抗酸染色阳性，但仅可用 1% 盐酸乙醇脱色,若延长脱色时间则变为阴性,此点能与结核分枝杆菌区别。奴卡菌属与放线菌属不同,为严格需氧菌,能形成气生菌丝。营养要求不高,在普通培养基上于室温或 37℃ 均可生长。但繁殖速度慢,一般需 1 周以上始见干燥或蜡样,颜色黄、白不等的菌落。在液体培养基中形成菌膜,浮于液面,液体澄清。

对人致病的主要有 3 种:星形奴卡菌、豚鼠奴卡菌以及巴西奴卡菌。在我国最常见的为星形奴卡菌。可因吸入肺部或侵入创口引起化脓感染,特别在 T 细胞缺陷(如白血病或艾滋病患者)及器官移植用免疫抑制剂治疗的患者。此菌常侵入肺部,主要引起化脓性炎症与坏死,症状与结核病相似。诺卡菌易通过血行播散,约 1/3 患者引起脑膜炎与脑脓肿。

根据脓、痰涂片和压片检查,可见有革兰阳性和部分抗酸性分枝菌丝。若见散在的抗酸性杆菌,应与结核分枝杆菌相区别。分离可用沙保培养基或心脑浸液琼脂平板。

学 习 小 结

螺旋体是一群细长而柔软,呈螺旋状,能弯曲的原核细胞型微生物。梅毒螺旋体是梅毒的病原体,通过性接触和母婴传播分别引起获得性梅毒和先天性梅毒。钩端螺旋体能引起人和动物的钩体病,主要感染方式是人体接触疫水时,钩体穿过皮肤或黏膜侵入机体而感染。

立克次体是一类严格细胞内寄生的原核细胞型微生物,主要通过媒介昆虫传播,是引起斑疹伤寒、恙虫病、Q 热等传染病的病原体。

支原体是一类无细胞壁、呈高度多形性、可通过滤菌器、在无生命培养基上生长繁殖的最小的原核细胞型微生物。其中肺炎支原体可引起原发性非典型肺炎。

衣原体是一类能通过细菌滤器,有独特发育周期,严格细胞内寄生的原核细胞型微生物。沙眼衣原体和肺炎衣原体分别引起沙眼病和急性呼吸道感染。

放线菌是一类原核细胞型微生物,多数不致病。对人致病的有奴卡菌属、分枝杆菌属、棒状杆菌属和放线菌属。

思 考 题

1. 比较细菌、螺旋体、支原体、衣原体、立克次体的主要生物学特性。
2. 简述钩端螺旋体的传播方式及致病过程。
3. 简述主要立克次体的传播方式及所致疾病。
4. 致病性支原体有哪几种? 主要引起哪些疾病?
5. 致病性衣原体有哪几种? 主要引起哪些疾病?

(李国利)

第四篇

真菌学基础

第十八章 真 菌

学习要点

1. 掌握真菌的含义。
2. 掌握皮肤癣菌的致病性和防治原则。
3. 理解机会致病性真菌的致病特点。

小丽在省城上大学,6 个女孩同住一间宿舍,室友之间关系非常融洽,吃的用的东西不分彼此,经常是你穿我的衣服,我穿你的鞋,日子过得十分开心。可是有一天,小丽觉得脚丫奇痒无比,并伴有水疱和异味,让人好不烦恼。过了一段时间,有几个女孩也出现了相同的症状。到医院一看,原来她们都得了脚气。是什么引起的脚气呢?她们怎么都患上了脚气呢?这就是我们今天要学习的内容——真菌。

第一节 真菌概述

真菌(fungus)是一类不分根茎叶、不含叶绿素,具有典型细胞核和完整细胞器的真核细胞型微生物。真菌在自然界分布广泛,种类繁多,有 10 万余种。绝大多数真菌对人类不仅无害,甚至有益,如用于酿酒、制醋、生产抗生素、酶制剂等。与人类疾病有关的真菌约 300 余种。近年来,由于广谱抗生素、免疫抑制剂、激素、抗肿瘤药物和放射治疗的大量应用,器官移植、介入性治疗技术的开展,艾滋病、糖尿病、恶性肿瘤等引起机体免疫功能低下等原因,导致真菌病发病率,尤其是机会致病性真菌引起的感染有明显上升趋势,已引起医学界的高度重视。

一、生物学性状

(一)形态与结构

真菌按形态可分为单细胞和多细胞真菌两类。单细胞真菌呈圆形或卵圆形,以出芽方式繁殖,其芽生孢子成熟后,脱离母细胞又成为一个新的个体。如酵母菌或类酵母菌。多细胞真菌由菌丝和孢子组成,因菌丝伸长分支并交织成团,故称丝状菌,又称霉菌。如皮肤癣菌。

1. 菌丝(hypha) 在适宜的环境中,真菌的孢子长出芽管,芽管逐渐延长呈丝状,称菌丝。菌丝又可长出许多分支并交织成团称菌丝体。生长在培养基上的菌丝,如深入到培养基中,吸取营养,称营养菌丝;露出于培养基表面,则称气中菌丝;气中菌丝中能产生孢子的称生殖菌丝。菌丝有多种形态,如螺旋状、鹿角状、球拍状、结节状和梳状等(图 4-18-1)。

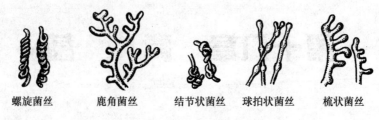

| 螺旋菌丝 | 鹿角菌丝 | 结节状菌丝 | 球拍状菌丝 | 梳状菌丝 |

图 4-18-1 真菌的菌丝

2. 孢子(spore) 孢子是真菌的繁殖结构,与细菌芽胞不同,它对热抵抗力不强,加热60~70℃,即可将其杀死,而细菌芽胞为细菌的休眠状态,与细菌繁殖无关,且抵抗力强。真菌孢子可分有性孢子与无性孢子两类。有性孢子是由两个细胞融合形成,无性孢子是菌丝上的细胞分化生成。致病性真菌多为无性孢子(图 4-18-2)。

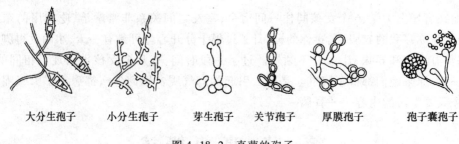

| 大分生孢子 | 小分生孢子 | 芽生孢子 | 关节孢子 | 厚膜孢子 | 孢子囊孢子 |

图 4-18-2 真菌的孢子

(二) 培养特性

真菌营养要求不高,常用沙保(sabouraud)培养基(含 4%葡萄糖、1%蛋白胨、2%琼脂、0.5%NaCl)培养。培养真菌的温度为 22~28℃,但某些深部感染的真菌其最适生长温度为37℃,最适 pH 为 4.0~6.0,还需较高的湿度和氧气。真菌以出芽、形成菌丝、产生孢子及菌丝断裂等方式进行繁殖。真菌繁殖能力强,但生长缓慢,多数病原性真菌培养 1~4 周才能形成典型菌落,故在培养基内常加入抗生素,抑制细菌生长。

在沙保培养基上真菌可形成以下 3 种类型的菌落。

1. 酵母型菌落 是单细胞真菌的菌落形式,与一般细菌菌落相似,不透明,一般为圆形,光滑湿润,柔软致密,多为乳白色,如新生隐球菌的菌落。

2. 类酵母型菌落 菌落外观性状与酵母型菌落相似,但由于有芽生孢子与母细胞连接形成的假菌丝伸入到培养基中,故称类酵母型菌落。如白假丝酵母菌的菌落。

3. 丝状菌落 是多细胞真菌的菌落形式,由疏松的菌丝体组成。菌落呈棉絮状、绒毛状或粉末状,菌落可呈现不同的颜色。丝状型菌落的这些特征,有助于鉴别不同真菌。

(三) 变异性与抵抗力

真菌易发生变异,在人工培养基上反复传代或培养时间过久,其形态、培养特性以及毒力均可发生变异。

　　真菌对干燥、日光、紫外线及一般消毒剂有较强的抵抗力。但对热抵抗力不强,60℃ 1 小时菌丝与孢子均被杀死。对 2%苯酚、2.5%碘酊、0.1%升汞及 10%甲醛等较敏感。对常用的抗生素均不敏感。灰黄霉素、制霉菌素、两性霉素 B、克霉唑、酮康唑和伊曲康唑等对多种真菌有较强的抑制作用。

二、致病性与免疫性

（一）致病性

　　真菌对人体具有一定的毒力,如白假丝酵母菌具有黏附人体细胞的能力;新生隐球菌、荚膜组织胞浆菌等有抗吞噬作用;白假丝酵母菌、黄曲霉菌的细胞壁糖蛋白有内毒素样活性,能引起组织化脓性反应和休克等。真菌可通过以下几种方式致病。

　　1. 致病性真菌感染　　主要为外源性感染。如皮肤癣菌有嗜角质性,能产生角蛋白酶水解角蛋白,在感染的局部如表皮、毛发和指(趾)甲处大量繁殖,通过代谢产物和机械刺激作用,引起局部炎症和病变。深部真菌具有抗吞噬作用,感染后被吞噬细胞吞噬而不被杀死,能在细胞内繁殖,引起慢性肉芽肿或组织溃疡、坏死等。

　　2. 机会致病性真菌感染　　多发生在机体免疫力降低时,常见于接受放疗或化疗的肿瘤患者、免疫抑制剂的长期使用者、艾滋病、糖尿病患者和使用各种导管、手术治疗的患者。机会致病性真菌多属于非致病的腐生性真菌和寄居在人体的正常菌群,在我国最常见的是白假丝酵母菌,其次是新生隐球菌以及卡氏肺孢子菌和曲霉菌等。

　　3. 真菌性中毒　　某些真菌污染粮食、食品或饲料,并在其中生长繁殖产生毒素,人或动物食入后可引起急性或慢性中毒,称为真菌中毒症(mycotoxicosis)。与细菌性食物中毒不同,真菌中毒无急性胃肠炎症状,没有传染性,但有明显的季节性和地区性。粮食在食用前多次搓洗对真菌中毒症有一定的预防作用。

　　4. 真菌性超敏反应　　有些真菌对机体无致病作用,但其抗原物质可引起机体发生超敏反应。当敏感者吸入或食入某些菌丝或孢子时可导致超敏反应的发生。如哮喘、过敏性鼻炎、接触性皮炎及荨麻疹等。

　　5. 真菌毒素与肿瘤　　随着对真菌代谢产物研究的深入,不断发现有些真菌毒素与肿瘤的发生有关,其中研究多的是黄曲霉毒素,目前已发现黄曲霉毒素有 20 多种衍生物,其中黄曲霉毒素 B_1 的致癌作用最强,如果喂养大鼠的饲料中含 $0.015×10^{-6}$ g/g 黄曲霉毒素 B_1,喂养大鼠后均可诱发肝癌。此外,赭曲霉菌产生的黄褐毒素也可诱发肝肿瘤,镰刀菌产生的T-2 毒素可使试验大鼠产生胃癌、胰腺癌、垂体和脑肿瘤,青霉菌产生的灰黄霉素可诱发试验小鼠的肝和甲状腺瘤,展青霉素可引起肉瘤等。

（二）免疫性

　　1. 非特异性免疫　　真菌在自然界分布广泛,与人体接触的机会较多,而真菌病的发病率却很低,说明人体对真菌有较强的天然免疫力。主要包括皮肤黏膜的机械屏障、分泌作用、正常菌群的拮抗作用、吞噬细胞的吞噬作用和体液中杀真菌物质的作用。皮脂腺分泌的不饱和脂肪酸有抗真菌作用,学龄前儿童皮脂腺发育尚未完善,故易患头癣。成人因掌部缺乏皮脂腺且局部汗多潮湿,故易患手足癣。另外,吞噬细胞被激活后释放的 H_2O_2、次氯酸、防御素(de-fensin)以及正常体液中存在的转铁蛋白、促癣吞噬肽(tuftsin)等在抗真菌感染方面也起一定作用。

2. 特异性免疫　包括细胞免疫和体液免疫。一般认为,真菌感染的恢复主要靠细胞免疫,故细胞免疫低下或缺陷者易患真菌感染特别是机会致病性真菌感染。真菌感染也能刺激机体产生抗体,但抗体的抗真菌作用尚难肯定。

三、防治原则

真菌性疾病目前尚无特异性预防方法。皮肤癣菌感染的预防主要是注意皮肤卫生,保持皮肤清洁、干燥;保持皮肤、黏膜的完整性;避免直接或间接与患者接触,以切断传播途径。预防深部真菌感染,首先要除去诱因,提高机体免疫力,增强细胞免疫功能。

癣病治疗以局部治疗为主,可用 5% 硫黄软膏、苯甲酸、十一烯酸、水杨酸、咪康唑霜和克霉唑软膏等外用药。深部真菌感染的治疗常用药物如两性霉素 B、咪康唑、酮康唑、氟康唑和伊曲康唑等。

第二节　主要病原性真菌

一、皮肤感染真菌

(一)皮肤癣菌

皮肤癣菌(*Dermatophytes*)主要侵犯部位为角化的表皮、毛发和指(趾)甲,引起各种癣病。皮肤癣,特别是手、足癣是人类最常见的真菌病。皮肤癣菌分毛癣菌、表皮癣菌和小孢子癣菌 3 个属。

1. 生物学性状　皮肤癣菌可在沙保培养基上生长,形成丝状菌落。根据菌落特征、菌丝和孢子的形态,可对皮肤癣菌做出初步鉴定(图 4-18-3)。

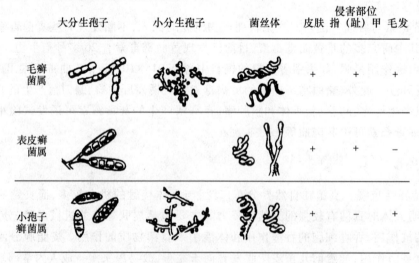

	大分生孢子	小分生孢子	菌丝体	侵害部位		
				皮肤	指(趾)甲	毛发
毛癣菌属				+	+	+
表皮癣菌属				+	+	
小孢子癣菌属				+	−	+

图 4-18-3　皮肤癣菌的孢子、菌丝形态和侵害部位

毛癣菌菌落为白色、奶油色、黄色、棕黄色、红色以至紫色。表面呈羊毛状、绒毛状、粉末状或蜡状。镜下可见棒状的薄壁大分生孢子和葡萄状或梨状的小分生孢子,菌丝可呈螺旋状、球拍状、鹿角状和结节状。

表皮癣菌菌落折叠或呈粉末状,中央有放射状沟纹,草绿色。镜下可见有杵状薄壁大分生孢子和球拍状菌丝,无小分生孢子,陈旧培养物中还可见厚膜孢子。

小孢子癣菌菌落为灰色、橘红色或黄褐色。表面呈绒毛状或粉末状。有厚壁梭形大分生孢子和位于菌丝侧支末端的卵圆形小分生孢子。菌丝呈结节状、梳状或球拍状。

2. 致病性 癣病主要由直接或间接接触传播,也可经猫、狗等动物或自体传播。3种皮肤癣菌均可侵犯皮肤,引起手癣、足癣(俗称脚气)、体癣、股癣和叠瓦癣等。手、足癣可分水疱型、擦烂型、鳞屑型。前两型常伴有剧烈的痒感,可继发感染引起化脓性炎症。毛癣菌和表皮癣菌还可侵犯指(趾)甲,引起甲癣(俗称灰指甲),患甲变色,变形,增厚,并失去光泽。另外,毛癣菌和小孢子癣菌还可侵犯毛发,引起头癣和须癣。一种癣病可由不同的皮肤癣菌引起,而一种皮肤癣菌因侵犯不同部位可引起不同的癣病。

3. 微生物学检查 取皮屑、指(趾)甲屑或病发置载玻片上,滴加 10% KOH 并加盖玻片,微加温后镜检。皮屑与甲屑中见有菌丝,病发内或外见有成串孢子,可初步诊断有皮肤癣菌感染。经沙保培养基培养,根据菌落的形态,菌丝和孢子的特点可确诊或进行菌种鉴定。

4. 防治原则 皮肤癣菌感染的预防,目前尚无有效的方法,主要是注意清洁卫生,避免直接或间接与患者接触。预防足癣应经常保持鞋袜干燥,透气性好,以消除皮肤癣菌增殖的条件。治疗可用 5% 硫黄软膏、水杨酸、伊曲康唑、酮康唑和咪康唑等。

(二)糠粃马拉癣菌

本菌为正常人体皮肤上的腐物寄生菌,仅在特殊条件下致病。如多汗、高温、营养不良等情况下,皮肤表面出现黄褐色或黑褐色花斑癣,俗称"汗斑"。

二、机会致病性真菌

(一)白假丝酵母菌(白色念珠菌)

白假丝酵母菌(*Candida albicans*)常存在于人体的口腔、上呼吸道、肠道及阴道黏膜上,当正常菌群失调或免疫力低下时则引起疾病,是最常见的机会感染性真菌。

1. 生物学性状 白假丝酵母菌菌体呈圆形或卵圆形,直径 2~4 μm。革兰染色阳性,着色不均匀。以出芽方式繁殖,形成芽生孢子。孢子伸长成芽管,不与母菌体脱离,形成较长的假菌丝(彩图 23)。本菌在沙保培养基、普通琼脂和平板上均能生长,需氧,室温或 37℃ 中培养 1~3 天,可形成白色或乳白色的类酵母型菌落。在玉米粉培养基上可长出厚膜孢子。假菌丝和厚膜孢子有助于白假丝酵母菌的鉴定(图 4-18-4)。

2. 致病性 白假丝酵母菌可侵犯皮肤、黏膜、指甲及各内

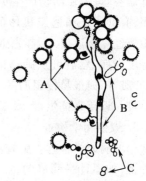

图 4-18-4 白假丝酵母菌

脏器官。近年来由于抗生素、激素和免疫抑制剂在临床上的大量使用,白假丝酵母菌感染日益增多。常见白假丝酵母菌感染有以下几种类型。

(1)皮肤、黏膜感染 皮肤感染好发于潮湿、皱褶处,如腋窝、腹股沟、乳房下、会阴及肛门周围等,形成有分泌物的糜烂病灶,也可引起甲沟炎及甲床炎。黏膜感染以鹅口疮最为常见,口角炎及阴道炎也较常见。

(2)内脏感染 主要有肺炎、支气管炎、食管炎、肠炎、膀胱炎和肾盂肾炎等,偶尔也可引起败血症。

(3)中枢神经感染 见于抵抗力极低者,可有脑膜炎、脑膜脑炎、脑脓肿等,预后不良。

(4)过敏性疾病 对本菌过敏者,可发生皮肤、呼吸道、消化管等过敏症,表现为类似皮肤癣疹或湿疹的皮疹、哮喘、胃肠炎等症状。

3. 微生物学检查

(1)病原学检查 取脓、痰等标本直接涂片革兰染色镜检。皮肤病变材料用10% KOH处理后再镜检。镜下查找芽生孢子和假菌丝。必要时将材料接种于沙保培养基作分离培养。

(2)免疫学检查 早期诊断可用白假丝酵母菌高价诊断血清做 ELISA 夹心法、免疫酶斑点法试验,方法简便,快速易行。

(二)新生隐球菌

新生隐球菌(*Cryptococcus neoformans*)广泛分布于自然界,在鸽粪中大量存在,它是隐球菌中唯一致病的真菌,人常因吸入鸽粪污染的空气而感染,当免疫力下降时,可引起肺和脑部的急性、亚急性或慢性感染。

1. 生物学性状 新生隐球菌为圆形酵母型菌,外周有一层宽厚荚膜,折光性强。一般染色法不被着色,难以发现,故名隐球菌。用墨汁做负染色后镜检,可于黑色背景下看到圆形透亮的菌体,外有一层透明的荚膜,荚膜可比菌体大 1~3 倍,菌体上常见有出芽,无假菌丝。在沙保培养基上,经37℃,3~5 天形成酵母型菌落,菌落黏稠,由乳白色逐渐转变为橘黄色,最后呈棕褐色,日久可液化,可以流动。此菌能分解尿素,可与假丝酵母菌区别(图 4-18-5)。

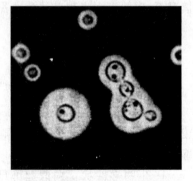

图 4-18-5 新生隐球菌

2. 致病性 荚膜多糖是新生隐球菌主要的致病物质,有抑制吞噬、诱使动物产生免疫耐受性,削弱机体抵抗力等作用,有助于该菌逃避机体的免疫作用而致病。新生隐球菌主要经呼吸道侵入,首先感染的部位可能是肺,引起肺部的轻度炎症,然后可从肺播散至全身其他部位,包括皮肤、骨、心脏等,而最易侵犯的是中枢神经系统,引起慢性脑膜炎,临床表现类似结核性脑膜炎,预后不良。近年来抗生素、激素和免疫抑制剂的广泛使用,也是新生隐球菌病例增多的原因。

3. 微生物学检查

(1)病原学检查 脑脊液标本离心后取沉淀检查。痰和脓汁标本可直接检查。标本置载玻片上,加墨汁一滴混匀,加盖玻片做负染色后镜检,见有出芽的圆形菌体,外周有宽厚的荚膜,即可做出诊断。必要时可做分离培养和动物试验。

（2）免疫学检查　免疫学诊断有高度特异性与敏感性。常用夹心 ELISA 试验与乳凝试验测定患者脑脊液或血清中的荚膜多糖抗原,以协助诊断。

（三）卡氏肺孢子菌

卡氏肺孢子菌(*Pnewnocystis cartnii*)也称肺囊菌,广泛分布于自然界,过去认为属原虫,称卡氏肺孢子虫,现已证实属于真菌。

其生物学性状与一般真菌不同,有两种形体,营养体和孢子囊。前者呈多形性,$2 \sim 5$ μm 大小。后者呈圆或卵圆形,直径 $4 \sim 6$ μm,内含 8 个球状、卵圆或梭状孢子,孢子囊成熟后释放出孢子。

卡氏肺孢子菌经呼吸道吸入肺内,多为隐性感染。当宿主抵抗力低下时,潜伏在肺内以及新侵入的卡氏肺孢子菌得以大量繁殖,引起卡氏肺孢子菌肺炎。本病多见于严重营养不良、早产儿、接受免疫抑制剂治疗、抗癌化疗、放疗和免疫缺陷病的患者。近年来成为艾滋病患者常见的并发症,美国有 90% 的艾滋病患者合并本病。发病初期为间质性肺炎,病情迅速发展,重症患者因窒息在 $2 \sim 6$ 周内死亡,未经治疗的患者病死率几乎为 100%。卡氏肺孢子菌也可引起中耳炎、肝炎、结肠炎等。

卡氏肺孢子菌引起的疾病无有效的预防方法。此菌对多种抗真菌药物不敏感,治疗药物首选复方新诺明,喷他脒气雾吸入效果也较好,还可联合应用克林霉素和伯氨喹。

学 习 小 结

真菌是一类不分根茎叶、不含叶绿素,具有典型细胞核和完整细胞器的真核细胞型微生物。可分单细胞和多细胞两类。单细胞真菌呈圆形或卵圆形,称酵母菌;多细胞真菌由菌丝和孢子组成,称丝状菌。真菌繁殖能力强,但生长速度较慢,常用沙保培养基进行培养。皮肤癣菌引起各种癣病,具有传染性。预防足癣主要是避免直接或间接与患者接触,保持鞋袜清洁干燥,透气性好,防止皮肤癣菌的污染与孳生。

思 考 题

1. 什么是真菌? 简述其生物学性状。
2. 说出皮肤癣菌的致病性和防治措施。
3. 简述卡氏肺孢子菌的致病特点。

（王松丽）

第五篇

病毒学基础

第十九章　病毒学概论

学习要点

1. 掌握病毒的基本性状、化学组成、感染方式及感染类型。
2. 熟悉病毒感染的快速检查方法、分离培养及抗病毒免疫机制。
3. 理解病毒感染的预防原则、抗病毒药物的分类及其作用机制。

人类遭受病毒的折磨已有许多世纪。然而,人类真正认识病毒的历史仅 100 多年。1892 年伊万诺夫斯基(Dimitri Ivanowski)发现了烟草花叶病毒,从而开创了病毒学独立发展的历程。电子显微镜的发明及分子生物学技术等的发展使病毒研究进入了黄金时代,人类对病毒有了更新的认识。目前,在传染病中,由病毒所引起的疾病仍然是威胁人类健康的第一杀手,如艾滋病、病毒性肝炎、SARS、禽流感等。因此,人类对病毒的研究还任重而道远。

病毒(virus)是一类个体微小、结构简单、仅含单一核酸、专性细胞内寄生、以复制方式增殖的非细胞型微生物。与其他微生物相比,其基本特点如下。① 体积微小:必须用电子显微镜放大几万至几十万倍后方可看见。② 没有细胞结构:无包膜病毒主要由核心的核酸和蛋白质外壳组成。③ 核酸种类单一:所有的病毒只含一种核酸(RNA 或 DNA)作为其遗传物质。④ 专性细胞内寄生:由于病毒没有独立的代谢能力,缺乏完整的酶系统,无细胞器,故不能在无生命的人工培养基内生长繁殖,必须寄生于活细胞内,依靠宿主细胞提供原料和酶系统进行病毒增殖。⑤ 以复制方式增殖:病毒进入活细胞后不是二分裂繁殖,而是根据病毒核酸的指令,通过复杂的生物合成过程在宿主细胞内复制出新的病毒颗粒。⑥ 对抗生素不敏感:目前未找到对病毒有效的抗生素。

病毒在自然界分布非常广泛,可寄生于人类、动物、植物、细菌、真菌、放线菌和支原体等细胞内。在人类的传染病中约 80% 由病毒引起,对人类身体健康及生命造成极大危害。病毒性传染病特点是:发病率高、传染性强、流行广泛,而且很少有特效治疗药物。常见的病毒性疾病有病毒性肝炎、流行性感冒、狂犬病、艾滋病(AIDS)、各种脑炎和出血热等,除传染病外已证实某些病毒与动物及人类的肿瘤和自身免疫病的发生有关。因此,病毒已成为多学科关注的热点。研究病毒的生物学性状、致病机制、病毒性疾病的诊断、防治和寻找有效的抗病毒药物是目前医学微生物学的重要任务。

第一节　病毒的基本性状

一、病毒的大小与形态

完整的成熟病毒颗粒称为病毒体(virion),是细胞外的结构形式,具有典型的形态结构,并有感染性。病毒体大小的测量单位为纳米或毫微米(nanometer, nm)。各种病毒体的大小差别悬殊,最大约为 300 nm,如痘病毒;最小的为 20 nm,如微小病毒(微小 RNA 病毒和微小 DNA 病毒)。多数病毒呈球形或近似球形,少数为杆状、丝状、弹状和砖块状,噬菌体呈蝌蚪状。病毒体与其他微生物大小和形态的比较见图 5-19-1。测量病毒体大小最可靠的方法是电子显微镜技术,也可用超速离心沉淀法、分级超过滤术和 X 线晶体衍射分析法等技术来研究病毒的大小、形态、结构和亚单位等。

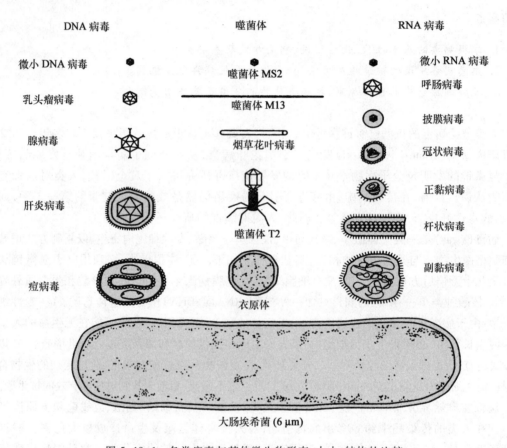

图 5-19-1　各类病毒与其他微生物形态、大小、结构的比较

二、病毒的结构和化学组成

(一)病毒的结构

病毒体的基本结构有核心(core)和衣壳(capsid),二者构成核衣壳(nucleocapsid)。有些病毒的核衣壳外有包膜(envelope)和包膜子粒(peplomere)或刺突(spike)(图 5-19-2)。无包膜的病毒体称裸露病毒(naked virus)。

1. 核心　位于病毒体的中心,主要成分为核酸,构成病毒基因组,为病毒的复制、遗传和变异提供遗传信息。

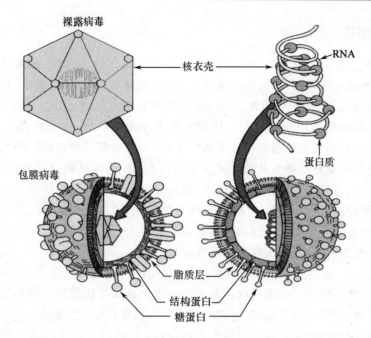

裸露病毒

核衣壳

RNA

蛋白质

包膜病毒

脂质层

结构蛋白

糖蛋白

图 5-19-2 包膜病毒、裸露病毒二十面体对称和螺旋对称结构

2. 衣壳 包围在核酸外面的蛋白质外壳,称衣壳。衣壳具有抗原性,是病毒体的主要抗原成分。可保护病毒核酸免受环境中核酸酶或其他影响因素的破坏,并能介导病毒进入宿主细胞。衣壳是由一定数量的壳粒(capsomeres)组成,每个壳粒被称为形态亚单位,由一个或多个多肽分子组成,这些多肽分子被称为化学亚单位或结构亚单位。

根据壳粒数目和排列方式的不同,病毒可分为以下几种对称类型。① 螺旋对称型(helical symmetry):壳粒沿着螺旋形盘旋的病毒核酸链对称排列。如正黏病毒、副黏病毒及弹状病毒等。② 20 面体对称型(icosahedral symmetry):核酸浓集成球形或近似球形,外周的壳粒排列成 20 面体对称型。20 面体的每个面都呈等边三角形,由许多壳粒镶嵌组成。大多数病毒体三角形面由 6 个壳粒组成,称为六邻体(hexon)。在三角形顶角可由 5 个同样的壳粒组成,称为五邻体(penton)。多数情况下病毒的衣壳是包绕核酸形成的,但也可见到先形成空衣壳,再填充核酸的情况。③ 复合对称型(complex symmetry):病毒体结构复杂,既有螺旋对称又有 20 面体对称。

3. 包膜(envelope) 是某些病毒在成熟的过程中穿过宿主细胞,以出芽方式向宿主细胞外释放时获得的,含有宿主细胞膜或核膜成分,包括脂质和少量的糖类。包膜表面常有不同形状的突起,称为包膜子粒或刺突。

包膜的主要功能是维护病毒体结构的完整性。包膜中所含磷脂、胆固醇及中性脂肪等能加固病毒体的结构。来自宿主细胞膜的包膜脂质与细胞脂质成分同源,彼此易于亲和及融合,因此包膜也起到辅助病毒感染的作用。另外,包膜具有病毒种、型特异性,是病毒鉴定、分型的依据之一。包膜构成病毒体的表面抗原,与致病性和免疫性有密切关系。有包膜的病毒称为包膜病毒(enveloped virus),无包膜的病毒称为裸露病毒。人和动物病毒多数具有包膜。

（二）病毒的化学组成与功能

1. 病毒核酸　其化学成分为 DNA 或 RNA，借此分成 DNA 和 RNA 病毒两大类。核酸具有多样性，可以为线型或环型，可为单链或双链，DNA 病毒大多为双链（微小 DNA 病毒除外），RNA 病毒大多是单链（呼肠病毒除外）。单链 RNA 有正链与负链之分。双链 DNA 或 RNA 皆有正链与负链。有的病毒核酸分节段。病毒核酸大小差异悬殊，微小病毒（parvovirus）仅由5 000 个核苷酸组成，而最大的痘类病毒则由约 4 000 000 个核苷酸组成。病毒核酸是主导病毒感染、增殖、遗传和变异的物质基础。其主要功能有：① 病毒复制：病毒的增殖不是简单的二分裂方式，它是以基因组为模板，经过转录、翻译过程合成病毒的前体形式，如子代核酸、结构蛋白，然后再装配成子代病毒体。② 决定病毒的特性：病毒核酸链上的基因密码记录着病毒全部信息，由它复制的子代病毒保留亲代病毒的一切特性。③ 具有感染性：除去衣壳的病毒核酸进入宿主细胞后能增殖，被称为感染性核酸。

2. 病毒蛋白质　蛋白质是病毒的主要组成部分，约占病毒体总质量的 70%，由病毒基因组编码，具有病毒的特异性。病毒蛋白可分为结构蛋白和非结构蛋白。结构蛋白指的是组成病毒体的蛋白成分，主要分布于衣壳、包膜和基质中。具有良好的抗原性。包膜蛋白多突出于病毒体外，属于糖蛋白。基质蛋白是连接衣壳蛋白和包膜蛋白的部分，多具有跨膜和锚定（anchor）的功能。病毒结构蛋白有以下几种功能。① 保护病毒核酸：衣壳蛋白包绕着核酸，避免了环境中的核酸酶和其他理化因素对核酸的破坏。② 参与感染过程：衣壳蛋白和包膜上的蛋白突起能特异地吸附至易感细胞表面受体上，介导病毒核酸进入宿主细胞，引起感染。③ 具有抗原性：衣壳蛋白是一种良好抗原，病毒进入机体后，能引起特异性体液免疫和细胞免疫。病毒的非结构蛋白是指由病毒基因组编码，但不参与病毒体构成的病毒蛋白多肽。它不一定存在于病毒体内，也可存在于感染细胞中。它包括病毒编码的酶类和特殊功能的蛋白，如蛋白水解酶、DNA 聚合酶、反转录酶、胸腺嘧啶核苷激酶和抑制宿主细胞生物合成的蛋白等，已广泛用作抗病毒药物作用靶点而备受重视。

3. 脂质和糖　病毒体的脂质主要存在于包膜中，有些病毒含少量糖类，以糖蛋白形式存在，也是包膜的表面成分之一。多数病毒的糖蛋白起吸附作用（viral attachment proteins，VAPs），可与靶细胞上的受体结合。如与红细胞结合的 VAPs 称为血凝素（hemagglutinins，HAs）。有些糖蛋白还有其他功能，如流感病毒的神经氨酸酶（neuraminidase，NA）是激发保护性免疫反应的主要抗原。

三、病毒的增殖

病毒缺乏增殖所需的酶系统，只能在有易感性的活细胞内进行增殖。病毒增殖的方式是以其基因组为模板，在 DNA 聚合酶或 RNA 聚合酶以及其他必要因素作用下，经过复杂的生化合成过程，复制出病毒的基因组，病毒基因组则经过转录、翻译过程，合成大量的病毒结构蛋白，再经过装配，最终释放出子代病毒。这种以病毒核酸分子为模板进行复制的方式称为自我复制（self replication）。从病毒进入宿主细胞开始，经过基因组复制，到最后释放出子代病毒来，称为一个复制周期（replication cycle）。人和动物病毒的复制周期依次包括吸附、穿入、脱壳、生物合成及组装、成熟和释放等步骤。

（一）增殖步骤

1. 吸附（adsorption） 病毒需先吸附于易感细胞后方可穿入。吸附可分为两个阶段：① 病毒与细胞的静电结合：该过程与 Na^+、Mg^{2+}、Ca^{2+} 等阳离子浓度有关。这种结合是非特异可逆的。② 宿主细胞表面受体与病毒包膜或衣壳表面的配体特异性结合：吸附是特异不可逆的，决定了病毒侵入的细胞类型。如脊髓灰质炎病毒主要侵犯的靶细胞是神经细胞，因脊髓灰质炎病毒的衣壳蛋白可与灵长类动物神经细胞表面的蛋白受体结合；HIV 选择性地侵犯 $CD4^+$ T 淋巴细胞，是因为细胞表面的 CD4 分子是 HIV 的主要受体。

包膜病毒通过包膜上的糖蛋白吸附于受体，这些特异性的糖蛋白可有一个或多个附着位点。无包膜病毒通过衣壳蛋白或突起来吸附于受体。吸附过程可在几分钟到几十分钟内完成。

2. 穿入（penetration） 病毒吸附在宿主细胞膜后，主要是通过吞饮或融合方式穿入细胞膜。① 吞饮（endocytosis）：即病毒与细胞表面结合后内凹入细胞，细胞膜内陷形式类似吞噬泡，病毒原封不动地进入细胞质内。无包膜的病毒多以吞饮形式进入易感动物细胞内。② 融合（fusion）：是指病毒包膜与细胞膜密切接触，在融合蛋白的催化下，融合孔开口，病毒包膜与细胞膜融合，而将病毒的核衣壳释放至细胞质内。有包膜的病毒，如正黏病毒、副黏病毒、疱疹病毒等都以融合的形式穿入细胞。

3. 脱壳（uncoating） 病毒体必须脱去蛋白质衣壳后，核酸才能发挥作用。多数病毒在穿入细胞时已在细胞的溶酶体酶的作用下脱壳释放出核酸。少数病毒的脱壳过程较复杂。

4. 生物合成（biosynthesis） 病毒基因组一旦从衣壳中释放后，就进入病毒复制的生物合成阶段，即病毒利用宿主细胞提供的低分子物质大量合成病毒核酸和结构蛋白。在生物合成阶段，根据病毒基因组转录 mRNA 及转译蛋白质的不同，病毒生物合成过程可归纳为 6 大类型：即双链 DNA 病毒、单链 DNA 病毒、单正链 RNA 病毒、单负链 RNA 病毒、双链 RNA 病毒和反转录病毒。

（1）双链 DNA 病毒 人和动物 DNA 病毒多数是双链 DNA（dsDNA），例如，疱疹病毒、腺病毒。它们在细胞核内合成 DNA，在细胞质内合成病毒蛋白；只有痘病毒例外，因其本身携带 DNA 多聚酶，DNA 和蛋白质都在细胞质内合成。双链 DNA 病毒首先利用细胞核内依赖 DNA 的 RNA 聚合酶，转录出早期 mRNA，再在胞质内核糖体中转译成早期蛋白。这些早期蛋白是非结构蛋白，主要为合成病毒子代 DNA 所需要的 DNA 多聚酶及脱氧胸腺嘧啶激酶。然后以子代 DNA 分子为模板，大量转录晚期 mRNA，继而在胞质核糖体上转译出病毒结构蛋白，主要为衣壳蛋白。双链 DNA 复制为半保留复制形式，即亲代 DNA 的双链在解旋酶的作用下，打开成为正、负两个 DNA 单链。再分别以这两条单链为模板，在 DNA 聚合酶的作用下，分别合成互补的 DNA（负链或正链），形成新的双链 DNA。通过这个复制过程，大量生成与亲代结构完全相同的子代 DNA。

（2）单链 DNA 病毒 单链 DNA 病毒（ssDNA）以亲代为模板，在 DNA 聚合酶的作用下，产生互补链，并与亲代 DNA 链形成 ±dsDNA 作为复制中间型（replicative intermediate，RI），然后解链，由新合成互补链为模板复制出子代 ssDNA，转录 mRNA 和翻译合成病毒蛋白质。

（3）单正链 RNA 病毒 这类病毒不含 RNA 聚合酶，但其本身具有 mRNA 的功能，可直接附着于宿主细胞的核糖体上转译早期蛋白——依赖 RNA 的 RNA 聚合酶。在该酶的作用下，转录出与亲代正链 RNA 互补的负链 RNA。形成的双链 RNA（±RNA）即复制中间型（RNA RI），其中正链 RNA 起 mRNA 作用，翻译晚期蛋白（病毒衣壳蛋白及其他结构蛋白）。负链 RNA 起模板作用，转录与负链 RNA 互补的子代病毒 RNA（+ssRNA）。

（4）单负链 RNA 病毒　大多数有包膜的 RNA 病毒都属于单负链 RNA 病毒（-ssRNA）。这种病毒含有依赖 RNA 的 RNA 聚合酶。病毒 RNA 在此酶的作用下，首先转录出互补正链 RNA，形成 RNA 复制中间型，再以其正链 RNA 为模板（起 mRNA 作用），转录出与其互补的子代负链 RNA，同时翻译出病毒结构蛋白和酶。

（5）双链 RNA 病毒　病毒双链 RNA（dsRNA）在依赖 RNA 的 RNA 聚合酶作用下转录 mRNA，再翻译出蛋白。双链 RNA 病毒的复制与双链 DNA 病毒不同。双链 DNA 病毒分别由正、负链复制出对应链，而双链 RNA 病毒仅由负链 RNA 复制出正链 RNA，再由正链 RNA 复制出新负链 RNA，如轮状病毒 RNA 复制就不遵循 DNA 半保留复制的原则，因而轮状病毒子代 RNA 全部为新合成的 RNA。

（6）反转录病毒　病毒在反转录酶的作用下，以病毒 RNA 为模板，合成互补的负链 DNA 后，形成 RNA∶DNA 中间体。中间体中的 RNA 由 RNA 酶 H 水解，在 DNA 聚合酶作用下，由 DNA 复制成双链 DNA。该双链 DNA 则整合至宿主细胞的 DNA 上，成为前病毒（provirus），再由其转录出子代 RNA 和 mRNA。mRNA 在胞质核糖体上翻译出子代病毒的蛋白质。

5. 组装与释放（assembly and release）　病毒核酸与蛋白质合成之后，根据病毒的种类不同，在细胞内组装的部位和方式亦不同。除痘病毒外，DNA 病毒均在细胞核内组装；RNA 病毒与痘病毒则在细胞质内组装。装配一般要经过核酸浓聚、壳粒集聚及装灌核酸等步骤。有包膜病毒还需在核衣壳外加一层包膜。成熟病毒向细胞外释放有两种方式。

（1）破胞释放　裸露病毒在组装完成后，随宿主细胞破裂病毒全部释放到周围环境中。

（2）芽生释放　有包膜病毒，则以出芽方式释放到细胞外，宿主细胞通常不死亡。包膜蛋白质向胞质移动过程中经糖基转移酶与糖结合成为糖蛋白，与脂质结合成为脂蛋白。有些病毒如巨细胞病毒，很少释放到细胞外，而是通过细胞间桥或细胞融合，在细胞之间传播，致癌病毒的基因组与宿主细胞染色体整合，随细胞分裂而出现在子代细胞中。

（二）异常增殖与干扰现象

1. 病毒的异常增殖　病毒在宿主细胞内复制时，并非所有的病毒成分都能组装成完整的病毒体，常有异常增殖。

（1）顿挫感染（abortive infection）　病毒进入宿主细胞后，如细胞不能为病毒增殖提供所需要的酶、能量及必要的成分，则病毒就不能合成本身的成分，或者虽合成部分或合成全部病毒成分，但不能组装和释放出有感染性的病毒颗粒，称为顿挫感染。不能为病毒复制提供必要条件的细胞称非容纳细胞，非容纳细胞对另一种病毒可能成为容纳细胞。

（2）缺陷病毒（defective virus）　指因病毒基因组不完整或者因某一基因位点改变，不能进行正常增殖，复制不出完整的有感染性病毒颗粒，此病毒称为缺陷病毒。但当与另一种病毒共同培养时，若后者能为前者提供所缺乏的物质，就能使缺陷病毒完成正常的增殖，这种有辅助作用的病毒被称为辅助病毒。

2. 干扰现象(interference) 两种病毒感染同一细胞时,可发生一种病毒抑制另一种病毒增殖的现象称为干扰现象。干扰现象不仅发生在异种病毒之间,也可发生在同种、同型及同株病毒之间。干扰现象不仅在活病毒间发生,灭活病毒也能干扰活病毒。病毒之间的干扰现象能够阻止、中断发病,也可以使感染终止,导致宿主康复。构成机体非特异性免疫的一部分。发生干扰的原因可能是因为病毒诱导宿主细胞产生了干扰素;也可能是病毒的吸附受到干扰或改变了宿主细胞的代谢途径。

四、病毒的变异

病毒的变异包括多方面,如毒力变异、耐药变异、抗原变异等。病毒发生变异的机制有两方面,即基因突变和基因重组。

(一)基因突变

病毒在增殖过程中常发生基因组中碱基序列的置换、缺失或插入,引起基因突变,其自发突变率为 $10^{-8} \sim 10^{-6}$,用物理因素(如紫外线或 γ 射线)或化学因素(如亚硝基胍,5-氟尿嘧啶或 5-溴脱氧尿苷)处理病毒时,也可诱发突变,提高突变率。由基因突变产生的病毒表型性状改变的毒株为突变株(mutant),突变株可呈多种表型,如病毒空斑或痘斑的大小,病毒颗粒形态、抗原性、宿主范围、营养要求、细胞病变以及致病性的改变等。

(二)基因重组

两种病毒感染同一宿主细胞发生基因的交换,产生具有两个亲代特征的子代病毒,并能继续增殖,该变化称为基因重组(gene recombination)。其子代病毒称为重组体。基因重组不仅能发生于两种活病毒之间,也可发生于一活病毒和另一灭活病毒之间,甚至发生在两种灭活病毒之间。对于基因分节段的 RNA 病毒,如流感病毒、轮状病毒等,通过交换 RNA 节段而进行基因重组的被称为重配(reassortment)。一般而言,发生重配的概率高于不分节段病毒的基因重组的概率。

五、理化因素对病毒的影响

病毒受理化因素作用后,失去感染性称为灭活(inactivation)。灭活的病毒仍能保留其他特性,如抗原性、红细胞吸附、血凝及细胞融合等。

(一)物理因素

1. 温度 大多数病毒耐冷不耐热,在 0℃ 以下的温度,特别是在干冰温度(-70℃)和液态氮温度(-196℃)下,可长期保持其感染性。大多数病毒于 50~60℃,30 分钟即被灭活。热对病毒的灭活作用,主要是使病毒衣壳蛋白变性和病毒包膜的糖蛋白刺突发生变化,阻止病毒吸附于宿主细胞。热也能破坏病毒复制所需的酶类,使病毒不能脱壳。

2. pH 大多数病毒在 pH 为 5~9 比较稳定,而在 pH 5.0 以下或 pH 9.0 以上迅速灭活,但不同病毒对 pH 的耐受能力有很大不同。在 pH 为 3~5 时肠道病毒稳定,鼻病毒很快被灭活。

3. 射线和紫外线 γ射线、X线和紫外线都能使病毒灭活。射线引起核苷酸链发生致死性断裂;紫外线是引起病毒的多核苷酸上形成双聚体(如胸腺核苷与尿核苷),抑制病毒核酸的复制,导致病毒失活。

(二)化学因素

病毒对化学因素的抵抗力一般较细菌强,可能是病毒缺乏酶类的原因。

1. 脂溶剂 病毒的包膜含脂质成分,易被乙醚、氯仿、去氧胆酸盐等脂溶剂溶解。因此,包膜病毒进入人体消化道后,即被胆汁破坏。在脂溶剂中,乙醚对病毒包膜破坏作用最大,所以乙醚灭活试验可鉴别有包膜和无包膜病毒。

2. 酚类 酚及其衍生物为蛋白变性剂,故可作为病毒的消毒剂。

3. 氧化剂、卤素及其化合物 病毒对这些化学物质都很敏感。

六、病毒的分类

病毒的分类方法有多种,分类的依据有:① 核酸的性质与结构(DNA 或 RNA,单链或双链);② 病毒粒子的大小、形状;③ 衣壳对称性和壳粒数目;④ 有无包膜;⑤ 对理化因素的敏感性;⑥ 抗原性;⑦ 生物学特性(繁殖方式、宿主范围、传播途径和致病性),见表 5-19-1 和表 5-19-2。

表 5-19-1　DNA 病毒科分类及重要病毒

病毒科名	成员
痘病毒科	天花病毒,痘苗病毒,猴痘病毒,传染性软疣病毒
疱疹病毒科	单纯疱疹病毒Ⅰ型和Ⅱ型,水痘-带状疱疹病毒,EB病毒,巨细胞病毒,人疱疹病毒 6、7、8 型
腺病毒科	腺病毒
嗜肝病毒科	乙型肝炎病毒
多瘤病毒科	JC病毒,BK病毒,肉瘤病毒 40
乳头瘤病毒科	乳头瘤病毒
小 DNA 病毒科	细小 B19 病毒,腺病毒伴随病毒

表 5-19-2　RNA 病毒分科及重要的病毒

病毒科名	成员
副黏病毒科	副流感病毒,仙台病毒,麻疹病毒,腮腺炎病毒,呼吸道合胞病毒,偏肺病毒
正黏病毒科	流感病毒 A,B,C 型
冠状病毒科	冠状病毒,SARS(严重急性呼吸系统综合征)
沙粒病毒科	拉沙热病毒,塔卡里伯病毒群(鸠宁和马秋波病毒),淋巴细胞性脉络丛脑膜炎病毒
弹状病毒科	狂犬病病毒,水疱口炎病毒
纤丝病毒科	埃博拉病毒,马堡病毒

亚病毒(subvirus)包括类病毒和卫星病毒,是一些新的非寻常病毒的致病因子。

1. 类病毒(viroid)　为植物病毒,是 1971 年美国 Diener 等经长期研究马铃薯纺锤形块茎后报道命名的,迄今已发现有 12 种植物病由类病毒引起。类病毒仅由 250～400 个核苷酸组成,为单链杆状 RNA,有二级结构,无包膜或衣壳,不含蛋白质。在细胞核内增殖,利用宿主细胞的 RNA 聚合酶Ⅱ进行复制。对核酸酶敏感,对热、有机溶剂有抵抗力。致病机制可能是由于 RNA 分子直接干扰宿主细胞的核酸代谢。类病毒与人类疾病的关系尚不清楚。

2. 卫星病毒(satellites)　是在研究类病毒过程中发现的又一种引起苜蓿、绒毛烟等植物病害的致病因子。卫星病毒可分为两大类,一类可编码自身的衣壳蛋白,另一类为卫星病毒 RNA 分子,曾称为拟病毒(virosid),需利用辅助病毒的蛋白衣壳。其特点为由 500～2 000 个核苷酸构成的单链 RNA,与缺陷病毒不同,表现为与辅助病毒基因组间无同源性;复制时常干扰辅助病毒的增殖。

有人认为人类的丁型肝炎病毒具有部分卫星病毒和类病毒的特征,是一种特殊的嵌合 RNA 分子。

3. 朊粒(prion)　近年研究提出,把朊粒列入病毒范畴不适宜,其生物学地位尚未确定。

第二节　病毒的感染与免疫

病毒的感染是从病毒侵入宿主开始,然而其致病作用则主要是通过侵入易感细胞、损伤或改变细胞的功能而引发。病毒感染的结局取决于宿主、病毒和机体免疫力。宿主因素包括:基因背景、免疫状态、年龄以及个体的一般健康状况。病毒因素包括:病毒株、感染量和感染途径。

一、病毒感染的传播方式

病毒感染的传播方式和途径同细菌大体一致,但在某些方面较为特殊。

病毒主要通过破损的皮肤、黏膜(眼、呼吸道、消化道或泌尿生殖道)传播,但在特定条件下可直接进入血循环(如输血、机械损伤、昆虫叮咬等)感染机体。多数病毒以一种途径进入宿主机体,但也可见多种途径感染的病毒,例如,HIV。目前认为吸入是最常见的病毒感染途径。

病毒感染的传播方式有水平传播(horizontal transmission)和垂直传播两种,水平传播是大多数病毒的传播方式。而通过胎盘或产道将病毒由亲代传播给子代的垂直传播方式可见于许多病毒,如风疹病毒、巨细胞病毒、人类免疫缺陷病毒(HIV)及乙型肝炎病毒等。

二、病毒感染的致病机制

(一)对宿主细胞的致病作用

1. 杀细胞效应(cytocidal effect)　病毒在宿主细胞内复制完毕,可在很短时间内一次释放大量子代病毒,细胞被裂解死亡,此种情况称杀细胞性感染(cytocidal infection)。主要见于无包膜病毒。如脊髓灰质炎病毒、腺病毒等。其机制是病毒在增殖过程中,阻断细胞核酸与蛋白质的合成,使细胞新陈代谢功能紊乱,造成细胞病变与死亡。

2. 稳定状态感染(steady state infection) 某些病毒进入细胞后能够复制,却不引起细胞裂解、死亡,这常常见于有包膜病毒,如流感病毒、疱疹病毒、某些披膜病毒等。病毒以出芽方式释放子代,其过程缓慢,不阻碍细胞的代谢,也不破坏溶酶体膜,因而不使细胞溶解死亡,这些不具有杀细胞效应的病毒所引起的感染称稳定性感染。① 细胞融合:某些病毒的酶类或感染细胞释放的溶酶体酶,能使感染细胞膜改变,导致感染细胞与邻近的细胞融合。病毒借助于细胞融合,扩散到未受感染的细胞。② 细胞表面出现病毒基因编码的抗原:病毒感染的细胞膜上常出现由病毒基因编码的新抗原。

3. 包涵体形成 受病毒感染的细胞,用普通光学显微镜可看到有与正常细胞结构和着色不同的圆形或椭圆形斑块,称为包涵体(inclusion body)。有的位于细胞质内(痘病毒),有的位于细胞核中(疱疹病毒);或两者都有(麻疹病毒);有嗜酸性的或嗜碱性的,因病毒种类而异。

4. 细胞凋亡(apoptosis) 细胞凋亡是一种由基因控制的程序性细胞死亡,属正常的生物学现象。病毒感染可导致宿主细胞发生凋亡,这一过程可能促进细胞中病毒释放,但是它也限制了由病毒"工厂"生产的病毒体的数量。

5. 基因整合与细胞转化 某些 DNA 病毒和反转录病毒在感染中可将基因整合于宿主细胞基因组中,可导致细胞转化,增殖变快,失去细胞间接触抑制。基因整合或细胞转化与肿瘤形成密切相关。

(二)病毒感染的免疫病理作用

病毒在感染损伤宿主的过程中,通过与免疫系统相互作用,诱发免疫反应损伤机体是重要的致病机制之一,在病毒病中常见。目前虽有不少病毒病的致病作用及发病机制不明了,但免疫损伤在病毒感染性疾病中的作用显得越发重要,尤其是持续性病毒感染及与病毒感染有关的自身免疫病。免疫损伤机制包括特异性体液免疫和特异性细胞免疫。

1. 抗体介导的免疫病理作用 病毒的包膜蛋白、衣壳蛋白均为良好的抗原,能刺激机体产生相应抗体,抗体与抗原结合可阻止病毒扩散导致病毒被清除。然而,感染后许多病毒抗原可出现于宿主细胞表面,与抗体结合后,激活补体,导致宿主细胞破坏,属 Ⅱ 型超敏反应。

抗体介导损伤的另一机制是抗原抗体复合物引起的Ⅲ型超敏反应。病毒抗原与抗体形成的复合物随血循环沉积导致损伤。慢性病毒性肝炎患者常出现关节症状,与免疫复合物沉积于关节滑膜引起关节炎有关。

2. 细胞介导的免疫病理作用 细胞免疫是宿主清除胞内病毒的重要机制,CTL 对靶细胞膜病毒抗原识别后引起的杀伤能终止细胞内病毒复制,对感染的恢复起关键作用。但细胞免疫也损伤宿主细胞,造成功能紊乱,这可能是病毒致病机制中的一个重要方面,属Ⅳ型超敏反应。

3. 免疫抑制作用 某些病毒感染可抑制免疫功能,如麻疹病毒、风疹病毒、巨细胞病毒,甚至使整个免疫系统全部缺陷,例如,HIV 感染,这是病毒更复杂的特殊致病机制。病毒感染所致的免疫抑制,可激活体内潜伏的病毒或促进某些肿瘤的生长,使疾病复杂化,亦可能成为病毒持续性感染的原因之一。

三、病毒感染的类型

根据有无临床症状,病毒感染分为显性感染和隐性感染;根据病毒在机体内感染的过程、滞留的时间,病毒感染分为急性感染和持续性感染。持续性感染又分为潜伏感染、慢性感染、慢发病毒感染和急性病毒感染的迟发并发症。

(一)隐性感染和显性感染

1. 隐性病毒感染(inapparent viral infection) 病毒进入机体不引起临床症状的感染,又称亚临床感染(subclinical viral infection)。可能与病毒毒力弱或机体防御能力强、病毒在体内不能大量增殖,因而对组织细胞的损伤不明显有关;也可能与病毒种类和性质有关。病毒侵犯后不能到达靶细胞,故不表现出临床症状。

隐性感染者虽不出现临床症状,但仍可获得免疫力而终止感染。部分隐性感染者一直不产生免疫力,这种隐性感染者也叫病毒携带者(viral carrier)。病毒携带者本身无症状,但病毒可在体内增殖并向外界排泄播散,成为重要的传染源,在流行病学上具有十分重要的意义。

2. 显性病毒感染(apparent viral infection) 有些病毒感染后均可发病,引起临床症状,称为显性感染或临床感染(clinical infection),如天花病毒、麻疹病毒。

(二)急性病毒感染

病毒侵入机体后,在细胞内增殖,经数日乃至数周的潜伏期后发病,导致靶细胞损伤和死亡而造成组织器官损伤和功能障碍,出现临床症状。但从潜伏期起,宿主即动员非特异性和特异性免疫机制清除病毒。除死亡病例外,宿主一般能在出现症状后的一段时间内,把病毒清除掉而进入恢复期。其特点为潜伏期短,发病急,病程数日至数周,病后常获得特异性免疫。

(三)持续性病毒感染

持续性病毒感染(persistent viral infection)即病毒在机体持续存在数月至数年,甚至数十年。可出现症状,也可不出现症状而长期带毒,成为重要的传染源,如 HIV、HBV 等。持续性感染有下述 4 种类型。

1. 潜伏感染(latent infection) 某些病毒在显性或隐性感染后,病毒基因存在细胞内而不复制,但在一定条件下,病毒被激活又开始复制,使疾病复发。在显性感染时,可查到病毒的存在,而在潜伏期查不出病毒。疱疹病毒属的全部病毒(如单纯疱疹病毒、带状疱疹病毒、巨细胞病毒、EB 病毒和人疱疹病毒 6 型)均可引起潜伏感染。唇疱疹是由单纯疱疹病毒 I 型从潜伏的三叉神经节沿感觉神经到达口唇皮肤与黏膜交界处的细胞增殖所致;带状疱疹是因儿童时期感染了水痘病毒,病愈后病毒潜伏于脊髓后根神经节或脑神经节,可在数十年后的老年期同一部位复发。

2. 慢性感染(chronic infection) 病毒在显性或隐性感染后未完全清除,血中可持续检测出病毒,因而可经输血、注射而传播。患者可表现轻微或无临床症状,但常反复发作,迁延不愈,例如,乙型肝炎、丙型肝炎。

3. 慢发病毒感染(slow virus infection) 为慢性发展的进行性加重的病毒感染。病毒感染后有很长的潜伏期,可达数月,数年甚至数十年。在症状出现后呈进行性加重,最终死亡。能引起慢发病毒感染的病毒有:HIV、狂犬病病毒等。

4. 急性病毒感染的迟发并发症(delayed complication after acute viral infection) 急性感染后 1 年或数年,发生致死性的并发症,如亚急性硬化性全脑炎(subacute sclerosing panencephalitis,SSPE)。该病是在儿童期感染麻疹病毒后,到青春期才发作,表现为中枢神经系统疾病,在脑组织中用电镜可查到麻疹病毒。有人认为这些病毒可能是麻疹病毒的缺陷病毒。

四、抗病毒免疫

(一) 非特异性免疫

非特异性免疫是针对病毒感染的第一道防线。体温、干扰素、细胞因子、单核-巨噬细胞系统和 NK 细胞等因素,均针对病毒的进入迅速发生反应,并且激活特异性免疫防御系统。通常非特异性防御可控制病毒感染,防止临床症状出现。其中,干扰素和 NK 细胞起主要作用。

1. 干扰素(interferon,IFN) 是病毒或其他干扰素诱生剂刺激人或动物细胞所产生的一种糖蛋白,具有抗病毒、抗肿瘤和免疫调节等多种生物学活性。除病毒外,细菌内毒素、人工合成的双链 RNA 等诱生剂也可诱导干扰素的产生。巨噬细胞、淋巴细胞及体细胞均可产生干扰素。干扰素具有广谱抗病毒作用,但只能抑制病毒而无杀灭病毒的作用。

由人类细胞诱生的干扰素,根据其不同的抗原性分为 α、β 和 γ 三种。每种又根据其氨基酸序列不同分若干亚型。α 干扰素主要由人白细胞产生,β 干扰素主要由人成纤维细胞产生,α 和 β 干扰素属于 I 型干扰素,抗病毒作用强于免疫调节作用。γ 干扰素由 T 细胞产生,也称免疫干扰素,属 II 型干扰素,是重要的细胞因子,其免疫调节作用强于抗病毒作用。

2. NK 细胞 NK 细胞能非特异杀伤受病毒感染的细胞。在感染早期,抗病毒特异性免疫应答尚未建立之前发挥重要的作用。NK 细胞的杀伤过程不受 MHC 限制,不依赖抗体,对靶细胞的杀伤也无特异性。病毒感染后细胞膜的变化,成为 NK 细胞识别的"靶细胞",但其具体识别机制尚未阐明。

(二) 特异性免疫

病毒感染过程中,病毒的各种蛋白以及少数 DNA 聚合酶,可经抗原的加工与提呈,活化 T 细胞及 B 细胞,诱生体液及细胞免疫。细胞免疫中的细胞毒性 T 细胞(CTL)能杀伤病毒感染的靶细胞,阻断病毒在细胞内复制,是终止病毒感染的主要免疫机制。

1. 体液免疫 抗体可清除细胞外的病毒,并可有效抑制病毒通过病毒血症向靶组织扩散。中和性抗体可中和游离的病毒体,主要对再次入侵的病毒体有预防作用。抗体(包括中和抗体和非中和抗体)也可通过调理作用增强吞噬细胞吞噬杀灭病毒的能力。病毒中和抗体(virus neutralizing antibodies)指针对病毒某些表面抗原的抗体。此类抗体能与细胞外游离的病毒结合从而消除病毒的感染能力。其作用机制主要是直接封闭与细胞受体结合的病毒抗原表位,或改变病毒表面构型,阻止病毒吸附、侵入易感细胞。中和抗体不能直接灭活病毒。病毒与中和抗体形成的免疫复合物,可被巨噬细胞吞噬清除。有包膜的病毒与中和抗体结合后,可通过激活补体导致病毒裂解。IgG、IgM、IgA 三类免疫球蛋白都有中和抗体的活性,但特性不同。IgG 在体液中含量最高,相对分子质量小,是唯一能通过胎盘的抗体。IgM 相对分子质量大,不能通过胎盘。如在新生儿血中测得特异性 IgM 抗体,提示有宫内感染。IgM 也是最早产生的抗体,故检查 IgM 抗体可做早期诊断。分泌型 IgA(sIgA)存在于黏膜分泌液中,是参与黏膜局部免疫的主要抗体,可阻止病毒的局部黏膜入侵。

2. 细胞免疫 感染细胞内病毒的清除,主要依赖于细胞免疫。构成病毒特异性细胞免疫反应的主要效应因素是细胞毒性 T 细胞(CTL)和 $CD4^+$ Th1 细胞。CTL 可通过其抗原受体识别病毒感染的靶细胞,通过细胞裂解和细胞凋亡两种机制,直接杀伤靶细胞。在多数病毒感染中,因 CTL 可杀伤靶细胞达到清除或释放在细胞内复制的病毒体,从而在抗体的配合下清除病毒,因此被认为是终止病毒感染的主要机制。活化的 Th1 细胞可释放 IFN-γ、TNF 等多种细胞因子,通过激活巨噬细胞和 NK 细胞;诱发炎症反应;促进 CTL 的增殖和分化等,在抗病毒感染中起重要作用。

第三节 病毒感染的检测与防治原则

在人类疾病中,病毒性疾病占有十分重要的地位。由于治疗不同于细菌等其他微生物,区分病毒性感染有助于指导临床确诊、合理用药及为控制病毒性疾病的流行制定有效的措施。目前常用的病毒学诊断方法包括病毒的分离鉴定、病毒的血清学检查、病毒蛋白和核酸检测。随着分子病毒学的不断发展,已建立了一些快速检测方法,极大地推动了病毒感染的诊断。

一、标本的采集与送检

病毒标本的采集与送检直接影响病毒感染的检查结果,标本采集过程中应注意下列原则。

(1)根据临床诊断及病期采集合适标本。如上呼吸道感染时取鼻咽分泌物,神经系统感染取脑脊液,肠道感染取粪便,病毒血症期取血液等。

(2)标本采取必须严格无菌操作,对于本身携带有杂菌的标本,应使用抗生素。一般加青霉素、链霉素或根据需要加庆大霉素、两性霉素等。

(3)采取标本后应低温保存并尽快送检。

(4)用于血清学诊断的标本,应在急性期和恢复期各取一份血清,若恢复期血清效价比急性期增高 4 倍或以上才有诊断意义。

二、病毒的分离与鉴定

1. 动物接种 是最原始的病毒培养方法,目前用得不多。常用的动物有小鼠、大鼠、豚鼠、家兔和猴等。根据病毒种类不同,选择敏感动物及适宜接种部位,如嗜神经性病毒可接种于小鼠脑内,柯萨奇病毒可接种于乳鼠腹腔内。

2. 鸡胚培养 鸡胚对多种病毒敏感。一般采用孵化 9~14 天的鸡胚,根据病毒种类不同,将病毒标本接种于鸡胚的不同部位,最常用的接种部位有:羊膜腔、尿囊腔、绒毛尿囊膜和卵黄囊等。

3. 组织(细胞)培养 是将离体活组织块或分散的组织细胞加以培养的技术总称,为病毒分离鉴定中最常用的基本方法。包括器官培养、组织培养和细胞培养。常用的组织培养细胞有人胚肾细胞、HeLa 细胞、猴肾细胞等。病毒在细胞内增殖可引起细胞形态学改变,称为细胞病变效应(cytopathic effect,CPE)。CPE 在未固定、未染色时,常见的变化有细胞变圆、聚集、坏死、溶解或脱落等,是病毒增殖的重要指标,其次可见细胞融合成多核巨细胞,如麻疹、巨细胞病毒等,还有些病毒(如狂犬病病毒、麻疹病毒等)可在培养细胞中形成胞质或核内的包涵体。有些病毒增殖后可使宿主细胞膜抗原改变,使之能与红细胞结合,这时若向培养瓶内加入红细胞,可见红细胞吸附于感染细胞膜上,据此作为病毒生长的参考。

三、病毒感染的血清学诊断

近年来,酶联免疫、免疫荧光等免疫标记技术已广泛应用于病毒特异性抗原或抗体的血清学检测,该方法具有特异性强、灵敏度高、检测快速等诸多优点,对病毒感染的早期诊断有着重要的意义。

1. 病原抗原标志物的检测　即采用标记抗体(酶、荧光、同位素等)检测标本中的病毒抗原,进行病毒感染的早期诊断。

2. 特异性 IgM 抗体的检测　用特异的抗原检测病毒感染者血清中的 IgM 抗体,以快速诊断疾病。所用抗原可以是根据编码基因推导的合成肽抗原,也可以是利用基因工程表达的重组抗原。一般多用 ELISA 法检测。

四、病毒核酸检测

实验诊断正由生化诊断、免疫诊断向基因诊断的新时代迈进。由于检测病毒核酸可做出快速诊断,故在诊断中应用越来越广泛。

(一)核酸杂交技术

用于病毒检测的核酸杂交技术有斑点杂交、细胞内原位杂交、DNA 印迹杂交、RNA 印迹杂交等。

(二)核酸扩增法

目前多数病毒基因可通过分子克隆技术进行全基因测序,使得核酸扩增技术逐步发展为常规诊断技术之一。

1. 聚合酶链反应(PCR)　PCR 是一种体外基因扩增方法。这一技术能使 pg 水平的核酸在短时间内达到 ng 水平而被检出。目前 PCR 技术既能定性又能定量。

2. 反转录 PCR(RT-PCR)　根据待测病毒 RNA 的已知序列设计引物,在 PCR 反应体系中先加入病毒 RNA 分子作为模板,合成 cDNA,再进行 PCR。

(三)基因芯片技术

基因芯片技术又称 DNA 芯片、生物芯片(biochip),是继分子克隆、单克隆抗体和 PCR 之后出现的又一生物高科技技术。其原理是:将已知的生物分子探针或基因探针,大规模或有序排布于小块硅片等载体上,与待检样品中的生物分子或基因序列相互作用和并行反应,在激光的激发下,产生的荧光信号被接收器收集,计算机自动分析处理数据并报告结果。其优点是可以一次性完成大量样品 DNA 序列的检测和分析,解决了传统核酸杂交技术的许多不足。

五、病毒感染的防治原则

（一）人工自动免疫

1. 灭活疫苗　它是应用物理或化学方法使病毒完全灭活而制成的疫苗。目前常用的有狂犬疫苗、乙型脑炎疫苗、流感疫苗等。灭活疫苗通常只激发体液免疫应答，为维持血清抗体水平，常需多次接种。

2. 减毒活疫苗　这些通常是用自然或人工选择法（如温度敏感株）筛选的对人低毒或无毒的变异株制成的疫苗。现常用的有脊髓灰质炎、流感、麻疹的减毒活疫苗等。但使用活疫苗从理论上讲具有一定的潜在危险性，必须引起高度警惕。

3. 亚单位疫苗　用化学方法裂解病毒，提取包膜或衣壳上的亚单位制成。例如，提取具有免疫原性的血凝素和神经氨酸酶制备的流感亚单位疫苗。

4. 基因工程疫苗　亦称重组疫苗，它是利用基因工程技术，分离、重组、转化和表达基因，制备出的能引起人体保护性免疫应答的疫苗。如将编码病毒特异抗原的基因提取出来，用适合的载体将此段基因带入细胞的基因组中，随着细胞的繁殖，带有病毒目的基因的细胞 DNA（质粒）可翻译合成病毒的特异性抗原。此法可大大降低成本，但制备技术要求较高，疫苗的后处理也较困难。

（二）人工被动免疫

人工被动免疫的制剂有免疫血清和丙种球蛋白，或与细胞免疫有关的因子等。大多数人均受过不同种类的病毒感染，从正常血清中提取免疫球蛋白可用于紧急预防。注射免疫球蛋白可用于甲型肝炎、麻疹、水痘等感染的紧急预防，使接触者不出现症状或症状轻微，近年来应用含有高滴度的特异乙肝免疫球蛋白预防乙型肝炎的母婴传播有一定效果。

（三）药物治疗

病毒为严格细胞内寄生微生物，所以，抗病毒药物必须对病毒有选择性抑制作用而又不损伤宿主细胞或机体。虽然近年来随着分子病毒学的发展而研制出许多抗病毒新药，但是，大多数抗病毒药物的应用都有一定的限制，甚至有时可对机体有毒性作用。抗病毒的特异性药物治疗一直是医学上的重要问题。

1. 核苷类药物　该类药物是最早用于临床的抗病毒药物。作用机制主要是用合成的异常嘧啶取代病毒 DNA 前体的胸腺嘧啶，病毒复制过程中，这种异常嘧啶分子掺入子代 DNA中，从而抑制病毒复制或复制的病毒为缺陷病毒。目前常用的药物有无环鸟苷（阿昔洛韦）、阿糖腺苷、利巴韦林等。核苷类药物除可作用于病毒的 DNA，同时也可掺入细胞的 DNA，阻抑细胞 DNA 的合成，故具有一定的毒性。

2. 病毒蛋白酶的抑制剂　根据病毒蛋白酶的结构进行设计并研制病毒蛋白酶的抑制剂，有利于减少药物的不良反应，而增加药物的特异性和效力。赛科纳瓦是第一个蛋白酶抑制剂，可抑制 HIV 复制周期中晚期蛋白酶活性，影响病毒结构蛋白的合成。英迪纳瓦、瑞托纳瓦是新一代病毒蛋白酶抑制剂，可用于 HIV 感染的治疗。

3. 干扰素及其诱生剂　干扰素具有广谱抗病毒作用,毒性小,主要用于甲、乙、丙型肝炎,HSV,乳头瘤病毒和鼻病毒等感染的治疗。常用的干扰素诱生剂有多聚肌苷酸和多聚胞啶酸等。

学 习 小 结

　　病毒是一类个体微小、结构简单、仅含单一核酸、专性细胞内寄生、以复制方式增殖的非细胞型微生物。病毒体基本结构包括核心和衣壳,二者构成核衣壳。有些病毒的核衣壳外有包膜和包膜子粒或刺突。无包膜的病毒体称裸露病毒。病毒必须在活细胞内方可显示其生命活性,进入活细胞后,不是进行类似细菌的二分裂繁殖,而是以复制方式产生大量子代病毒。病毒的复制周期依次包括吸附、穿入、脱壳、生物合成及组装、成熟和释放等五大步骤。病毒在医学微生物中占有十分重要的地位,由病毒引起的传染病约占 75%。根据有无临床症状,病毒感染分为显性感染和隐性感染;根据病毒在机体内感染的过程、滞留的时间,病毒感染分为急性感染和持续性感染。持续性感染又分为潜伏感染、慢性感染、慢发病毒感染和急性病毒感染的迟发并发症。

思 考 题

1. 病毒复制周期的各步骤主要特点是什么?
2. 病毒的基本特点有哪些?
3. 试述病毒的结构、化学组成及其功能。
4. 病毒感染的类型有哪些?

（王海河）

第二十章　呼吸道病毒

学习要点

1. 掌握呼吸道病毒的生物学性状、种类及其所致疾病。
2. 熟悉呼吸道病毒的致病机制与防治原则。
3. 理解流感病毒、SARS 病毒的抗原变异与疾病流行的关系。

　　第一次世界大战，人类陷入自相残杀之中，成为人类历史上的一场浩劫，死亡者达一千多万。然而，就在这场浩劫即将结束之际，一场流行性感冒突然爆发，很快席卷全球。据统计，全世界死于流感的人数达 2 000 万 ~ 4 000 万，比第一次世界大战战亡总人数还要多，这就是历史上最为恐怖的"西班牙流感"。

　　上呼吸道感染是人类最常见的疾病，临床上急性呼吸道感染中，90% ~ 95% 是由病毒引起的。呼吸道病毒（viruses associated with respiratory infections）是指以呼吸道为侵入门户，在呼吸道黏膜上皮细胞中增殖，引起呼吸道局部感染或造成呼吸道以外组织器官病变的病毒的总称。呼吸道病毒大多具有感染力强、传播快、所致疾病潜伏期短、发病急、病后免疫力不能持久等特点。呼吸道病毒包括正黏病毒科中的流感病毒，副黏病毒科中的副流感病毒、麻疹病毒、腮腺炎病毒、呼吸道合胞病毒以及其他呼吸道病毒，如风疹病毒、腺病毒、鼻病毒、冠状病毒与呼肠病毒。

第一节　流行性感冒病毒

　　流行性感冒病毒（influenza virus）简称流感病毒，是引起流感的病原体，它传染性强、传播快、潜伏期短、发病率高。人流感病毒分为甲（A）、乙（B）、丙（C）三型，其中甲型流感病毒抗原易发生变异，已引起数次世界性大流行，仅 1918—1919 年的世界大流行，死亡人数就达 2 000万以上，对人类的生命健康危害极大。

一、生物学性状

（一）形态与结构

　　流感病毒具有多形态，有的呈丝状，有的呈杆状，但一般为球形，病毒的直径为 80 ~ 120 nm，内有一直径约为 70 nm 的电子致密核心即核衣壳。病毒体主要结构包括内部的病毒核酸、蛋白组成的核衣壳和外面的包膜（图 5-20-1）。

　　1. 核心　流感病毒核心由 RNA 及包绕其周围的核蛋白、RNA 多聚酶组成，其核酸为单负

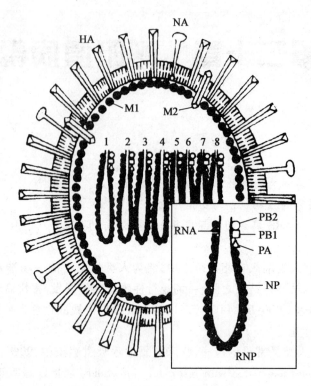

图 5-20-1 甲型流感病毒结构模型

链 RNA,分节段。甲、乙型流感病毒为 8 个节段,丙型为 7 个节段,决定流感病毒的遗传特性,其基因组分节段的特点使本病毒具有高频率基因重配,容易发生变异。核蛋白的抗原稳定,很少发生变异,具有型特异性。根据核蛋白抗原性的不同,可把感染人的流感病毒分为甲、乙、丙三型。

2. 基质蛋白(M 蛋白) 位于包膜与核心之间,具有保护核心与维持病毒外形的作用。宿主细胞膜含 M 蛋白的部分成为核衣壳的识别部位,使其能选择性地从该部位出芽释放。M 蛋白抗原性较稳定,具有型特异性。

3. 包膜 是位于基质蛋白之外的脂质双层结构,来自宿主细胞膜或核膜,其中镶嵌有突出于病毒表面的两种刺突,一种是神经氨酸酶(neuraminidase,NA),一种是血凝素 (hemagglutinin,HA)。均为病毒编码的糖蛋白,具有重要的抗原性。

(1)神经氨酸酶 是由 4 条相同的糖基化多肽组成的蘑菇状四聚体,具有酶活性,可水解宿主细胞表面糖蛋白末端的 N-乙酰神经氨酸,有利于成熟病毒的释放(抗神经氨酸酶抗体能抑制病毒从细胞释放,但没有中和作用);神经氨酸酶的抗原结构较易发生变异,它是流感病毒亚型的划分依据之一。

(2)血凝素 是由 3 条糖基化多肽分子以非共价形式聚合而成的三聚体,其 C 端有一疏水区插入双层中。N 端有一疏水区,具有膜融合活性,对病毒侵入宿主细胞是必需的。HA 能与多种动物(如鸡、豚鼠)和人的红细胞表面的糖蛋白受体结合,引起红细胞凝集,这种现象称为血凝。若在病毒与细胞混合前先加抗血凝素抗体,使该抗体首先与病毒血凝素结合,当再加入红细胞时,血凝素就不能再与红细胞上的受体结合,红细胞就不出现凝集,这种现象称为血凝抑制。血凝和血凝抑制是病毒学研究常用的检测指标。血凝素是流感病毒的主要中和抗原,其抗原性最易发生变异,是流感病毒亚型划分的另一依据。

（二）分型、变异与流行

根据核蛋白(NP)和M蛋白的抗原性不同,将流感病毒被分为甲(A)、乙(B)和丙(C)三型;甲型流感病毒根据其表面血凝素及神经氨酸酶抗原性的不同,又分为若干亚型。乙型和丙型流感病毒尚未发现亚型。

甲型流感病毒的表面抗原HA最易变异,NA次之;二者可同时变异,也可分别发生。流感病毒变异包括抗原漂移(antigenic shift)和抗原转变(antigenic drift)两种形式。自1934年分离出甲型流感病毒以来,已发生多次世界性的大流行(表5-20-1)以及大流行间期的小流行。其流行规模的大小,主要取决于病毒表面抗原变异幅度大小;幅度小,属于量变称抗原漂移,是核酸序列的点突变,致使HA或NA抗原决定簇发生某些改变,并在免疫人群中被选择出来,可引起中小流行。若变异幅度大,即新毒株的HA和/或NA完全与前次流行株失去联系,形成新的亚型,系质变,称抗原转变,是由核酸序列不断的突变积累或外来基因片段重组所致。这种抗原性的转变使人群原有的特异性免疫力失效,因此可以引起大规模甚至世界性的流感流行。

表5-20-1 甲型流感病毒在不同年代的表现与抗原变化

流行年代	病毒亚型	病毒株名	H抗原	N抗原
1934—1946	甲型（原甲型）	A/PR/8/34	H0	N1
1946—1957	甲1型（亚甲型）	A/FM/1/47	H1	N1
1957—1968	甲2型（亚洲甲型）	A/Singapore/1/57	H2	N2
1968年以后	甲3型（香港甲型）	A/Hong Kong/1/68	H3	N2
1977	甲1型（亚甲型）	A/USSR/90/77	H1	N1

（三）培养特性

流感病毒在鸡胚中生长良好,一般初次分离应先接种羊膜腔中传代适应后方接种尿囊腔。病毒在鸡胚中并不引起明显病变。用血凝试验可判断羊水或尿囊液中有无病毒生长。人流感病毒能感染多种动物,但只有雪貂的表现类似人类流感。另外,甲、乙型流感在原代人胚肾、猴肾等组织细胞中也能生长。

（四）抵抗力

流感病毒抵抗力较弱,不耐热,56℃,30分钟即被灭活,室温下感染性很快消失;对干燥、日光、紫外线及乙醚、甲醛等敏感;酸性条件下更易灭活,但在-70℃或冷冻干燥后活性可长期保存。

二、致病性与免疫性

流感病毒是引起流行性感冒的主要病毒。甲型和乙型流感病毒对人类威胁较大。甲型流感病毒除感染人类以外,还可以感染禽、猪、马等动物;乙型流感病毒在人和猪中都有流行;丙型流感病毒只感染人类。病毒经飞沫传播,侵入呼吸道,通过其 HA 吸附于呼吸道黏膜上皮细胞膜上的 HA 受体上,然后侵入这些细胞进行增殖。经 1~4 天的潜伏期,突然发病。病毒在呼吸道黏膜上皮细胞内增殖,造成这些细胞变性,坏死脱落,黏膜充血水肿,腺体分泌增加;出现喷嚏、鼻塞、咳嗽等症状。病毒在上皮细胞内复制,很少入血,但可释放内毒素样物质入血,引起全身中毒症状:发热、头痛、全身酸痛、疲乏无力、白细胞数下降等。流感病毒感染一般数日内自愈,死亡病例多见于有细菌性感染等并发症的幼儿或年老体弱患者。

病后机体可形成特异性免疫应答,对同型病毒有免疫力,可维持 1~2 年。抗体主要为分泌型 IgA 和血清中和抗体 IgM、IgG;这些抗体有两类:一是抗病毒血凝素抗体,能阻止病毒侵入易感细胞,在抗感染中起重要作用,另一类是抗神经氨酸酶抗体,能减少细胞排毒和病毒扩散。此外 CTL 可杀伤流感病毒感染细胞,在促进受染机体的康复方面也起重要作用。

三、微生物学检查

1. 病毒分离与鉴定　采集发病初期(发病 3 天)患者的咽洗液或咽拭子,加青霉素、链霉素杀菌后,接种于鸡胚羊膜腔内及尿囊腔中,35℃孵育 2~4 天,取羊水、尿囊液做血凝试验,检查有无病毒增殖。若试验为阴性,需在鸡胚中盲目传代三次后再试验。若血凝试验为阳性,可用已知流感病毒各型特异性抗体与新分离病毒进行血凝抑制试验,鉴定型别。细胞培养(如人胚肾或猴肾细胞)可用于病毒分离,用红细胞吸附方法或荧光抗体方法可以判定病毒感染和增殖情况。

2. 血清学诊断　取患者急性期(发病 5 天内)和恢复期(病程 2~4 周)双份血清用做血凝抑制试验,若恢复期血清的抗体效价比急性期升高 4 倍或 4 倍以上,具有协助诊断意义。

免疫荧光技术直接检测鼻分泌物中的病毒抗原,能够达到快速诊断的目的。

四、防治原则

流感病毒传染性强,播散迅速,在易感人群中易形成大流行,故做好预防是必要的。流行期间应尽量避免人群聚集,公共场所(如剧院、宿舍)应常通风换气,必要时空气消毒:常用乳酸,100 m³ 空间用 2~4 ml 乳酸溶于 10 倍水中加热熏蒸,无乳酸时用食醋亦可。流感疫苗有灭活疫苗和减毒活疫苗,但因流感病毒抗原易变异,需要选育流行毒株制备特异性的疫苗。治疗尚无特效方法,金刚烷胺对甲型流感病毒复制有抑制作用,在预防和治疗上有一定效果,但此药能引起中枢神经系统症状和耐药毒株出现,故未被广泛使用。目前主要是对症治疗及预防继发细菌感染。中药(金银花、板蓝根等)在减轻症状、缩短病程方面有一定效果。

第二节　麻 疹 病 毒

麻疹病毒(measles virus)是引起麻疹的病原体。麻疹是儿童最常见的一种急性呼吸道传染病。临床上以发热、上呼吸道炎症、结膜炎、口腔黏膜斑及全身丘疹为特征。

一、生物学性状

麻疹病毒的形态和结构与流感病毒相似,为球形、丝状等多种形态,直径为 140~180 nm,长者可达 270 nm;其结构由内向外分为核衣壳和包膜两部分,基因组为单负链 RNA,不分节段,不易发生重组;其衣壳呈管状螺旋对称结构,包膜结构与流感病毒相似,包膜上有两种糖蛋白刺突:一种为 H 蛋白,能凝集猴、狒狒等动物的红细胞;另一种为 F 蛋白,具有溶解红细胞及引起细胞融合的活性,可引起多核巨细胞病变。麻疹病毒无神经氨酸酶,该病毒仅一个血清型。除灵长类动物外,一般动物都不易感,在人胚肾、人羊膜细胞及 HeLa 等多种传代细胞中可增殖,出现细胞病变,形成多核巨细胞。病毒对理化因素抵抗力较低,56℃加热 30 分钟和一般消毒剂均易将病毒灭活。

二、致病性与免疫性

麻疹传染性极强,易感者感染后的发病率在 90% 以上。传染源为麻疹患者(自潜伏期至出疹期均有传染性),病毒存在于鼻咽和眼分泌物中,通过用具、玩具、飞沫等传播,潜伏期 9~12 天(平均 10 天)。病毒先在呼吸道上皮细胞内增殖然后进入血流形成第一次病毒血症,同时病毒在全身淋巴组织中大量增殖后再次入血,形成第二次病毒血症。此时患者出现发热、咳嗽、畏光、眼结膜充血症状。发病 2 天后在口腔两颊黏膜内侧形成特征性的中心灰白、周围红色的 Koplik 斑。发病 3~5 天后全身皮肤、黏膜相继出现红色斑丘疹,先颈部,然后躯干,最后四肢,病程约 1 周左右。麻疹一般可自愈,但由于发病过程中免疫力降低,易并发细菌感染,引起支气管炎、肺炎和中耳炎等。

麻疹是一种急性传染病,感染一般因麻疹病毒从体内完全清除而终止。但极个别患者在患疹数年后会患一种亚急性硬化性全脑炎(SSPE),该病是一种慢发性病毒感染,患者表现为精神异常,最后会痉挛、昏迷而死亡。在患者脑神经细胞及胶质细胞中可检测到麻疹病毒核酸和抗原,电镜下可看到核衣壳及包涵体,但无完整的麻疹病毒颗粒,故认为该病可能由于麻疹病毒变异所致。

麻疹病毒感染的免疫力持久,一般不会出现二次感染。

三、微生物学检查和预防

麻疹因临床症状典型,一般无需做微生物学检查。不典型病例,可进行病毒分离培养,取患者发病早期血液或咽拭子,接种于人胚肾或猴肾细胞;亦可采取患者急性期和恢复期双份血清,进行血凝抑制试验,抗体滴度增长 4 倍或 4 倍以上有诊断意义。

6 个月以内的婴儿有被动免疫力,但随年龄增长逐渐消失,易感性增加,6 个月至 1 岁的儿童接种麻疹病毒活疫苗是预防麻疹的最好方法。对于部分与麻疹患儿有密切接触,但未注射麻疹疫苗的易感儿童注射丙种球蛋白或健康成人全血,有预防发病或减轻症状的作用。

第三节　腮腺炎病毒

腮腺炎病毒(mumps virus)是流行性腮腺炎的病原体,腮腺炎是儿童常见的一种急性呼吸道传染病,多流行于冬、春季节。

一、生物学性状

病毒颗粒呈球形,有包膜,核衣壳呈螺旋对称。基因组为非分节段单负链 RNA。包膜上有血凝素——神经氨酸酶刺突(HN)和融合因子刺突(F)。腮腺炎病毒可在鸡胚羊膜腔增殖,在猴肾等细胞内增殖可出现细胞融合,形成多核巨细胞,但细胞病变不明显。腮腺炎病毒仅含一个血清型。抵抗力较弱,56℃30分钟被灭活,对紫外线及脂溶剂敏感。

二、致病性与免疫性

人是腮腺炎病毒唯一的自然宿主,病毒可通过飞沫和唾液污染食具或玩具传播。潜伏期2~3周。病毒侵入呼吸道上皮细胞和面部局部淋巴结内增殖后,进入血流,再通过血流侵入腮腺及其他器官,引起一侧或双侧腮腺肿大,伴发热、乏力、肌肉酸痛等。若无合并感染,病程1~2周自愈。青春期感染者易引起睾丸炎、卵巢炎,是导致男性不育症和儿童期获得性耳聋的常见原因。腮腺炎病后一般可获得终生免疫。

三、微生物学检查

典型的腮腺炎不需要做病毒学和免疫学检查即可诊断。但是不典型病例特别是无菌性脑膜炎需要做病毒分离和血清学检查才能确诊。

四、防治原则

及时隔离患者,防止传播。目前采用麻疹-流行性腮腺炎-风疹三联疫苗(MMR),实施18月龄和12周岁两次疫苗接种法,儿童发病率明显下降。近年报道,在使用这种疫苗后个别人出现轻微无菌性脑膜炎,并从1/3患者脑脊液中分离到 Urabe Am9 疫苗病毒株。

第四节　SARS 病毒

SARS 病毒是引起严重急性呼吸系统综合征(severe acute respiratory syndrome, SARS)的病原体。2003 年 3 月,中国军事医学科学院微生物流行病研究所及国际 13 个实验室的病毒学专家,从非典型肺炎组织标本中先后成功地分离出 SARS 病毒。SRAS 病毒属冠状病毒科,病毒直径为 80~160 nm,核衣壳呈螺旋状,包膜表面有多形性花冠状突起,核酸为单正链 RNA。初步证实 SARS 病毒为冠状病毒变种(图 5-20-2)。

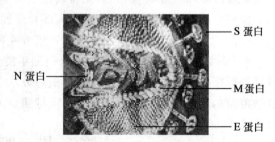

图 5-20-2　SARS 病毒结构模型

冠状病毒共分 3 个组:第 1 组和第 2 组含有哺乳动物病毒,而第 3 组仅含有鸟病毒。这些病毒与人类和家畜的一系列疾病相关,包括肠胃炎和上呼吸道、下呼吸道疾病。然而,动物的冠状病毒可能在动物引起严重的疾病(如猪传染性肠胃炎病毒,鼠肝炎病毒,猫传染性腹膜炎和鸟传染性气管炎病毒),人冠状病毒株以前只与轻度疾病相关。第 1 组(HcoV-229E)和第 2 组(HcoV-OC43)冠状病毒(HCoVs)是轻度呼吸道疾病的一个主要原因,偶尔引起小孩和成人的严重下呼吸道感染及新生儿坏死性小肠结肠炎。

实验结果显示,病毒在室温下能在粪便和尿液中稳定存在至少 1~2 天,在腹泻患者的大便中稳定性更高(因为此时其粪便比正常人粪便的 pH 要高)。在感染细胞培养液的上清液中,在4℃和-80℃存放 21 天后病毒的滴度仅有轻微下降。室温下 48 小时后,病毒的滴度仅仅下降了一个数量级,这表明在这些条件下本病毒比其他已知的人冠状病毒更稳定。但对热力及化学消毒剂敏感,加热 56℃ 可以较快灭活该病毒,普通化学消毒剂和固定剂能很快使其丧失活性。

SARS 病毒的传播机制尚不完全清楚。大多数新传染病例发生在与患者有密切接触的人中,表明本病毒主要是通过飞沫传播或直接和间接接触传播。传染性病毒在患者呼吸道中的浓度非常高,在患者的康复期,其粪便中也可检测到少量的病毒 RNA,这是其他冠状病毒的特征性迹象,因此粪便就是另外一个传染路径。

按照世界卫生组织(WHO)的定义,一个疑似病例被列为患病应具有体温记录(T>38℃),轻度呼吸系统综合征,有与 SARS 患者或与近期去过出现 SARS 病例地区的人的接触史。临床诊断标准:① 胸部 X 线片显示与肺炎或呼吸窘迫综合征渗出特征相一致的疑似病例;② 通过一种或多种检测发现 SARS 冠状病毒阳性的 SARS 疑似病例;③ 尸检无明确原因,但病理结果与严重急性呼吸系统综合征相符的疑似病例。

采用酶联免疫吸附试验(ELISA)和免疫荧光试验(IFA)可以诊断 SARS。前者可测 SARS 患者血清 IgM 和 IgG 的混合物,并可能在发病后 21 天左右产生阳性结果。后者需要把 SARS-CoV 感染的细胞固定在显微镜的载玻片上;患者抗体与病毒抗原结合,然后用免疫荧光显微镜检测由免疫荧光素标记的抗人 IgG 或 IgM 或两者的二抗。发病后约 10 天 IFA 产生典型的阳性结果。

利巴韦林、氢化可的松、抗生素可用于治疗。

第五节 其他呼吸道病毒

其他呼吸道病毒的主要特征及防治措施见表 5-20-2。

表 5-20-2 其他呼吸道病毒的主要特征及防治措施

病毒名称	主要生物学特性	所致疾病	防治措施
副流感病毒	150~300 nm,1~5 型,球形,单股 RNA,有包膜	小儿哮喘病,支气管炎,肺炎,普通感冒等	采用一般性预防措施,目前尚无理想防治措施
呼吸道合胞病毒	80~150 nm,1 个型,4 个亚型,球形,单股 RNA,有包膜	婴幼儿喘息性细支气管炎,肺炎,成人普通感冒	目前尚无特异的防治方法,对症用肾上腺素缓解喘息症状,IFN 滴鼻可缩短病程

续表

病毒名称	主要生物学特性	所致疾病	防治措施
腺病毒	70~90 nm,A~G 7 个组,42 个型,球形,双股 RNA,无包膜	急性咽炎,眼结膜炎,流行性角膜结膜炎,原发性非典型肺炎,胃肠炎	采用一般性预防措施,目前尚无理想疫苗
鼻病毒	15~30 nm,110 多个型,球形,单股 RNA,无包膜	婴幼儿支气管炎,支气管肺炎,成人普通感冒等	IFN 有一定的防治作用
风疹病毒	50~70 nm,1 个型,球形,单股 RNA,有包膜	儿童风疹,垂直传染可引起胎儿先天性风疹综合征(先天性心脏病、失明、耳聋、低智),畸形,流产及死胎等	预防用减毒活疫苗,有接触史的易感人群应立即注射大剂量丙种球蛋白应急预防

学 习 小 结

呼吸道病毒是引起人类急性呼吸道感染的主要病原体,由飞沫传播,主要有流感病毒、麻疹病毒、腮腺炎病毒等。甲型流感病毒抗原易发生变异,故常导致较大的流行。甲型流感病毒由内向外由核心、基质蛋白和包膜组成,其核酸为单负链 RNA,分节段,包膜上有两种糖蛋白刺突:血凝素和神经氨酸酶。麻疹病毒是引起麻疹的病原体,是儿童较常见的传染病,易感者接触病毒后 90% 以上可发病,病后可获持久免疫力,可用麻疹疫苗预防。麻疹病毒核酸为单负链 RNA,不分节段,包膜上有两种糖蛋白刺突:H 蛋白和 F 蛋白。腮腺炎病毒主要引起流行性腮腺炎,可引起睾丸、卵巢、其他腺体的病变。SARS 病毒包膜上有向四周伸出的突起,形如花冠,因此得名为冠状病毒,核衣壳呈螺旋状,核酸为非分节段单正链 RNA。

思 考 题

1. 呼吸道病毒主要包括哪些? 各引起什么病?
2. 甲型流感病毒为什么易引起世界性大流行?
3. 简述麻疹病毒的致病性、免疫性及特异性预防措施。

(王海河)

第二十一章　肠道病毒

学习要点

1. 掌握肠道病毒的概念及共同特征。

2. 理解脊髓灰质炎病毒、急性胃肠炎病毒及其他病毒的主要生物学特征、致病性、免疫性及防治原则。

肠道病毒种类繁多,其中对人类危害较大是脊髓灰质炎病毒,它是引起脊髓灰质炎的病原体(其后遗症俗称小儿麻痹)。美国第一次发生小儿麻痹大流行是在 1916 年,当时多名幼儿瘫痪,国家陷入恐慌之中。1921 年,美国总统罗斯福(Theodore Roosevelt)也被确诊为小儿麻痹症。1961 年,萨宾(Albert Sabin)研制的口服脊髓灰质炎灭活疫苗(OPV)问世,并开始在世界范围内广泛使用,从此对肆虐全球的脊髓灰质炎有了安全有效、简便易行的预防手段。1988 年,世界卫生组织发起在全球范围内消灭脊髓灰质炎运动,目标是在 2005 年让全球人类都不再遭受脊髓灰质炎的侵害。但目前,印度、巴基斯坦、阿富汗、尼日利亚等国家仍在遭受脊髓灰质炎的侵害。

肠道病毒(enterovirus)在病毒分类上属于小 RNA 病毒科(picornaviridae)肠道病毒属。人类肠道病毒包括:脊髓灰质炎病毒Ⅰ~Ⅲ型;柯萨奇病毒 A 组 1~22 型和 24 型,B 组 1~6 型;埃可病毒 1~9,11~27,29~33 型;新肠道病毒 68~72 型。

肠道病毒的共同特征:① 病毒体呈球形,无包膜。直径 17~28 nm,呈 20 面体立体对称。② 基因组为单正链 RNA,RNA 具有感染性,并起 mRNA 作用。③ 在灵长类动物上皮样细胞中生长最好。病毒在胞质内复制,迅速引起细胞病变,致使细胞变圆、坏死、脱落。④ 肠道病毒耐酸(pH 3~5),耐乙醚,对高温、干燥、紫外线等敏感,56℃,30 分钟可灭活病毒。有机物可保护病毒,病毒在粪便和污水中可存活数月。⑤ 粪-口途径是主要的传播方式。粪便污染的食物、水源和用具等是主要的传染源,而媒介昆虫、苍蝇、蟑螂等偶尔可成为传染源。⑥ 流行季节主要在夏、秋季,一般呈散发流行或地区性暴发流行。

第一节　脊髓灰质炎病毒

脊髓灰质炎病毒(poliovirus)是引起脊髓灰质炎的病原体。脊髓灰质炎是儿童的一种急性传染病,流行于全世界。病毒可侵犯中枢神经系统,损害脊髓前角运动神经细胞,引起肢体弛缓性麻痹,多见于儿童,故又名小儿麻痹。

一、生物学性状

1. 形态结构　脊髓灰质炎病毒呈球形,无包膜,直径为 27~30 nm。核心为单股 RNA,衣壳为 20 面体立体对称。

2. 培养特性　脊髓灰质炎病毒能在灵长类动物细胞中增殖,常用猴肾、人胚肾或人羊膜细胞等进行细胞培养。最适生长温度为 36~37℃。病毒在细胞质内迅速增殖,24 小时即出现典型的细胞病变,被感染的细胞变圆、坏死、脱落。病毒从溶解死亡的细胞中大量释放。

3. 抗原性　脊髓灰质炎病毒经区带离心后可见有两种病毒颗粒,一种为具有感染性的完整病毒颗粒,称为致密(dense,D)抗原,又称中和(N)抗原,可与中和抗体结合,具有型特异性,用中和试验可将病毒分为 Ⅰ 型、Ⅱ 型和 Ⅲ 型,3 型间无交叉反应。另一种为空壳颗粒,称为 C 抗原,它与 3 型脊髓灰质炎病毒均发生补体结合反应。

4. 抵抗力　脊髓灰质炎病毒对外界环境抵抗力较强,在粪便及污水中可存活数月,在酸性环境中较稳定,对胃酸及胆汁抵抗力较强。耐乙醚。各种氧化剂,如高锰酸钾、过氧化氢、漂白粉等可使之灭活。对紫外线、干燥、热敏感,56℃加热 10 分钟可被灭活,-70℃可长期保存。

二、致病性与免疫性

患者、无症状病毒携带者及隐性感染者为传染源。主要通过粪-口途径传播。病毒经口侵入机体后,首先与宿主细胞膜受体结合,先在咽部、肠道下段上皮细胞、肠系膜淋巴结内增殖,90% 以上病毒感染后只局限于肠道,不进入血流,不出现症状或只有微热、咽痛、腹部不适等,表现轻症感染或隐性感染。少数感染者由于机体抵抗力较弱,在肠道局部淋巴结内增殖的病毒侵入血流形成第一次病毒血症。临床上出现发热、头痛、恶心等全身症状。随后扩散至单核-巨噬细胞系统增殖,大量病毒再次进入血流形成第二次病毒血症。若机体免疫力较弱,则病毒经血流播散至靶器官,如脊髓前角神经细胞、脑膜、心脏等,引起细胞病变、坏死。若细胞病变轻微则仅引起暂时性肢体麻痹;重者可以造成肢体弛缓性麻痹;极少数病例发生延髓麻痹,导致呼吸衰竭、心力衰竭而死亡。临床上病情的轻重与病毒毒力、数量以及机体免疫力强弱有密切关系。

病后,对同型病毒可获得较牢固的免疫力,主要是 sIgA 及血清中 IgG、IgA 和 IgM 体液免疫发挥作用。sIgA 能清除咽喉部和肠道内病毒,防止其侵入血液。血清中和抗体主要清除病毒血症血流中的病毒,阻断其向中枢神经系统扩散。中和抗体在病毒感染后 2~3 周达到高峰,IgG 和 IgA 抗体能持续多年,甚至终身。因此,再感染同型病毒极为少见。脊髓灰质炎病毒 3 型间有部分共同抗原,故对异型也有低滴度保护力。婴幼儿可从母体获得被动免疫,一般在 6 个月内较少发生感染。

三、微生物学检查

1. 病毒分离　发病 1 周内粪便标本用抗生素处理后,接种原代猴肾或人胚肾细胞,37℃培养 7~10 天,观察细胞病变后做出诊断,再用中和试验进一步鉴定其型别。

2. PCR　直接检测病毒,此法敏感、特异,并在几个小时内完成。

3. 血清学诊断　取发病早期恢复期双份血清进行中和试验、补体结合试验,若血清抗体有 4 倍或 4 倍以上增长,有诊断意义。

四、防治原则

目前尚无特异的治疗脊髓灰质炎病毒感染的药物。对该病的控制主要依赖于疫苗的使用,被动免疫仅用于个别情况。

1. 主动免疫　自 20 世纪 50 年代中期以来,一直采用 Salk 灭活疫苗及 Sabin 减毒活疫苗,免疫效果良好,极大地降低了脊髓灰质炎的发病率。Salk 疫苗由三型病毒经甲醛灭活后混合制成,肌内注射,可诱导机体产生中和抗体。其优点是便于保存及运输,无减毒株返祖现象,且不良反应较少。Sabin 疫苗是用减毒变异株制成,采用口服,方法简便,不但可使机体产生血清抗体,还能刺激肠壁浆细胞产生分泌型 IgA,对野毒株有消灭作用,从而切断其在人群中的传播,因而Sabin 疫苗的免疫效果更好。另外,活疫苗病毒排出体外,使接触者受到感染而获得免疫。但减毒活疫苗不耐热,保存及运输均需冷藏,而且有恢复毒力的危险,在免疫缺陷人体内易致麻痹。

目前,世界上大多数国家(包括我国)已将单价脊髓灰质炎活疫苗免疫改为三价活疫苗免疫法,即免疫对象口服 3 次三价活疫苗糖丸,每次间隔 6~8 周。其优点是不会漏服,服用次数少,免疫效果好。

2. 被动免疫　用人免疫球蛋白来保护脊髓灰质炎病毒的接触者。此球蛋白往往含有 3 型病毒的抗体,及时给予可中和血液中的病毒。被动免疫仅用于做过扁桃体切除的儿童、未经过免疫接种而又必须接触脊髓灰质炎患者的医务人员和亲属,以及未进行免疫接种的孕妇等。

第二节　急性胃肠炎病毒

急性胃肠炎是一种常见的婴幼儿疾病,其生物学病因主要是细菌和病毒感染。直到 1972 年 Kapikian 发现 Norwalk 病毒和 1973 年 Bishop 发现轮状病毒后,婴幼儿急性胃肠炎的病毒病因才取得突破性进展,证实轮状病毒是婴幼儿急性腹泻和引起婴儿腹泻死亡的主要病原体。

一、轮状病毒

人类轮状病毒(human rotavirus,HRV)为呼肠病毒科中的成员之一。迄今已知轮状病毒可分为 7 个组(A~G)。A 组轮状病毒最为常见,是引起婴幼儿急性胃肠炎的主要病原体。1975 年,国际病毒分类委员会将这类病毒正式命名为轮状病毒。1978 年,我国用免疫电镜(IEM)也证实了该病毒。

(一)生物学性状

1. 形态结构　病毒体呈圆球形,有双层衣壳,每层衣壳呈 20 面体立体对称。内衣壳的壳微粒沿着病毒体边缘呈放射状排列,形同车轮辐条。完整病毒大小为 70~75 nm,无外衣壳的粗糙型颗粒为 50~60 nm。具双层衣壳的病毒体有传染性。病毒体的核心为双股 RNA,由 11 个不连续的节段组成。

2. 培养特性　轮状病毒在一般组织培养中不适应,需选用特殊的细胞株培养(如恒河猴胚肾细胞 MA104 株和非洲绿猴肾传代细胞 CV-1 株)。培养前应先用胰酶处理病毒,以降解病毒多肽 VP3,该多肽能限制病毒在细胞中的增殖,在培养时细胞维持液中也应含有一定浓度的胰蛋白酶。

3. 抗原与分型　在轮状病毒外衣壳上具有型特异性抗原,在内衣壳上有共同抗原。根据病毒 RNA 各节段在聚丙烯酰胺凝胶电泳中移动距离的差别,可将人轮状病毒至少分为 4 个血清型,引起人类腹泻的主要是 A 型和 B 型。

4. 抵抗力　轮状病毒对理化因子的作用有较强的抵抗力。病毒经乙醚、氯仿、反复冻融、超声、37℃,1 小时或室温(25℃)24 小时等处理,仍具有感染性。该病毒耐酸、碱,在 pH 3.5~10.0 都具有感染性。95% 的乙醇是最有效的病毒灭活剂,56℃ 加热 30 分钟也可灭活病毒。

(二)致病性与免疫性

轮状病毒引起的急性胃肠炎,主要传播途径为粪-口传播。A、B、C 组 3 组轮状病毒均可引起人类和动物腹泻,其中以 A 组轮状病毒最为常见。它是婴幼儿腹泻的最重要病原体,有 60% 以上婴幼儿急性胃肠炎系由轮状病毒引起。在发展中国家是导致婴幼儿死亡的主要原因之一,患者以 6 个月~2 岁婴幼儿为多见。轮状病毒侵入人体后在小肠的黏膜绒毛细胞内增殖,造成微绒毛萎缩、变短、脱落。超薄切片可见在微绒毛和胞质之间有大量病毒存在。由于绒毛细胞的损伤和破坏,使细胞渗透压发生改变,导致电解质平衡失调,大量水分进入肠腔,引起严重水样腹泻。常伴有呕吐、腹痛、发热等症状,腹泻严重者,若不及时输液纠正水盐代谢平衡,则可出现脱水、酸中毒而导致死亡。

病后机体很快产生 IgM、IgA 和 IgG 抗体,但大量试验研究表明,起主要保护作用的抗体是肠道局部 sIgA。由于抗体只对同型病毒具有中和保护作用,且婴幼儿 6 个月~2 周岁 sIgA 含量较低,故病愈后易重复感染。

(三)微生物学检查

1. 电镜或免疫电镜法　轮状病毒具有特殊形态和结构,应用直接电镜或免疫电镜法检查,其特异性诊断率可达 90% 以上。

2. 细胞培养　能在多种原代猴肾细胞、CV-1、Frbk-4、M104、人胚肺二倍体细胞和 M104 细胞内增殖,但有些毒株无明显细胞病变。

3. 聚丙烯酰胺凝胶电泳法　根据 A、B、C 3 组轮状病毒 11 个基因片段特殊分布图形进行分析和判断,在临床病因诊断和流行病学调查中有重要意义。若电泳图形不典型,难以做出正确判断,则可采用核酸杂交法、PCR 法及衍生的套式 PCR 法,或细胞法分离病毒,或免疫学方法(ELISA 法或免疫荧光法)等,以提高鉴别的准确性。

(四)防治原则

防治原则主要是控制传染源,切断传染途径。特异性疫苗在研究之中。治疗主要是及时输液,纠正电解质平衡失调,防止严重脱水及酸中毒的发生,以减少婴幼儿的死亡率。

二、肠道腺病毒

肠道腺病毒(enteric adenovirus,EAd)已证实是引起婴幼儿病毒性腹泻的第二位病原体。肠道腺病毒的结构和化学组成与原有人类腺病毒 A~E 组均不相同,因此,将它归属于 F 组。该组至少包括两种肠道腺病毒型别,即 EAd_{40} 和 EAd_{41} 型,其代表株分别为 Dugan 和 Tak 株。肠道腺病毒不易在常用的细胞培养中生长,后用 Graham 细胞培养才分离到。该细胞是腺病毒 5 型(Ad_5)DNA 转染的人胚肾细胞,它能继续表达 Ad_5E1 区中的 E1A 和 E1B,EAds 的 E1 区同样含有 E1A 和 E1B,但很可能是 EAds E1A 和 E1B 基因表达不充分或是其产物在一定程度上有功能缺陷,致使 EAd_{40} 和 EAd_{41} 难以在一般细胞内增殖;而 Graham 细胞能补偿 EAd 不能在一般细胞增殖的缺陷。我国学者应用 A549 细胞分离 EAd_{40} 获得成功,增加了分离肠道腺病毒的细胞种类,并解决了 Graham 细胞不易保存等问题,同时还应用核酸杂交法以及 PCR 法对武汉市婴幼儿肠道腺病毒感染情况进行分子流行病学调查,以了解其流行规律。

三、Norwalk 病毒

1972 年,在美国 Norwalk 地区流行的急性胃肠炎患者粪便中,用免疫电镜检查出一种呈球形、直径为 27 nm 的无包膜病毒。在氯化铯的浮力密度为 $1.36 \sim 1.41 \ g/cm^3$,耐酸、耐乙醚,对热较稳定,60℃ 30 分钟不能完全灭活。其传染途径主要为粪-口传播,潜伏期仅 1 天左右,即出现恶心、呕吐、腹泻、低热等症状,一般 1~2 天自愈,但易再次感染。

第三节 其他肠道病毒

其他肠道病毒的主要特征见表 5-21-1。

表 5-21-1 其他肠道病毒的主要特征及所致疾病

病毒名称	主要生物学特性	所致疾病
柯萨奇病毒	28 nm, A 组 1~24 型,B 组 1~6 型 球形,单股 RNA,无包膜	无菌性脑膜炎,类脊髓灰质炎,疱疹性咽峡炎,急性心肌炎及心包炎,普通感冒,流行性胸痛,婴幼儿腹泻
埃可病毒	24~30 nm,1~34 型 球形,单股 RNA,无包膜	无菌性脑膜炎,婴幼儿腹泻,儿童皮疹
新型肠道病毒	68、69、70、71 型 球形,单股 RNA,无包膜	急性出血性结膜炎(俗称红眼病),小儿肺炎、支气管炎,散发性脑炎,脑脊髓膜炎

学 习 小 结

肠道病毒广泛分布于自然界,核酸类型均为 RNA,其传播主要通过粪-口途径,也可通过呼吸道传播。肠道病毒侵入机体后,先在局部黏膜和咽、扁桃体等淋巴组织以及肠道集合淋巴结中增殖。多数感染者处于隐性或亚临床感染状态,在少数感染者细菌能侵入血液、神经系统及其他组织引起相应临床症状。肠道病毒感染后,患者可获得长期而牢固的型特异性免疫,至今尚无特效治疗药物。肠道病毒中对人类危害较大的是脊髓灰质炎病毒,一经感染,有可能造成弛缓性肢体麻痹,导致小儿麻痹症。目前,可以使用脊髓灰质炎减毒活疫苗(Sabin 疫苗)预防小儿麻痹症。

思 考 题

1. 叙述脊髓灰质炎病毒的生物学特性、致病性及免疫性。
2. 解释强化脊髓灰质炎疫苗接种的实际意义。
3. 简述其他常见肠道病毒的名称及引起的主要疾病。

(范双利)

第二十二章 肝炎病毒

学习要点

1. 掌握肝炎病毒的种类、传染途径和致病特点。
2. 熟悉乙型肝炎病毒的抗原组成及其临床意义。
3. 理解各种病毒性肝炎的防治原则。

肝炎病毒引起的病毒性肝炎是一种严重威胁人类健康的传染病,全世界每年大约有 60 万人死于乙型肝炎及其相关疾病。尽管人类在几个世纪前就知道肝炎这种疾病,但却一直不知道引起肝炎的病原体。1963 年,美国科学家布伦伯格(Baruch S. Blumberg)在研究血清抗原遗传多态性与疾病易感性关系的过程中发现了澳大利亚抗原(现称乙型肝炎病毒表面抗原),经不断研究后他证实了澳大利亚抗原与乙型肝炎的关系,随后又研制出了第一代乙型肝炎疫苗,为乙型肝炎的防治做出了巨大的贡献,1976 年他被授予诺贝尔生理学或医学奖。目前发现,肝炎病毒主要包括甲型、乙型、丙型、丁型、戊型这五类。

第一节 甲型肝炎病毒

甲型肝炎病毒(hepatitis A virus,HAV)是引起甲型肝炎的病原体。1973 年由费文斯登(Feinstone)等应用免疫电镜技术,首次在急性肝炎患者粪便标本中发现甲型肝炎病毒颗粒。HAV 分布于全世界,常因患者粪便污染食物或水源引起流行。主要感染儿童和青少年,大多数表现为隐性或亚临床感染。少数表现为急性肝炎,无慢性或长期带病毒者。

一、生物学性状

(一)形态与结构

甲型肝炎病毒属小 RNA 病毒科,形态、大小与肠道病毒相似。病毒呈球形,直径约为 27 nm,核衣壳呈 20 面体立体对称,无包膜;病毒的核酸为单正链 RNA,由约 7400 个核苷酸组成,编码结构蛋白、衣壳、RNA 多聚酶及蛋白酶。

(二)培养特性

近年来,甲型肝炎病毒的组织培养有很大进展,可不经动物传代直接在人胚二倍体细胞株中增殖,也可在人胚肾细胞及非洲绿猴肝、肾细胞中增殖,生长缓慢,不引起细胞病变。黑猩猩、狨猴对甲型肝炎病毒易感,经口或静脉注射感染甲型肝炎病毒可发生肝炎。

（三）抵抗力

甲型肝炎病毒对外界环境及多种理化因素的抵抗力均较强。在自然界中存活力强,在粪便和污水中可存活月余,可通过污染水源引起暴发流行。对乙醚、酸、热稳定,可耐受 60℃ 1 小时,-20℃可存活数年仍具有感染性。但 100℃加热 5 分钟、$(12 \sim 15) \times 10^{-6}$ g/g 氯处理 30 分钟、0.35%甲醛 72 小时和 2%过氧乙酸 4 小时均可将其灭活。

二、致病性与免疫性

（一）传染源与传播途径

甲型肝炎病毒传染性极强,通过粪-口途径传播,主要传染源是患者和隐性感染者。甲型肝炎潜伏期为 15~50 天,在潜伏期末,患者转氨酶升高前 7~10 天出现病毒血症。病毒可随粪便排出体外,并可持续 3~4 周。通过污染水源、食物、海产品、食具等经口感染。随着特异性抗体的出现,血清及粪便中的病毒逐渐消失。饮用水源和食物污染常引起甲型肝炎的暴发流行。如 1988 年发生在我国某市的甲型肝炎暴发流行,就是由于生食了污染病毒的毛蚶而引起的,患者多达 30 万人。另外,苍蝇和蟑螂也是传播甲型肝炎的重要媒介。

（二）致病机制与免疫

HAV 经口进入人体后,先在口咽或唾液腺中增殖,再进入肠黏膜和局部淋巴结大量增殖,随后进入血流,形成短暂的病毒血症,最后到达靶器官(肝),并在肝细胞内增殖。其致病机制尚未完全明了。根据 HAV 在组织培养细胞内增殖缓慢,并不引起细胞病变,但感染狨猴后 1 周肝细胞质内可检出病毒颗粒,肝细胞同时出现病理改变;在病毒复制达高峰时,肝病变并不严重,但在感染后 3 周,血清中出现特异性抗体,而肝细胞病变反而加重,肝组织出现明显炎症,并可伴门脉区周围坏死;故推测其致病机制除病毒的直接作用外,可能与机体的免疫病理损伤有关。

甲型肝炎显性感染或隐性感染中,均可产生抗 HAV 的 IgM 和 IgG 抗体。IgM 在急性期和恢复早期出现;IgG 在恢复后期出现,并可维持数年,可抵抗病毒的再感染。甲型肝炎的预后较好。

三、微生物学检查

甲型肝炎一般不进行病原学分离培养,微生物学检查常用于测定病毒抗原或抗体。在感染早期可用酶联免疫吸附试验(ELISA)或放射免疫测定(RIA)检测患者血清中抗-HAV IgM,IgM 是 HAV 新近感染的重要指标。几乎全部甲型肝炎患者在患病 2~4 周内均有较高效价的抗-HAV IgM,病后 2 个月开始下降,一般持续 2~4 个月。对了解既往感染史或进行流行病学调查则需检测抗-HAV IgG,用双份血清作抗-HAV IgG 检测,若抗体效价呈 4 倍增长,可表明 HAV 近期感染。若仅是抗-HAV IgM阳性,且双份血清抗-HAV IgG 抗体效价未呈 4 倍增长,则说明是既往感染。

四、防治原则

HAV 主要通过粪便污染饮食和水源经口传染。因此,加强卫生宣传、管好粪便、保护水源,是预防甲型肝炎的主要环节。患者的排泄物、食具、衣物、床单等物品,要认真消毒处理。特异性预防接种甲型肝炎病毒减毒活疫苗(H₂ 株),预防效果良好。若食入可疑 HAV 污染的水和食物,或接触过急性甲型肝炎患者,可及时注射丙种球蛋白或胎盘球蛋白紧急预防。

第二节 乙型肝炎病毒

乙型肝炎病毒(hepatitis B virus,HBV)是乙型肝炎的病原体。HBV 在世界范围内传播广泛,估计全世界乙型肝炎患者和病毒携带者有 3 亿之多。美国每年约有 30 万人感染,我国也是高流行区,感染者有 1 亿多。乙型肝炎约 10% 可转为慢性甚至发展为肝硬化或肝癌,其危害性远大于其他类型肝炎。

一、生物学性状

(一)形态与结构

电镜下可见有 3 种不同形态的颗粒。① 大球形颗粒 为完整的 HBV 颗粒,1976 年由英国科学家 D. S. Dane 首先在 HBV 感染者血清中发现,故又称 Dane 颗粒。直径为 42 nm、具有双层衣壳。外衣壳相当于一般病毒的包膜,由脂质双层与蛋白质构成,脂质双层中镶嵌 HBV 表面抗原及少量前 S₁ 和前 S₂ 抗原。内衣壳是 20 面体对称结构,其内部含有病毒的 DNA 和 DNA 多聚酶。② 小球形颗粒 直径 22 nm,主要成分为 HBsAg,是病毒体复制组装过程中过剩的衣壳成分,不含 DNA 和 DNA 多聚酶,不具传染性。③ 管形颗粒 是一串聚合的小球形颗粒,成分与小球形颗粒相同,直径 22 nm,长度 100~700 nm,具有与 HBsAg 相同的抗原性(图 5-22-1)。

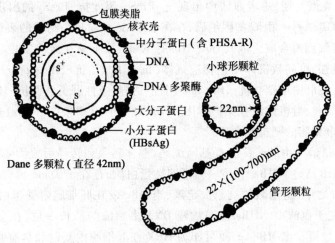

图 5-22-1 乙型肝炎病毒的形态结构

（二）基因结构

HBV 的基因结构特殊，为双股未闭合的环状 DNA，其中一段为单链，单链区的长短因病毒不同而异，一般不超过基因全长的一半。病毒 DNA 的长链为负链（S⁻），另一短链为正链（S⁺）。DNA 两链的 5′末端有长达 250～300 个互补的碱基，通过碱基配对构成环状 DNA 结构。负链 DNA 上有 4 个可译框架区，均为重叠基因，包括 S 区、C 区、P 区和 X 区。S 区中有 S 基因、前 S_1 和前 S_2 基因，分别编码 HBV 的外衣壳蛋白（HBsAg，$PreS_1$ 与 $PreS_2$ 抗原）；C 区中有 C 基因及前 C 基因，分别编码 HBcAg 及 HBeAg；P 区最长，编码 DNA 多聚酶等；X 区编码 HBxAg，可反式激活细胞内某些癌基因及病毒基因，与肝癌的发生有关。

（三）抗原组成

HBV 具有外衣壳抗原和内衣壳抗原。外衣壳主要包括 HBV 表面抗原（HBsAg）、前 S_1 抗原（$PreS_1$）和前 S_2 抗原（$PreS_2$），内衣壳主要包括 HBV 核心抗原（HBcAg）和 e 抗原（HBeAg）。

1. 表面抗原（HBsAg）　由 S 基因编码，其化学成分为糖脂蛋白。在 HBV 的 3 种颗粒中均有 HBsAg。现已知 HBsAg 有不同的亚型，各亚型之间均含有共同抗原决定簇 a（称 a 抗原），此外还有两组互相排斥的抗原决定簇 d/y 和 w/r。按不同的组合方式可构成 4 种亚型，即 adr、adw、ayr、ayw。HBsAg 亚型的分布有明显的地区、种族差异，我国汉族以 adr 为主，少数民族以 ayw 多见。因有共同的 a 抗原，故制备疫苗时各亚型间有交叉保护作用。

HBSAg 具有免疫原性，是制备疫苗的主要成分，可刺激机体产生 HBs 抗体（抗-HBs），抗-HBs 为中和抗体，对机体具有保护作用。HBsAg 大量存在于感染者血中，是 HBV 感染的主要指标。相反，血清中出现抗-HBs 被认为是乙型肝炎恢复的标志。

2. $PreS_1$ 和 $PreS_2$　由 S 基因编码，具有吸附于肝细胞受体的决定簇，可以使 HBV 吸附于肝细胞表面，有利于病毒侵入细胞内。$PreS_1$ 和 $PreS_2$ 抗原性比 HBsAg 强，可刺激机体产生有中和作用的前 S_1 抗体（抗-$PreS_1$）和前 S_2 抗体（抗-$PreS_2$），能阻止 HBV 侵入肝细胞。急性乙型肝炎患者约 70% 的血清中有 $PreS_2$，病后 1 个月左右消失，如持续存在表示乙型肝炎由急性转为慢性。乙型肝炎恢复期，患者血清中出现抗-$PreS_2$，因此抗-$PreS_2$ 的出现表示病情好转。

3. 核心抗原（HBcAg）　由 C 基因编码，存在于 Dane 颗粒核心结构的表面，为 HBV 的内衣壳成分，在感染者肝细胞内合成。因其外被 HBsAg 覆盖，故不易在血清中检出。HBcAg 主要成分是蛋白质，抗原性强，可刺激机体产生相应抗体（抗-HBc）。抗-HBc IgM 产生较早，该抗体的检出则提示 HBV 正在肝内增殖。抗-HBc IgM 阴性可排除急性肝炎。而抗-HBc IgG 产生稍晚，在血清中维持时间较长，对机体没有保护作用。HBcAg 可在受感染的肝细胞表面表达，是 Tc 细胞识别和清除感染肝细胞的靶抗原之一。

4. e 抗原（HBeAg）　由 Pre C 及 C 基因编码，整体转录和转译后成为 e 抗原（若仅由 C 基因转录、转译则为 HBcAg）。HBeAg 是一种可溶性蛋白质，存在于 Dane 颗粒核心结构表面，隐蔽或镶嵌于 HBcAg 之中，是隐蔽的抗原决定簇，当 HBcAg 在肝细胞内受蛋白酶降解后，HBeAg 释放出来，游离存在于血清中。HBeAg 与病毒 DNA 多聚酶的消长一致，在急性和慢性活动性肝炎患者血清中多数可检出 HBeAg，故可作为 HBV 在肝细胞内复制和具有强传染性的指标之一。HBeAg 也可刺激机体产生相应抗体（抗-HBe），该抗体能与感染肝细胞表面的 HBeAg 结合,通过激活补体而破坏受染的肝细胞,对 HBV 感染有一定抵抗作用。抗-HBe 常在 HBsAg 滴度降低或 HBeAg 消失时出现,故被认为是预后良好的征象。

(四)抵抗力

HBV 对外界环境抵抗力很强,对低温、干燥、紫外线和一般消毒剂均有耐受性。高压蒸汽灭菌 121℃ 20 分钟、环氧乙烷、0.5% 过氧乙酸、5% 次氯酸钠及 2% 戊二醛等可将其灭活,但仍可保留其抗原性。

二、致病性与免疫性

(一)传染源

主要传染源是乙型肝炎患者和无症状携带者。乙型肝炎的潜伏期较长(45~160 天),在潜伏期、急性期、慢性活动期的患者血清中均有 HBV,具有传染性。无症状携带者血液中长期有 HBV 存在,是更危险的传染源。

(二)传播途径

1. 血液传播 人群对 HBV 极易感染,极微量带 HBV 血液进入破损皮肤和黏膜即可致感染。输血、输液、注射、手术、针刺、牙科及妇科操作、纤维内镜等均可传播。甚至也可通过公用剃刀、牙刷、性行为、吸血昆虫叮咬传播。医务人员可通过接触患者的血液等标本或被污染物品,侵入微小伤口而致感染,是一种重要的职业性传染病。

2. 母婴传播 也称垂直传播。母亲若为 HBV 携带者,孕期 HBV 可经血流通过胎盘侵入胎儿或分娩时经产道感染新生儿。并且 HBsAg 和 HBeAg 同时阳性的母亲,婴儿感染率更高,可达 90% 以上。

(三)致病机制

乙型肝炎临床表现呈多样性,可由无症状带病毒至急性肝炎、慢性肝炎、重症肝炎等。HBV 的致病机制尚未完全清楚,病毒虽然在肝细胞内复制,但尚无充分证据说明病毒直接导致肝细胞损伤,可能是机体免疫系统识别清除病毒的同时造成感染肝细胞的损伤。而且肝细胞损伤的程度与免疫应答的强弱密切相关。

1. 细胞介导的免疫病理损害 HBV 感染肝细胞后,在肝细胞内增殖可使细胞膜表面出现 HBsAg、HBeAg 或 HBcAg,这些抗原可诱发机体产生致敏淋巴细胞,继而通过 CTL 的直接杀伤作用和 T_{DTH} 细胞释放多种细胞因子,对细胞膜表面带有病毒抗原的靶细胞进行杀伤。这种细胞免疫效应具有双重性:既可清除病毒又造成肝细胞损伤。当病毒感染肝细胞数量不多、免疫应答处于正常范围时,特异性 Tc 细胞可摧毁病毒感染的细胞,使 HBV 释放至细胞外被抗体中和而清除,急性肝炎可较快恢复痊愈;相反,若病毒感染肝细胞众多,机体细胞免疫应答超过正常范围,引起大量肝细胞坏死、肝功能衰竭,表现为重症肝炎;当机体免疫功能低下,释放至细胞外的病毒无有效抗体中和清除时,病毒则持续存在并不断感染其他肝细胞,造成慢性肝炎。长期慢性肝炎可刺激肝纤维组织增生而引起肝硬化。

2. 抗体介导的免疫病理损害　HBV 感染肝细胞后,肝细胞膜上出现 HBV 特异性抗原,并可导致肝细胞膜表面自身结构的改变,暴露出肝特异性脂蛋白抗原(LSP)。HBV 抗原和 LSP 抗原均可诱导机体产生抗体(HBV-Ab 和 LSP-Ab)。这些抗体和肝细胞上相应的抗原结合,继而通过激活补体、激活巨噬细胞、激活 NK 细胞等方式破坏肝细胞。

3. 免疫复合物引起的病理损害　乙肝患者血清中游离的 HBV 抗原与相应的抗体结合形成免疫复合物。此复合物可沉积于小血管壁(如肾小球基底膜、关节滑膜等),激活补体,释放多种活性介质,引起Ⅲ型超敏反应,导致肾小球肾炎、关节炎、皮疹及血管炎等。另外,大量免疫复合物沉积于肝内,可使肝内小血管栓塞,大量肝细胞坏死而致重症肝炎。

(四) HBV 与原发性肝癌

大量研究表明 HBV 感染与原发性肝癌(PHC)的发生有密切关系。在人群流行病学研究显示,HBV 感染流行区多为原发性肝癌高发区,约 80% 的肝癌患者血清中有 HBsAg,慢性乙型肝炎发生肝癌的危险性约为非 HBV 携带者的 200 倍,在感染肝组织和肝癌组织中均可发现有 HBV DNA 的整合。整合的 HBV 基因片段约 50% 为 X 基因片段。X 基因编码的 HBxAg,可反式激活细胞内癌基因,这是肝细胞转化为癌细胞的关键。

HBV 感染机体后,可激发机体产生多种抗体,如抗-HBs、抗-HBc、抗-HBe 等,但具有保护作用的抗体主要是抗-HBs,其可阻止 HBV 进入正常肝细胞。另外,特异性细胞免疫也可部分清除细胞内的 HBV。

三、微生物学检查

(一) 病原学检查

在血液标本中发现 HBV 颗粒或核酸的存在,是病毒感染复制的重要指标,是肝炎诊断和鉴别诊断的依据。病毒颗粒的检查需用电镜或免疫电镜观察,病毒核酸的检查可用核酸杂交或 PCR 技术等检测。

(二) 血清学检查

1. HBV 抗原、抗体检测　HBV 抗原、抗体的检测主要包括 HBsAg、抗-HBs、HBcAg、抗-HBc、HBeAg 及抗-HBe。因 HBcAg 存在于病毒内衣壳上,一般不易检出。目前最常用的检查方法是 ELISA 和 RIA。其特异性及敏感性均非常高。

HBV 抗原、抗体的检测主要应用于:① 诊断乙肝,判断预后及传染性强弱;② 筛选献血员;③ 流行病学调查;④ 判断人群对 HBV 的免疫情况,了解疫苗接种后的免疫效果;⑤ 餐饮服务行业人员健康检查的重要指标。

2. HBV 抗原、抗体检测结果的分析　HBsAg 阳性见于急性肝炎、慢性肝炎或无症状携带者。需结合临床表现和肝功能检查判断。若 HBsAg 持续 6 个月以上,则考虑已转为慢性肝炎。无症状携带者是 HBsAg 阳性而肝功能正常者。部分携带者可发病,少部分可发展成肝硬化或肝癌。HBsAg 阳性者具有传染性,应禁止献血,若同时有 HBsAg、HBeAg、抗-HBc 阳性者,传染性更强(表 5-22-1)。

表 5-22-1　HBV 抗原抗体检测结果的临床意义

HBsAg	HBeAg	抗-HBs	抗-Hbe	抗-HBc		临床意义
				IgM	IgG	
+	−	−	−	−	−	HBV 感染或无症状携带者,有传染性
+	+	−	−	−	−	急、慢性乙型肝炎或无症状携带者,有传染性
+	+	−	−	+	−	急性乙型肝炎,传染性强
+	+	−	−	−	+	慢性乙型肝炎或无症状携带者,传染性强
+	−	−	+	+	−	急性感染趋向恢复,传染性转弱
−	−	+	−	−	−	既往感染或接种疫苗,无传染性

急性肝炎患者血中出现抗-HBs 是肝炎恢复的标志,HBsAg 将随后消失。抗-HBs 效价高者预后更好。预防接种 HBV 疫苗后,可诱导机体产生抗-HBs。

HBeAg 阳性是体内 HBV 复制的指标,具有传染性。如 HBeAg 转阴,抗-HBe 出现,表示病毒停止复制,机体已获得一定免疫力,患者将恢复痊愈。

抗-HBc IgM 出现于急性肝炎的早期,是病毒在体内复制的指标。抗-HBc IgG 出现较晚,见于急性肝炎恢复期或慢性感染。HBV 抗原抗体的检测结果与临床关系复杂,需综合分析、判断。

四、防治原则

乙型肝炎治疗尚无特效药物,主要靠预防来控制。预防应采取切断传播途径和保护易感人群为主的综合性措施。

(一)一般预防

关键在于防止通过血液和体液传播,切断传播途径。因此,必须加强血液及血液制品的管理、输血员筛选,防止血液途径传播 HBV,加强性教育,防止性传播,严格管理医疗手术器械以防止医源性感染。

(二)特异性预防

1. 人工主动免疫　注射乙肝疫苗是预防乙肝的最有效方法。接种对象主要包括:① 新生儿　用于阻断母婴传播,可与抗 HBs 联合应用,以获得被动-主动免疫效应,效果较好;② 易感婴幼儿及儿童;③ 高危人群　包括接触乙肝患者的医务人员及家庭成员。

2. 人工被动免疫　在紧急情况下,注射高效价抗-HBs 的人血清免疫球蛋白进行被动免疫,在 8 天之内有预防效果。主要用于:① 医务人员或实验室工作人员偶然被注射针刺伤后 HBV 感染;② HBV 阳性的母亲所生的新生儿;③ 误用 HBsAg 阳性的血液和血制品者;④ HBV 阳性者的伴侣等。

（三）抗病毒治疗

乙型肝炎抗病毒治疗目前主要应用干扰素、核苷酸类药或活血化淤的中草药等。一般认为用广谱抗病毒药物和调节机体免疫功能药物同时治疗效果较好。

第三节　丙型肝炎病毒

丙型肝炎病毒（HCV）引起丙型肝炎，是目前引起输血后肝炎最主要的病原体。

HCV 大小为 30~60 nm，为单正链 RNA，因对脂溶剂敏感，故推测有含脂质的包膜。HCV 基因容易发生变异，当外膜蛋白的抗原性改变时，使原有抗体不能识别，病毒不易清除，易导致慢性肝炎。

根据 HCV 毒株基因序列的差异，可将 HCV 分为 6 个基因型，Ⅰ型多在欧美流行；亚洲以Ⅱ型为主、Ⅲ型为辅；中东及埃及以Ⅳ为主；Ⅴ、Ⅵ型主要在东南亚流行。我国以Ⅱ型居多，目前认为Ⅱ型病毒复制量大，较难治疗。

HCV 对温度、脂溶剂均较敏感，100℃加热 5 分钟或 60℃下 10 小时可将其灭活。20%次氯酸钠可消除其传染性。传染源主要为丙型肝炎患者和隐性感染者。其传播途径与 HBV 类似。可经输血、注射、血液透析、针刺等多种非胃肠道途径传播，也可经性接触及母婴传播。医务人员也可因接触患者血液以及医疗操作意外受伤等感染 HCV。

HCV 致肝细胞病变的机制及患者的临床表现与 HBV 相似，不同之处是：① 以隐性感染居多；② 更易发展为慢性，大多数病例不出现明显临床症状，发病时即已进入慢性病程，50%~60%转为慢性肝炎，其中约 20%可发展成肝硬化甚至转化为肝癌；③ HCV 在肝细胞内复制可直接造成肝细胞的损伤；④ HCV 抗原性较弱，难以刺激机体产生高水平的抗体，容易导致免疫耐受或持续感染，对再感染亦无保护作用。

HCV 主要经血液传播，我国已规定检查 HCV 抗体作为筛选献血员的必需步骤。用 RIA 和 ELISA 检测体内 HCV 抗体是目前诊断 HCV 感染的最常用方法。HCV 抗体并非保护性抗体，而是可能有传染性的指标。丙型肝炎防治原则与乙型肝炎基本相同，但因 HCV 免疫原性不强，故疫苗研制尚未成功。治疗主要使用 Ⅰ 型干扰素。

第四节　丁型肝炎病毒

丁型肝炎病毒（HDV）又称 δ 因子，是一种缺陷病毒，必须在 HBV 或其他嗜肝 DNA 病毒的辅助下才能复制。δ 因子是意大利学者瑞日托（Rizzetto）于 1977 年在乙型肝炎患者的肝细胞内发现的一种新的肝炎病毒，现已正式命名为丁型肝炎病毒。

HDV 为 35~37 nm 的球形颗粒，核心为一单负链环状 RNA，长度仅 1.7 kb，是已知动物病毒中最小的基因组。可与其他嗜肝 DNA 病毒共同增殖，编码 HDAg，可刺激机体产生相应抗体（抗-HD）。病毒核心外包以 HBsAg，HBsAg 的基因由 HBV 提供。

流行病学调查表明，HDV 感染呈世界性分布，但多见于意大利和中东地区。我国以四川等西南地区感染较多见，感染率为 5%~10%。HDV 传播途径与 HBV 相同，其感染常发生于乙型肝炎患者或 HBsAg 携带者中。HDV 必须与 HBV 同时感染(共同感染)或在 HBV 感染的基础上再感染(重叠感染)才能复制增殖。在 HDV 感染早期,HDAg 主要存在于肝细胞内,随后出现 HDAg 抗原血症。HDAg 可刺激机体产生特异性抗-HD,初为 IgM 抗体,随后产生 IgG 抗体。HDV 感染常可导致乙肝病毒感染者的症状加重与恶化,故在发生重症肝炎时,应注意有无 HBV 伴 HDV 的共同感染。HDV 的致病机制尚不清楚,也无特异性预防措施。

第五节　戊型肝炎病毒

戊型肝炎病毒(HEV)是经消化道传播的一种肝炎病毒。1955 年,首次在印度暴发流行,以后在世界各地引起多次流行,主要见于亚洲、非洲及美洲发展中国家。1986 年,我国新疆南部地区发生戊型肝炎流行,约 12 万人发病,死亡 700 多人,是迄今世界上最大的一次流行。

HEV 呈球形,直径 27~34 nm,无包膜,其核酸为单正链 RNA。HEV 在 4~20℃ 时易被破坏,100℃ 加热 5 分钟,60℃ 下 10 小时,紫外线照射或 20% 次氯酸处理后其传染性消失。

HEV 经粪-口途径传播,常因患者的粪便污染水源和食物造成散发或暴发流行。有明显的季节性,常在雨季或洪水后流行。戊型肝炎潜伏期为 19~75 天,可表现为亚临床型或临床型,与甲型肝炎相似。青壮年多见。多数患者于 4~6 周内恢复,不转为慢性。少数患者可表现为重症肝炎,甚至导致死亡。尤其孕妇感染后,病死率可达 10%~20%,并可引起流产和死胎。

戊型肝炎诊断可用 ELISA 检测体内 HEV IgM,或用免疫电镜查粪便中 HEV 颗粒。目前,戊型肝炎无特异性预防办法,疫苗尚在研究中,胎盘球蛋白等无预防效果。一般性预防主要是加强食品、水源等卫生管理,杜绝病从口入。各型肝炎病毒的比较见表 5-22-2。

表 5-22-2　各型肝炎病毒的比较

	HAV	HBV	HCV	HDV	HEV
病毒大小	27 nm	42 nm	0~60 nm	35~37 nm	27~34 nm
病毒基因组	单正链 RNA	双环状 DNA	单正链 RNA	单负链 RNA	单正链 RNA
动物模型	黑猩猩、绒猴	黑猩猩	黑猩猩	黑猩猩	绒猴、猕猴
传播方式	胃肠道途径(粪-口)	垂直传播 非胃肠道途径	同 HBV	同 HBV	同 HAV
潜伏期	15~50 天	45~150 天	15~110 天	30 天	19~75 天
病毒血症	短	较长	较长	较长	?
无症状携带者	罕见	较多	较多	不清	罕见
转为慢性或肝硬化	罕见	较多	较多	较少	

学 习 小 结

肝炎病毒是引起病毒性肝炎的病原体,可将其分为甲型肝炎病毒、乙型肝炎病毒、丙型肝炎病毒、丁型肝炎病毒、戊型肝炎病毒。HAV 引起甲型肝炎,经消化道感染,主要表现为急性感染,一般不会引起慢性肝炎。HBV 基因组为非闭合双股环状 DNA,主要编码表面抗原(HbsAg)、核心抗原(HbcAg)和 e 抗原(HbeAg)等。HBV 经输血、注射、针刺、手术等血源性途径和垂直途径感染,既可引起急性感染,又能引起慢性肝炎。HCV 是目前引起输血后肝炎的主要病原体。HDV 是一种缺陷型病毒,必须在 HBV 或其他嗜肝 DNA 病毒的辅助下才能复制,经血液传染。HEV 是一种经消化道传播的肝炎病毒。

临床上两对半检查是针对乙型肝炎所进行的特异性免疫诊断,主要应用于:① 诊断乙肝、判断预后及传染性强弱;② 筛选献血员;③ 流行病学调查;④ 判断人群对 HBV 的免疫情况,了解疫苗接种后的免疫效果;⑤ 餐饮服务行业人员健康检查的重要指标。

思 考 题

1. 解释下列名词:Dane 颗粒、垂直传播、HBsAg、δ 因子。
2. 引起人类肝炎的主要病毒有哪些? 各经何途径侵入人体?
3. 简述 HAV 与 HEV 的主要异同点。
4. 简述乙肝病毒的抗原抗体系统及其临床意义。

(于 虹)

第二十三章　虫媒病毒

学习要点

1. 掌握流行性乙型脑炎病毒、汉坦病毒、新疆出血热病毒的生物学特性及致病性。
2. 理解流行性乙型脑炎病毒、汉坦病毒、新疆出血热病毒的免疫性及防治原则。

1876年,法国人优先获得了巴拿马运河的建造权,并进行了开凿工程。但每当夏季来临,由蚊传播的黄热病造成了无数工人患病,先后有数万人死亡,以致这一巨大工程在1889年不得已而停工。直至1904年,美国人开始接手运河的开凿工程,他们首先采取了疏通沟渠、排除积水、清除蚊虫孳生地等一系列防蚊灭蚊的重要措施,以消灭黄热病媒介——埃及斑蚊,收到了很好的效果。最终巴拿马运河开凿工程得以顺利进行,并于1914年完成了这一横跨两个世纪的浩瀚工程。

虫媒病毒(arbovirus)是指吸血节肢动物叮咬易感脊椎动物而传播疾病的病毒。广泛存在于世界各地,分属于不同的病毒科属。这类病毒多为自然疫源性,引起人畜共患疾病,同时具有明显的季节性和地方性。虫媒病毒种类很多,现已知有500多种,其中对人致病的至少有100多种。我国流行的主要有流行性乙型脑炎病毒、森林脑炎病毒、登革热病毒、汉坦病毒及新疆出血热病毒等。

虫媒病毒有以下共同特性:① 病毒呈小球形;② 核酸为单正链RNA,病毒颗粒表面有类脂包膜,其上镶嵌着由糖蛋白组成的血凝素,衣壳呈20面体立体对称型;③ 病毒对热、脂溶剂和去氧胆酸钠等多种理化因素敏感;④ 病毒宿主范围广,可在许多野生动物、家畜或节肢动物(蚊、蜱、白蛉等)体内增殖。其中节肢动物既为病毒的传播媒介,又是储存宿主。

第一节　流行性乙型脑炎病毒

流行性乙型脑炎病毒(epidemic type B encephalitis virus)简称乙脑病毒,是流行性乙型脑炎(乙脑)的病原体。该病毒于1933年首先由日本学者成功分离到,亦称为日本乙型脑炎病毒。乙脑是一种以蚊为传播媒介的急性传染病,多发生于夏秋季。儿童发病率高,近年来成人及老年人患者相对增加。病毒主要侵犯中枢神经系统,临床症状不一,重者死亡率较高,幸存者中有10%~15%的人留有严重后遗症。

一、生物学性状

(一)形态结构

乙脑病毒呈球形,直径为20~30 nm,RNA型病毒。其核心为单正链RNA,编码3种结构蛋白:即衣壳蛋白(C 蛋白)、外膜蛋白(M 蛋白)和包膜蛋白(E 蛋白)。核衣壳呈 20 面体立体对称。有包膜,包膜表面有血凝素刺突,能凝集雏鸡、鸽、鹅及绵羊等的红细胞。特异性免疫血清能抑制本病毒引起的血凝现象。

(二) 培养特性

乙脑病毒可在动物、鸡胚及组织培养细胞中增殖。在小白鼠脑内接种后,多于 3~5 天发病,表现为神经系统兴奋性增高,肢体痉挛,最后转为麻痹而死亡。在鸡胚细胞、地鼠肾、猪肾细胞中增殖,可引起明显的细胞病变。

(三) 抗原性

乙脑病毒只有一个血清型,主要的抗原成分为 E 蛋白,可诱导机体产生特异性中和抗体。抗原性稳定,很少变异,株间毒力差异小,故应用疫苗预防效果良好。

(四) 抵抗力

乙脑病毒抵抗力不强,对物理及化学因素均敏感,如 56℃加热 30 分钟即被灭活,对酸、乙醚和氯仿、苯酚、甲醛、丙酮和胰蛋白酶等均敏感。

二、致病性与免疫性

(一) 传染源与传播媒介

家畜(猪、牛、羊、马)、家禽和鸟类是乙脑病毒的中间宿主和传染源,在我国幼猪是最重要的传染源和中间宿主。动物感染乙脑病毒后,虽不出现明显症状,但有短暂的病毒血症期。在病毒血症期的动物,可成为更多蚊虫感染病毒的传染源。带病毒蚊再叮咬易感动物而形成蚊→动物→蚊的不断循环。若其间叮咬易感的人则可引起人体感染。乙脑患者和隐性感染者也可成为传染源。

乙脑病毒的传播媒介主要是三节吻库蚊,蚊虫可携带病毒越冬,且能经卵传代,因此蚊不仅是乙脑的传播媒介,而且也是乙脑病毒的长期储存宿主。

(二) 所致疾病

乙脑病毒侵入人体后,先在非神经组织(血管内皮细胞及单核-巨噬细胞等)增殖,继而少量病毒进入血流,引起第一次病毒血症,患者开始出现发热症状。病毒随血流播散到肝、脾等处的单核-巨噬细胞内继续大量增殖,再次进入血流,引起第二次病毒血症。患者出现发热、寒战、全身不适等症状。至此,绝大多数患者病情不再继续发展,只有少数免疫功能低下或血脑屏障发育不全者,病毒可突破血脑屏障而侵入中枢神经系统,在脑组织内增殖,造成脑实质及脑膜炎症,表现为高热、昏睡、剧烈头痛、呕吐、痉挛及颈项强直等病症。病死率较高,幸存者可遗留后遗症,如痴呆、偏瘫、失语、智力减退等。

乙脑病后和隐性感染均可刺激机体产生持久免疫力。以体液免疫为主。病毒感染 1 周左右,机体即产生 IgM 中和抗体,第 2 周 IgM 抗体达高峰,并出现 IgG 中和抗体及血凝抑制抗体。

IgG 抗体维持时间长,可达数年。

三、微生物学检查

(一)病毒的分离

乙脑病毒的分离培养可用细胞培养法或乳鼠脑内接种法。从发病初期患者血液、脑脊液和尸检脑组织中均可分离出乙脑病毒。阳性结果的判断可通过观察细胞病变、红细胞吸附试验或单克隆抗体免疫荧光试验等。

(二)血清学检查

1. 检测病毒抗原 用免疫荧光染色技术检测发病初期患者血液或脑脊液中的乙脑病毒抗原,阳性结果具有早期诊断意义。

2. 检测抗体 乙脑病毒特异性抗体 IgG 抗体检测通常需检测急性期和恢复期双份血清,恢复期血清抗体效价比急性期血清抗体效价升高 4 倍或 4 倍以上时才有诊断价值。乙脑患者一般在感染后 4 天开始出现特异性 IgM 抗体,可采用酶联免疫吸附试验(ELISA)检测患者血清或脑脊液中的特异性 IgM 抗体,可用于早期快速诊断。阳性率在 90% 以上。

四、防治原则

预防乙脑的关键是防蚊灭蚊、疫苗接种和动物宿主的管理。对易感人群特别是 6 个月~10 岁以下儿童进行疫苗接种可显著降低乙脑发生率。猪是乙脑病毒主要传染源和中间宿主。在流行季节前对猪接种疫苗,可控制传染源,降低乙脑发病率。

第二节 流行性出血热病毒

引起流行性出血热的病原体包括多种不同的病毒,在我国已发现有汉坦病毒、新疆出血热病毒和登革热病毒。

一、汉坦病毒

汉坦病毒(hantavirus)是流行性出血热的病原体之一,属布尼亚病毒科(Bunyaviridae)的一个新属。于 1978 年从韩国汉坦河附近流行性出血热疫区捕获的黑线姬鼠肺组织中分离出,以后又从人血清中分离到该病毒。其引起出血热的临床特征是患者常伴有肾损伤,引起肾综合征出血热(HFRS),我国是世界上 HFRS 疫情最严重的国家,流行范围广,发病人数多、死亡率较高。

(一)生物学性状

1. 形态结构 病毒呈球形或卵圆形,平均直径约 120 nm,病毒基因为单负链 RNA,分为 L、M、S 3 个片段,分别编码病毒的 RNA 多聚酶(L)、包膜糖蛋白(G1、G2)和核衣壳蛋白(NP)。核衣壳外层有双层脂质包膜,包膜表面有 G1、G2 两种糖蛋白构成的刺突,NP 具有很强的免疫原性,可刺激机体的体液免疫和细胞免疫。病毒在 pH 4~6 的条件下可凝集鹅红细胞。

2. 培养特性　实验室常用非洲绿猴肾细胞(Vero E6)对该病毒进行分离培养。病毒增殖缓慢,一般不引起明显细胞病变。病毒增殖时可在细胞质内胞核周围出现特殊形态的包涵体。

3. 抵抗力　病毒对酸、热的抵抗力弱,60℃下 1 小时可被灭活,在 4~20℃ 相对稳定,其传染性可维持较长时间。在 pH<3 的环境中易被灭活,对脂溶剂敏感,乙醚、苯酚、丙酮、氯仿等均能将其灭活。

(二)致病性与免疫性

流行性出血热的流行有明显季节性和地区性,在我国已波及 27 个省市自治区,发病高峰与鼠类分布和活动有关。传染源是带病毒动物(主要有黑线姬鼠、褐家鼠、长尾仓鼠、野兔、猫及犬等),病毒在这些动物体内增殖,其唾液、粪便等排泄物中含有大量病毒,可污染食物、水源、空气等。人通过呼吸道、消化管或直接接触等方式感染。

病毒进入人体后经 1~2 周的潜伏期,起病急,发展快。典型病例具有发热、出血和肾损害三大主症,临床经过包括发热期、低血压休克期、少尿期、多尿期和恢复期。患者出现高热、头痛、肌肉痛、球结膜水肿充血、腋下及软腭处有出血点等症状;重症患者可出现多器官出血和肾衰竭。

该病的发病机制除病毒的直接作用外,病毒的毒素也可直接作用于全身小血管及毛细血管,导致广泛性损伤,血管通透性增高,血管舒缩功能和微循环障碍。另外,病毒抗原与其抗体形成的免疫复合物,沉积在小血管壁及肾小球基底膜等组织,激活补体系统导致血管、肾等免疫病理损伤。

汉坦病毒感染机体后,1~2 天可测出 IgM 抗体,7~10 天达高峰。IgG 抗体在病后 3~4 天出现,10~14 天达高峰,可持续多年。病后可获持久免疫力。

(三)微生物学检查

1. 病毒分离与鉴定　取患者急性期血液或死亡患者的器官标本,在具严格隔离条件的实验室制成 10% 的悬液,接种于 Vero E6 细胞中培养,再用免疫荧光法、免疫酶染色法检测细胞质内的病毒抗原。新分离到的病毒也可通过电镜观察鉴定其形态特征。

2. 血清学诊断　取患者早期及晚期双份血清,用感染该病毒的动物组织或培养细胞制成已知抗原片,以免疫荧光法或免疫酶染色法检测患者血清中该病毒特异性抗体。双份血清抗体呈 4 倍以上增高即有诊断意义。

(四)防治原则

预防主要采取灭鼠、防鼠、灭虫、消毒和个人防护措施。对患者采取早发现、早治疗和就近治疗的处理原则。对患者的排泄物和污染物严格消毒。

加强个人防护,保护易感人群避免感染,注意食品卫生和个人卫生。目前我国已成功研制出 3 类 HFRS 疫苗,预防效果良好。

二、新疆出血热病毒

该病毒又称克里米亚-刚果出血热病毒,从我国新疆塔里木盆地出血热患者血液、尸体器官中分离获得。病毒体呈球形,直径 90~120 nm,核酸为单正链 RNA,核衣壳为 20 面体立体对称,外有包膜,表面有血凝素,能用鸡胚分离传代。抵抗力与汉坦病毒相似,但其抗原性、传播方式、致病性却不相同。

新疆出血热是一种自然疫源性疾病,主要分布于有硬蜱活动的荒漠牧场。有严格的地区性和明显的季节性。羊是主要储存宿主,硬蜱既是传播媒介,亦是储存宿主,病毒在蜱内增殖并能经卵传给后代。通过蜱的叮咬,病毒传播于人与动物间;通过破损皮肤接触带有病毒的动物血及患者的血也可感染。每年 4~6 月蜱大量增殖,就是发病的高峰期。人被带病毒蜱叮咬后,经 5~7 天潜伏期发病,以发热、全身疼痛、皮肤黏膜出血点为主要特征。严重患者有呕血、血尿及蛋白尿。

病后机体能产生多种抗体,可获得持久免疫力。

防治措施主要是:① 防蜱叮咬和灭蜱;② 对患者要严格隔离治疗,患者血液、分泌物、排出物等要消毒处理;③ 医务人员要加强防护,防止感染。

目前,我国已成功地研制出精制的灭活乳鼠脑疫苗,现场应用有预防效果。

第三节 其他虫媒病毒

一、登革病毒

登革病毒(dengue virus)是登革热的病原体。登革热是一种由伊蚊传播的急性传染病,在我国广东、海南、台湾及广西等南方地区均有发生。世界上特别是东南亚、西太平洋和中南美洲地区比较严重的地方流行病之一。由于患者有发热、肌肉关节剧痛等症状,故俗称断骨热。1988 年以来,除海南省仍有本病流行外,内地疫情基本得到控制。

(一)生物学性状

登革病毒形态结构与乙脑病毒相似。体积较小,根据抗原结构的不同,分为 1、2、3、4 四个血清型,各型病毒间有抗原性交叉。在多种组织细胞中能增殖,有的可产生明显的细胞病变。

初生小鼠对登革病毒敏感,但用 3 周鼠或成鼠接种病毒很少出现症状。如将病毒接种于猴、猩猩、长臂猿等实验动物,可致隐性感染而不产生症状。

(二)致病性

登革病毒经蚊传播,传染源主要为患者和隐性感染者。病毒通过伊蚊叮咬进入人体,在血管内皮细胞和单核-巨噬细胞系统中增殖,然后经血流播散,引起发热、肌肉和关节酸痛、淋巴结肿胀、皮肤及内脏器官出血,甚至休克等。一般初次感染病情较轻,1 周内恢复;再次感染病情较重,往往出现登革休克综合征,病死率达 5%~10%。这可能是患者血清中已有特异性抗体的关系。

（三）微生物学检查

1. **病毒的分离**　在患者发热 1~3 天时采集患者血清,因为此时患者出现病毒血症,血清中病毒滴度亦较高,故可将患者急性期血清接种白纹伊蚊 C6/36 株细胞分离病毒,亦可接种巨蚊成蚊胸内或巨蚊幼虫脑内。

2. **血清学检查**　血清学诊断一般采集患者早期和恢复期血清测血凝抑制抗体或补体结合抗体。若单份血清血凝抑制抗体滴度超过 1：1280 及补体结合抗体滴度超过 1：32 有诊断意义。双份血清恢复期抗体滴度比急性期升高 4 倍以上者,可确诊。近年来应用抗体捕获 ELISA 法及斑点免疫测定法检测特异性 IgM 抗体,有助早期诊断。

二、森林脑炎病毒

森林脑炎病毒(forest encephalitis virus)又称俄罗斯春夏型脑炎病毒,是引起森林脑炎的病原体。其生物学性状与乙脑病毒相似。森林脑炎是一种由蜱传播的自然疫源性疾病。最初在俄罗斯东部发现,尔后在中欧与德国亦有病例报告。在我国东北和西北一些林区曾有流行。

森林脑炎病毒的形态、结构、培养特性及抵抗力与乙型脑炎病毒相似。动物感染范围广,以小鼠的敏感性最高,任何途径接种均能感染。在原代鸡胚细胞和地鼠肾传代细胞培养中生长并引起病变。不同来源的毒株,其毒力差异较大,但病毒的抗原性较一致。

森林脑炎是一种中枢神经系统的急性传染病,蜱既为传播媒介,也是储存宿主。病毒在蜱体内增殖,并由蜱携带越冬,还可经卵传代。在自然疫源地,病毒通过蜱叮咬兽类和野鸟而在动物间传播和循环。易感人群进入自然疫源区被蜱叮咬而感染。近年发现病毒也可通过胃肠道传染。感染病毒的山羊可通过乳汁排出病毒,饮用生羊奶可引起感染。此外,实验室工作者和与受染动物密切接触的其他人员可通过吸入而感染。人感染病毒后,大多数为隐性感染,少数感染者经 7~14 天潜伏期后突然发病,出现高热、头痛、昏睡、颈项强直和肢体弛缓性麻痹等症状。重症患者可出现发音困难、吞咽困难、呼吸及循环衰竭等,死亡率高达 30%。感染后不论是否发病均可获得持久的免疫力。

森林脑炎的预防应以灭蜱和防蜱叮咬为重点,尤其在林区工作者应特别做好个人防护。特异性预防方法是对有关人员接种地鼠肾细胞培养的灭活疫苗,第一年接种 3 次,以后每年加强免疫 1 次,已证明安全有效。

学 习 小 结

虫媒病毒以节肢动物为传播媒介。流行性乙型脑炎病毒是流行性乙型脑炎的病原体,以蚊为传播媒介进行传播,家禽和鸟类是乙脑病毒的中间宿主和传染源。预防流行性乙型脑炎的关键是防蚊灭蚊,在易感人群中接种乙脑疫苗可显著降低流行性乙型脑炎的发生。

汉坦病毒可引起流行性出血热,其传染源是带病毒动物。带病毒动物的唾液、粪便等排泄物污染食物、水源、空气等,通过呼吸道、消化管或直接接触等方式感染。预防措施主要是防鼠、灭鼠、灭虫、消毒和个人防护。目前我国已研制出 3 类 HFRS 疫苗,预防效果良好。

新疆出血热病毒能引起新疆出血热,以硬蜱为传播媒介进行传播。羊是主要的储存宿主。病毒主要通过硬蜱叮咬,在人与动物之间传播。

思 考 题

1. 我国流行的虫媒病毒有哪些？各可引起哪些疾病？
2. 简述流行性乙型脑炎病毒与汉坦病毒的致病性。

(李国利)

第二十四章 疱疹病毒

学习要点

1. 掌握单纯疱疹病毒、水痘带状疱疹病毒、EB 病毒的感染特点与传播方式。
2. 熟悉疱疹病毒的共同特点及主要生物学性状。
3. 理解疱疹病毒致病性与免疫性的关系和防治原则。

疱疹病毒(herpesviridae)是一组呈球形,直径为 120～200 nm,有包膜的 DNA 病毒。现已发现了 100 多种,与人类致病有关的疱疹病毒主要有单纯疱疹病毒、水痘-带状疱疹病毒、EB 病毒、巨细胞病毒等。其中,单纯疱疹病毒(HSV)Ⅰ型引起的疾病最为常见,20% 以上的成人都曾经感染过,主要引起口腔、龈齿、咽、面部等部位疱疹,好发于冬春季节,病毒长期潜伏于三叉神经细胞核内,一旦机体抵抗力下降,可反复发作。而人类疱疹病毒 6(HHV-6)型可经过唾液传播,主要感染 CD4$^+$T 细胞,可引起幼儿发热、骨髓抑制等疾病。HHV-7 型亦经过唾液传播,引起典型的幼儿急疹。有人认为,HHV-8 型可能与卡波济(kaposi)肉瘤有关。因此,对于疱疹病毒感染切不可掉以轻心。

第一节 单纯疱疹病毒

单纯疱疹病毒(herpes simplex virus, HSV)能够在感染急性期引起水疱性皮疹,故称为单纯疱疹病毒,它是疱疹病毒科病毒的典型代表。

一、生物学特性

单纯疱疹病毒呈球形,直径约 150 nm,有包膜,核酸为双股线状 DNA。HSV 能在多种细胞中增殖。常用原代兔肾、人胚肾、人羊膜、地鼠肾等细胞分离培养,感染细胞很快发生细胞肿胀、变圆,出现核内嗜酸性包涵体。HSV 有两个主要血清型:HSV-Ⅰ型和 HSV-Ⅱ型,两种病毒的核苷酸序列有 50% 的同源性。

二、致病性与免疫性

HSV 在人群中感染很普遍,传染源多为患者和健康带菌者。病毒常存在于疱疹病灶或健康带菌者的唾液中,主要通过密切接触与性接触传播,亦可经飞沫传播。病毒经口腔、呼吸道、生殖道黏膜、破损皮肤、眼角膜等侵入人体,人感染 HSV 后大多无明显症状,最常见的临床表现是黏膜或皮肤的局部疱疹,偶尔出现严重甚至致死性的全身感染,如偶尔可发生疱疹性脑炎。

1. 原发感染　多发生于半岁以后的婴儿,因来自于母体的抗体大多消失,HSV-Ⅰ侵入黏膜或皮肤细胞中增殖,使感染细胞被破坏,细胞脱落引起口腔、龈齿、咽、面部等处病变部位出现疱疹,疱疹破裂后形成溃疡,病灶中含大量病毒。还可引起疱疹性角膜炎、疱疹性湿疹、肝炎、疱疹性甲沟炎、疱疹性脑炎等;HSV-2则主要引起生殖器疱疹。原发感染者症状往往较轻,多数患者可能无任何症状,仅有少数患者发展为全身性病损。免疫抑制者由于不能有效阻止体内病毒复制以及病毒血症形成,临床上表现出全身性 HSV感染。

2. 潜伏感染　此感染类型是 HSV 的一个重要特征。机体原发感染 HSV 后,迅速产生特异性免疫将大部分病毒清除,而少数病毒则长期潜伏于神经细胞内,与机体处于相对平衡状态。HSV-Ⅰ潜伏于三叉神经节和颈上神经节,HSV-Ⅱ潜伏于骶神经节。当机体情绪紧张、劳累、感冒、其他微生物感染等非特异性刺激时,潜伏的病毒被激活而重新增殖,机体再度出现病理损伤。病毒随觉神经元轴突下行抵达感觉神经末梢并在所支配的上皮细胞内增殖,引起复发性局部疱疹,复发病变往往是在原发感染的同一部位。由于此时机体的免疫力限制了病毒的复制范围和程度,许多 HSV 复发感染并无任何症状或仅有病毒随分泌物排出,只有少部分人出现唇疱疹或生殖器疱疹。

3. 先天性新生儿感染　妊娠期妇女感染 HSV 后,HSV 可通过胎盘或生殖道上行,引起胎儿宫内感染。诱发胎儿流产、早产、死胎、畸形。患生殖道疱疹的孕妇,HSV 也可于分娩时通过产道传染给新生儿,引起新生儿疱疹。此种感染最为常见。

近年来研究认为,HSV-Ⅱ与宫颈癌的发生有较密切的关系。有资料表明宫颈癌患者HSV-Ⅱ抗体滴度较高;用免疫荧光法从宫颈癌脱落细胞中查出 HSV-Ⅱ抗原;采用分子杂交方法证实在宫颈癌活检标本中检出了 HSV-Ⅱ DNA 片段。

HSV 原发感染后,机体很快建立特异性体液免疫和细胞免疫。抗体可能通过 ADCC、中和作用以及依赖补体的溶菌作用灭活细胞外的病毒,阻止病毒的播散,并可持续多年,在控制 HSV 复发中起一定作用。细胞免疫破坏已受感染的宿主细胞,清除细胞内感染的病毒,较体液免疫发挥更重要的作用。Tc 细胞在控制 HSV 的原发感染以及潜伏感染中作用显著;Td 细胞释放的淋巴因子可引导巨噬细胞聚集至病灶并固定下来协同清除病毒。但特异性免疫对于潜伏在神经节中的病毒不能发挥其免疫作用。

三、微生物学检查

可采集疱疹液、唾液、脑脊液、结膜及角膜刮取物、阴道拭子等标本,接种于兔肾、人胚肾、人羊膜等易感细胞内进行培养,观察细胞病变,再用 HSV-Ⅰ型和 HSV-Ⅱ型单克隆抗体做免疫荧光染色鉴定。快速诊断可取病损部位标本用电子显微镜直接检查病毒颗粒,或用免疫荧光法或免疫酶标记法直接检查特异性疱疹病毒。

四、防治原则

目前对于 HSV 的感染尚无特异性预防方法。应注意避免有害因素对机体的刺激,避免和患者接触而减少感染机会。孕妇产道有 HSV-Ⅱ 感染,可行剖宫产或给新生儿注射丙种球蛋白做紧急预防。

抗疱疹病毒的化学药物中,碘苷、阿糖胞苷等滴眼,对疱疹性角膜炎有较好的疗效。阿昔洛韦(ACV)对 HSV 有抑制作用,对生殖器疱疹、疱疹性脑炎、复发性疱疹有较好的疗效,但不能防止潜伏感染的再发。

第二节　水痘-带状疱疹病毒

水痘-带状疱疹病毒(varicella-zoster virus,VZV)感染后,在不同时期引起不同的临床表现。儿童初次感染表现为水痘,经过多年潜伏后在成人中复发则引起带状疱疹。

一、生物学性状

VZV 只有 1 个血清型,其基本特性与 HSV 相似。在人胚成纤维细胞中缓慢增殖,产生核内嗜酸性包涵体和多核巨细胞,人是唯一的自然宿主。

二、致病性与免疫性

传染源为水痘患者,主要经呼吸道传播,多在冬春季流行,皮肤是病毒的主要靶细胞。幼儿在初次感染(原发感染)后,约经 2 周的潜伏期,在全身皮肤引起斑丘疹、水疱疹,呈向心性分布,以躯干较多,可在 1 周内痊愈,为水痘,如抓破水痘继发感染,可形成脓疱疹。水痘消退后不遗留瘢痕,病情一般较轻,若有并发症则病情重。随着特异性免疫的建立,病毒清除,但有少数病毒潜伏于脊髓后根神经节或颅神经的感觉神经中。中年以后,当机体受各种因素如疲劳、饮酒、接受放射治疗等有害因素刺激或机体的免疫力下降时,潜伏于神经节细胞中的病毒被激活,沿感觉神经轴突到所支配的皮肤细胞内增殖,引起复发,出现疱疹,多呈带状分布。成人若初次感染 VZV,常发生病毒性肺炎,病情一般较重。孕妇患水痘后,则可垂直传播,引起胎儿畸形、流产、死胎等。

患水痘后,机体可建立持久的免疫力,极少出现再感染,但对潜伏于神经节中的病毒则不能清除,因而不能阻止病毒被激活而引起带状疱疹。

三、微生物学检查

水痘-带状疱疹临床症状典型,一般不需要依赖微生物学检查。必要时可以从疱疹基底部查找抗原或嗜酸性包涵体,也可用免疫荧光法检查 VZV 抗原。

四、防治原则

无免疫力的儿童接种 VZV 减毒活疫苗,可防止水痘感染和传播。含特异性抗体的人免疫球蛋白预防 VZV 有一定效果。阿昔洛韦、大剂量干扰素可限制病情发展,缓解局部症状。

第三节　EB　病　毒

EB 病毒(Epstein-Barr virus,EBV)是 Epstein 和 Barr 从非洲儿童恶性淋巴瘤培养细胞中发现的,是传染性单核细胞增多症的病原体。

一、生物学性状

EBV 的形态与其他疱疹病毒相似。常用人脐血淋巴细胞,或用从外周血分离出的 B 淋巴细胞培养,是一类嗜人 B 细胞的人类疱疹病毒,除 B 细胞外,腮腺管、咽部、宫颈外某些上皮细胞亦有 EBV 受体,因而亦可感染上皮细胞。EBV 在 B 细胞中,可引起两种感染形式。

(一)增殖性感染

EBV 感染 B 细胞后,仅极少 B 细胞中的病毒基因得以充分表达,组装及释放完整的子代颗粒,细胞溶解死亡。在此过程中,由病毒基因组片段编码的抗原有:EBV 早期抗原(EA)、EBV 衣壳抗原(VCA)、EBV 膜抗原(MA)。

(二)非增殖感染

在多数被 EBV 感染的 B 细胞中,EBV 基因呈隐性状态,仅有少数的基因得以表达,不产生完整的子代病毒颗粒,病毒与宿主细胞长期共存,但出现两种感染状态。

1. 潜伏感染 B 细胞中的 EBV 基因处于潜伏状态,此期细胞可合成核抗原(EBNA)、潜伏期膜蛋白抗原(LMP)。有 EBV 基因组的 B 细胞可获得在组织细胞中长期生长和增殖的能力,这一过程称为转化或永生化。在一定条件下,潜伏的病毒基因可被激活,转变为增殖性感染。

2. 恶性转化 EBV 感染后转化的 B 细胞受到某些因素的影响,个别细胞可发生染色体易位等变化,导致这些细胞转化为恶性肿瘤细胞。

二、致病性与免疫性

EBV 在人群中感染非常普遍,感染率高达 90% 以上,但多为隐性感染。主要通过唾液传播,偶见经输血传播。感染后,EBV 可能先在口咽部上皮细胞内增殖,形成增殖性感染,然后感染淋巴细胞,进入血液循环造成全身性感染。病毒亦可以非增殖感染形式长期潜伏于被其感染的少数 B 细胞内,当免疫力下降时,潜伏的病毒活化形成再发。

1. 传染性单核细胞增多症 是一种急性的全身淋巴细胞增生性疾病,儿童期易感染,但其症状常不典型,在青春期原发感染大量的 EBV 可引起发病。临床表现为发热、咽炎、淋巴结炎、肝脾大、肝功能紊乱,外周血单核细胞、异型淋巴细胞增多(主要为 T 细胞)。

2. 非洲儿童恶性淋巴瘤(Burkitt 淋巴瘤) 多见于非洲中部、新几内亚、南美洲某些热带雨林地区 6 岁左右儿童。好发部位为颜面、腭部,若侵袭脊髓或血管受损,可导致下肢瘫痪。

3. EBV 与鼻咽癌 鼻咽癌是我国广东、广西、福建、湖南等地的一种常见肿瘤,多发生于 40 岁以上的中老年人。EBV 与鼻咽癌关系十分密切,根据是:① 鼻咽癌活检组织中可查出 EBV 的 DNA 和 EBNA;② 鼻咽癌患者血清中 EBV 相关抗原如 EA、VCA、MA、EBNA 等的抗体效价高于正常人,采用 EBV 的 VCA-IgA 型抗体检测,是早期诊断鼻咽癌的重要指标。

三、微生物学检查

用免疫荧光法或免疫酶染色法检测 EBV 的 VCA-IgA 型抗体或 EA-IgA 型抗体,抗体滴度在(1∶10)~(1∶5)或滴度持续上升者,对鼻咽癌有辅助诊断意义。用免疫荧光法查见患者血清中含有抗 EBV 的 IgM 抗体,可诊断为 EBV 的近期感染。

四、防治原则

目前 EBV 疫苗尚在研制及试用中,应尽量避免与患者接触,养成良好的卫生习惯。对鼻咽癌高发地区进行血清学检查,对特异性抗体阳性者进行定期跟踪检查,以便早发现、早治疗。近年报道,EBV 的 DNA 多聚酶对阿昔洛韦敏感,可使用阿昔洛韦抑制病毒的复制。

第四节　巨细胞病毒

巨细胞病毒(cytomegalovirus,CMV)是新生儿巨细胞包涵体病的病原体。由于感染的细胞肿大并具有巨大的核内包涵体而命名。

一、生物学性状

CMV 具有典型的疱疹病毒的形态结构,但宿主范围狭窄,对宿主或培养组织均有高度的种属特异性,即人 CMV 只能感染人,体外培养只能在人成纤维细胞中增殖,其增殖缓慢,复制周期长,初次分离时常需 2~6 周才出现细胞病变。其特点是细胞肿胀、变圆、核变大,形成巨细胞,核内产生周围绕有一"晕"轮的嗜酸性包涵体。

二、致病性与免疫性

人群中 CMV 感染非常广泛,60%~90% 的成人体内已有 CMV 抗体。初次感染者大多在 2 岁以下,常呈隐性感染。少数感染者有临床症状,多数则长期带毒,成为潜伏感染。潜伏部位常在唾液腺、乳腺、肾、白细胞以及其他腺体中,长期或间歇随唾液、乳汁、尿液、精液、宫颈分泌物排出病毒,并通过相应的途径传播。

1. 先天性感染　孕妇有原发感染和潜伏感染时,CMV 可垂直传播,引起宫内感染。初生儿有黄疸、肝脾大、血小板减少、溶血性贫血和不同程度的神经系统损害,导致先天畸形、视神经萎缩、脉络视网膜炎等,重者可导致死胎或流产,部分患儿还可于出生后数月至数年出现耳聋、智力发育低下等症状。

2. 围生期感染　病毒可通过产道、哺乳等方式感染婴儿。大多数患儿围生期感染可无症状。围生期 CMV 感染对早产儿和体弱儿危险性较大,以神经肌肉受损为特征。在围生期感染 CMV 的婴儿中,肺炎发病率达 100%,但围生期感染的无症状儿童在成长、知觉功能和运动、精神发育方面却无不良影响。

3. 输血及接触感染　输入含大量 CMV 的新鲜血液可发生输血后单核细胞增多症和肝炎等病症,这种感染与 EBV 所致的传染性单核细胞增多症不相同,病人血清中无 EBV 的 EA 抗体。通过生活密切接触也容易被感染。

4. 潜伏-复发感染　器官移植、肿瘤患者、艾滋病患者、长期应用免疫抑制剂治疗的患者,由于免疫力低下,致潜伏于体内的 CMV 被激活,易发生肺炎、视网膜炎、食管炎、结肠炎、脑膜炎等。

5. 细胞转化及潜在致癌能力　感染 CMV 后,感染细胞的 DNA 可与 CMV 基因组的 DNA

整合,导致细胞转化而具有致癌的潜能,可能与宫颈癌、结肠癌等有关。

人体感染 CMV 后,能产生多种抗体,但都不能有效地防御 CMV 感染。细胞免疫在抗 CMV 感染中起着重要作用,然而 CMV 感染对细胞免疫具有抑制作用。

三、微生物学检查

取尿液或唾液离心沉淀,取沉渣涂片,姬姆萨染色镜检,观察巨细胞及细胞核内嗜酸性包涵体,可用于辅助诊断。也可取患者尿液、唾液、生殖道分泌物等标本,接种于人成纤维细胞中培养,观察细胞病变。还可用血清学方法检查 CMV-IgM 抗体,核酸杂交法和 PCR 方法检查病毒的核酸,此为快速而敏感准确的诊断方法,可协助诊断 CMV 的近期感染。

四、防治原则

目前对 CMV 尚无较好的疫苗,CMV 包膜糖蛋白亚单位疫苗或基因工程疫苗,是疫苗的研究方向。主要预防措施为加强卫生宣教,认识病毒的传播方式,减少传播机会。丙氧鸟苷有一定的治疗效果。

学 习 小 结

疱疹病毒是一组有包膜的中等大小的 DNA 病毒。与人类感染有关的有单纯疱疹病毒、水痘-带状疱疹病毒、巨细胞病毒和 EB 病毒等,潜伏感染是其感染特性。可引起单纯疱疹、水痘-带状疱疹、单核细胞增多症、输血后肝炎等疾病,除 EB 病毒外都可垂直传播。疱疹病毒通过病毒的整合感染可导致细胞的转化,与某些癌(如 CMV 感染与宫颈癌、结肠癌,EB 病毒感染与鼻咽癌等)的发生密切相关。

思 考 题

1. 常见的疱疹病毒有哪些?各引起什么疾病?有何感染特点?
2. 水痘-带状疱疹病毒感染为什么会有再发倾向,如何防治病毒感染的再发?
3. CMV 感染宿主细胞后出现哪些细胞病变特点?

(彭慧丹)

第二十五章 反转录病毒

学习要点

1. 掌握 HIV 的传染源、传播方式、感染特点及防治原则。
2. 熟悉反转录病毒的主要生物学性状及微生物学检查方法。
3. 理解反转录病毒致病性及免疫性。

你知道红丝带吗？你佩戴过红丝带吗？1996 年 1 月，联合国艾滋病规划署成立，红丝带作为一个重要的元素纳入了该机构的标志之中。红丝带是对艾滋病患者和感染者爱心的世界语，象征着关心、支持与平等。根据联合国艾滋病规划署和 WHO 统计，艾滋病已夺去超过 2 500 万人的生命，艾滋病已成为严重威胁人类健康的传染病。因此，众多学者致力于艾滋病的研究工作，在艾滋病防治方面取得了重大进展。2008 年 10 月 6 日，瑞典卡罗林斯卡医学院在斯德哥尔摩宣布，将 2008 年诺贝尔生理学或医学奖授予发现 HIV 病毒的两名法国科学家西诺西（Francoise Barre-Sinoussi）和蒙塔尼因（Luc Montagnier）。然而，艾滋病目前仍然没有有效的防治手段。

第一节　人类免疫缺陷病毒

人类免疫缺陷病毒（human immunodeficiency virus, HIV）是获得性免疫缺陷综合征（acquired immunodeficiency syndrome, AIDS）即艾滋病的病原体，是一类非常特殊的反转录病毒，能特异性感染及杀伤机体的免疫细胞，使机体的免疫力下降。HIV 有两型：HIV-1 型和 HIV-2 型，两型的结构和致病性大致相似。世界上的艾滋病大多由 HIV-1 型引起，HIV-2 型仅在西非和西欧呈地区性流行。

一、生物学性状

（一）形态结构

HIV 呈球形，直径为 100~120 nm，电镜下病毒内部呈一致密的圆柱状核心。HIV 具有独特的 3 层结构：① 病毒外层为宿主细胞膜脂蛋白包绕的包膜，其中嵌有 gp120 和 gp41 两种病毒特异性的糖蛋白；前者构成包膜表面的刺突，是病毒与宿主细胞表面的 CD4$^+$ 受体结合部位；后者为跨膜蛋白，具有介导病毒包膜与宿主细胞融合的作用；② 病毒内层为结构蛋白 P24 组成的 20 面体对称的核衣壳；③ 病毒核心部分含病毒 RNA、反转录酶和核衣壳蛋白（图 5-25-1）。

（二）基因组结构

HIV 的基因组含两条相同的单正链 RNA，在 5′端通过部分碱基互补配对形成双聚体。病毒基因组全长约 9 200 个碱基，含有 *gag*、*pol*、*env* 3 个结构基因以及 *tat*、*rev*、*nef*、*vif*、*vpr*、*vpu/vpx* 6 个调节基因。在病毒的基因组 5′端和 3′端各有一段相同的核苷酸序列，称长末端重复序列（LTR）。在 HIV 的结构基因中：① *gag* 基因编码前体核心多肽，在 HIV 蛋白酶的作用下，裂解为 4 个主要部分（P25 或 P9、P7、P17、P24），其中 P25 或 P24 是 gag 蛋白中最为丰富也是唯一磷酸化的蛋白；② *env* 基因编码糖基化的前体 gp160，该前体蛋白又被宿主细胞蛋白酶切割加工成为 gp120 和 gp41，gp120 为最外包膜上的糖蛋白，构成病毒体的刺突，gp41 为跨膜蛋白。

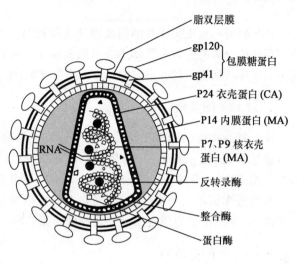

图 5-25-1　HIV 结构模式

③ *pol*基因编码复制所需要的酶，如反转录酶、蛋白水解酶、整合酶等。在 6 个调节基因中，由基因 *tat*、*nef*、*rev* 产生的蛋白形成一个调控网络，控制 HIV 蛋白的合成及病毒体其他蛋白的合成。*tat* 活化病毒所有的基因；*rev* 活化病毒结构基因，抑制其他病毒基因；*nef* 控制所有病毒基因，还诱导基因组静止，形成潜伏状态，对维持 HIV 在细胞内的大量复制、控制 HIV 的潜伏有重要意义；*vif* 编码产物与病毒体的感染有关；*vpr* 编码产物是一种弱转录激活因子；*vpu* 编码产物则与病毒的装配成熟和释放有关。LTR 含有起始因子、增强因子等，对病毒基因转录的调控起关键作用。

（三）病毒的复制

HIV 的复制是一个特殊而复杂的过程。首先病毒的包膜蛋白刺突 gp120 与宿主细胞膜表面的受体 CD4 分子结合，病毒与细胞膜发生融合，病毒进入细胞。在细胞质内脱壳释放出核心 RNA，在反转录酶的作用下，以病毒 RNA 为模板，以宿主细胞的 tRNA 作引物反向转录出负链 DNA，构成 RNA∶DNA 中间体，再由 RNA 酶 H 水解除去基因组中亲代 RNA 链，再由负链 DNA 合成正链 DNA，形成双链 DNA，此时基因组的两端形成 LTR 序列并移行到胞核内，在病毒整合酶的作用下，与宿主细胞染色体整合，这种整合的病毒双股 DNA 即为前病毒。前病毒有"两种方式"：① 非活化形式长期潜伏于感染细胞内，随细胞分裂而进入子代细胞；② 前病毒在某些因素的刺激下，被活化而进行自身转录，在宿主 RNA 多聚酶的作用下，转录成子代病毒 RNA 与 mRNA，病毒 mRNA 在胞质核糖体上翻译出多蛋白，在病毒蛋白酶的作用下，被裂解为各种结构蛋白和调控蛋白，再与某些结构蛋白装配形成核衣壳，以出芽方式释放到细胞外，在释放的过程中,通过宿主细胞而获得包膜,组成完整的具有感染力的子代病毒,感染周围细胞。

(四)培养特性

HIV 感染的宿主范围及细胞范围都比较狭窄。体外只感染 $CD4^+T$ 细胞和巨噬细胞。实验室常用新鲜分离的正常人 T 细胞或用患者自身分离的 T 细胞进行病毒培养。感染后,细胞可出现不同程度的病变。培养细胞中可查出病毒抗原,培养液中可测出反转录病毒酶的活性。

(五)HIV 的变异

HIV 具有高度的遗传特异性。变异最大的是编码包膜蛋白的 env 基因,其核苷酸序列的差异高达 30%,而 gag 和 pol 的基因则相对稳定。已发现的 HIV 有两型:HIV-1 型和 HIV-2 型。根据 HIV-1 型的 env 和 gag 的基因变异,可将 HIV-1 型分为 9 个亚型,即 A～H 及 O 型。各亚型的分布因不同地区、流行时间和人群传播情况而异。HIV 的变异是由其生物学特性所决定的,也是在宿主的免疫压力下选择的结果。

(六)HIV 的抵抗力

HIV 对理化因素的抵抗力较弱,56℃ 30 分钟可被灭活,0.1%漂白粉、0.2%次氯酸钙、0.3% H_2O_2、0.5%甲酚皂、70%乙醇、50%乙醚处理 5 分钟对病毒均有灭活作用。煮沸 20 分钟、高压蒸汽灭菌(121℃ 30 分钟)也可达到杀灭病毒的目的。但 HIV 在 20℃ 的条件下,仍可保持感染性 7 天,对紫外线、γ 射线不敏感。

二、致病性与免疫性

(一)传染源及传播途径

AIDS 的传染源主要为 HIV 无症状携带者和艾滋病患者。在无症状携带者和患者的血液、唾液、乳汁、阴道分泌液、精液中含有感染性 HIV 颗粒。艾滋病的高危人群包括男性同性恋者、静脉吸毒者、接受污染血制品治疗者、感染 HIV 的异性伴侣。

HIV 的主要传播途径为:① 血液传播:输入 HIV 污染的血液及血液制品、接受 HIV 感染的器官移植、与静脉药瘾者共用污染的注射器及针头等;② 性传播:精液与阴道分泌液中病毒的滴度较高,容易发生感染;直肠黏膜容易破损,是男性同性恋者易感的原因之一;③ 垂直传播:通过胎盘、产道等方式也可引起传播。

(二)HIV 的感染过程

1. HIV 感染的分期　HIV 感染机体后,根据临床表现,可将 HIV 感染的过程分为 4 个阶段,原发感染急性期、无症状持续感染期、艾滋病相关综合征(AIDS-related complex,ARC)、艾滋病期。艾滋病的潜伏期长短不一,一般为 3 个月以上至数年或十多年。

HIV 感染人体后,即开始大量复制并播散至全身。感染者血清中出现 HIV,从外周血细胞、脑脊液、骨髓细胞能分离到病毒,此为原发感染急性期。此期患者症状较轻,感染者可出现发热、咽炎、淋巴结肿大、皮肤斑丘疹、黏膜溃疡等自限性症状。持续 1~2 周后,机体可产生免疫应答,清除病毒,病毒水平下降,外周血中 HIV 含量很低或检测不到,进入了无症状持续感染期。此期可持续数年之久,病毒水平虽然很低,但仍有病毒复制,持续损害免疫系统,外周血 CD4$^+$T 细胞逐渐下降。随着时间的延长,当病毒受到某种因素刺激,HIV 由低水平复制转为大量增殖,并造成免疫系统进行性损伤;早期有发热、盗汗、全身乏力、体重下降、皮疹、慢性腹泻,逐步发展到全身性淋巴结肿大,出现免疫缺陷表现,进入艾滋病相关综合征期。随着疾病的发展出现中枢神经系统疾患,发生各种机会感染和并发肿瘤等,发展成为艾滋病。

2. HIV 感染导致的免疫损害 HIV 感染所致最重要的损害是 CD4$^+$淋巴细胞,使其细胞缺陷和功能障碍;其次,也侵犯能表达 CD4$^+$分子的单核细胞、巨噬细胞、树突细胞和皮肤的朗格汉斯细胞。

(1) CD4$^+$T 淋巴细胞受损伤的方式和表现 ① 直接损伤:HIV 在细胞内大量复制,导致细胞溶解和破坏;② 间接损伤:受感染的 CD4$^+$T 淋巴细胞表面有 gp120 和 gp41,后者可与邻近未受感染的 CD4$^+$T 淋巴细胞结合,形成融合细胞,使细胞膜通透性改变,细胞发生溶解破坏;③ 骨髓干细胞受损:HIV 可以感染、破坏干细胞,使 CD4$^+$T 淋巴细胞生成减少;④ 免疫损伤:血液中游离的 gp120 可以和 CD4$^+$T 淋巴细胞结合,使之成为靶细胞而被免疫细胞攻击。

(2) 对其他细胞的损害 ① HIV 可以感染单核-巨噬细胞,成为病毒的储存场所,并在病毒的扩散中起到重要的作用,可携带病毒通过血-脑屏障,引起中枢神经系统感染;② 由于 HIV 病毒的感染,使 CD4$^+$T 淋巴细胞减少、CD8$^+$T 淋巴细胞相对增多,而出现 CD4$^+$T 淋巴细胞与 CD8$^+$T 淋巴细胞比例倒置。迟发型超敏反应减弱或消失,T 细胞对有丝分裂原、特异性抗原、同种异型抗原的细胞增生反应低下,由 T 细胞和 NK 细胞引起的细胞毒反应降低。

(3) HIV 感染的急性期后,可以潜伏或低水平慢性感染方式长期存在。这是由于 HIV 病毒能逃避宿主免疫系统的清除而在体内潜伏或持续感染。其原因是:病毒损伤 CD4$^+$T 细胞而使免疫系统功能失效;病毒基因组与细胞基因组整合,长期处于潜伏状态,细胞膜上不表达或仅少表达病毒的结构蛋白,而表现为"无应答"状态;HIV 外膜糖蛋白基因易发生变异,形成新抗原而逃避宿主免疫系统的识别和清除;感染的单核-巨噬细胞是 HIV 的长期储存细胞。

3. 合并机会感染和肿瘤 由于 HIV 感染使机体的免疫功能严重缺损,其抗感染免疫力严重下降。一些对机体无明显致病作用的病原生物(如卡氏肺孢子菌、新生隐球菌、白假丝酵母菌、弓形虫等)可感染机体,由于机体免疫功能缺陷,常可造成无法控制的致死性感染。

(三)免疫性

在 HIV 感染机体后,机体可产生高滴度的抗 HIV 多种蛋白抗体(如 gp120 的中和抗体等)。这些抗体均可检出中和活性,但效价低,特异性不高,主要是在急性期能降低血清中的病毒抗原量,但病毒只是被局限在淋巴结中活跃复制而不能被清除。HIV 感染也能刺激机体产生细胞免疫,包括 ADCC 作用、CTL 作用等,对 HIV 感染的杀伤和阻止病毒经细胞接触而扩散有重要意义,但难以彻底清除潜伏感染的病毒。

三、微生物学检查

1. 病毒分离　将正常人 T 淋巴细胞或脐带血淋巴细胞,用 PHA 刺激并培养 3~4 天后,接种患者标本。经 2~4 周培养,如有病毒生长,则出现有融合的多核巨细胞及其他不同程度的细胞病变。细胞病变出现后,可检查细胞中的 HIV 抗原和培养液中的反转录酶活性,以确定 HIV 的存在。

2. 抗原检测　在急性感染期可通过 ELISA 检测血浆中 HIV 的核心蛋白 P24 抗原。其出现早于血清抗体,可用于早期诊断。

3. 抗体检测　常用 ELISA 方法筛查 HIV 抗体阳性的感染者。血清抗体出现较迟,一般于感染后 3~4 周才会出现,因此,抗体阴性者不能排除 HIV 的早期感染,应于 2~4 周复查。由于 HIV 的病毒抗原与其他反转录病毒有交叉反应,可出现假阳性,所以阳性者必须做验证试验。常采用蛋白质印迹法(Western blot)及免疫荧光染色法,检测待检血清中的 HIV 衣壳蛋白抗体(P24)和糖蛋白抗体(gp41、gp120/160),确定 HIV 感染的诊断。

4. 病毒核酸检测　目前通常采用定量 RT-PCR 法检测血浆中的 HIV RNA 拷贝数,监测疾病进展和评价抗病毒治疗效果。PCR 法检测 HIV 前体 DNA,用于诊断血清阳转阴前的急性感染。

四、防治原则

自 1981 年美国报告首例 AIDS 以来,艾滋病在世界各地迅速蔓延,病例迅速增加。目前,AIDS 已经成为一种危害人类健康的全球性疾病。由于 AIDS 的高度致死性与惊人的蔓延速度,至今无满意的治疗措施,而引起全世界的广泛重视,许多国家已采取了预防 HIV 感染的综合措施,我国政府也非常重视对 HIV 的治疗及预防。

1. 加强预防艾滋病综合管理措施　广泛开展社会宣传教育,普及预防艾滋病的有关知识。加强性教育,严禁吸毒,对供血者进行 HIV 抗体检测,确保血液及血液制品的安全,减少医源性 HIV 的传播机会。建立 HIV 感染的监测系统,对高危人群进行 HIV 抗原和抗体检测,加强对 HIV 的监控。

2. 特异性预防　由于机体对 HIV 感染的免疫应答复杂,不形成保护性免疫;病毒包膜糖蛋白的高度易变性;缺乏敏感的动物模型等,使 HIV 疫苗的研制遇到了极大的困难,尚缺乏理想的特异性预防的疫苗。HIV 的减毒活疫苗、灭活疫苗,因难确保疫苗的安全性,还不宜在人群中应用。目前研究较多的是基因工程亚单位疫苗、合成寡肽疫苗、重组病毒载体活疫苗。

3. 抗病毒治疗　HIV 感染与艾滋病临床表现复杂,治疗较困难。治疗主要包括抗病毒治疗、提高机体免疫力、机会感染治疗、并发肿瘤治疗等方面。经研究证明,早期进行抗病毒治疗,对清除病毒,限制病毒的扩散、恢复机体免疫功能及延缓疾病发展有重要作用。目前,临床上用于治疗特异性抗病毒感染不同阶段的药物大多处于在试验研究或临床试验阶段,尚无一种能完全治愈 AIDS 的药物;一般可采用叠氮脱氧胸苷(AZT)、双脱氧肌苷(ddI)、脱氧胞苷(ddC)等反转录酶抑制剂治疗 AIDS,其机制是能干扰病毒 DNA 合成,抑制 HIV 的增殖,但对肝细胞和骨髓造血干细胞有毒性作用,长期用药还会诱导抗药突变株产生。基因工程可溶性

CD4 受体可阻止病毒与易感细胞结合,有一定的作用。

第二节　人类嗜 T 细胞病毒

人类嗜 T 细胞病毒(HTLV)是 20 世纪 80 年代初期分别从 T 细胞白血病和毛细胞白血病患者的外周血淋巴细胞培养分离出的人类反转录病毒,与人类 T 细胞白血病有病因学联系,又称人类 T 细胞白血病病毒。HTLV 分为 HTLV-1 型和 HTLV-2 型,两型间基因组约有 50% 同源性。

一、生物学性状

HTLV 在电镜下观察呈球形,直径约 100 nm,包膜表面的刺突为病毒特异性糖蛋白 gp120,能与 CD4 分子结合,与病毒的感染、侵入细胞有关。内层衣壳含 P18、P24 两种结构蛋白。病毒中心含有病毒 RNA 和反转录酶。

二、致病性与免疫性

HTLV 致细胞恶变机制尚未完全清楚。HTLV 仅感染 $CD4^+T$ 细胞并在其中增殖,使受感染的 T 细胞转化,最后发展成为 T 淋巴细胞白血病。目前认为,HTLV 侵入 $CD4^+T$ 细胞后,病毒基因组逆向转录,以前病毒形式整合于细胞的 DNA 中。病毒复制时,激活 $CD4^+T$ 细胞,使其 IL-2 基因与 IL-2 受体基因异常表达,以致感染病毒的 $CD4^+T$ 细胞大量增长,但不受到破坏。这些细胞在继续增殖时,有个别细胞染色体发生突变而成为白血病细胞,细胞不断增殖,发展为白血病。HTLV-1 引起成人 T 细胞白血病,还可引起热带下肢痉挛性瘫痪和 B 细胞淋巴瘤。HTLV 可通过输血及血液制品、共用注射器、性交等方式传播,亦可经胎盘、产道、哺乳等方式垂直传播。

三、诊断与防治

HTLV 的实验室诊断常用免疫荧光法或 ELISA 法筛查患者血清中的特异性抗体。病毒分离方法同 HIV 的检查方法,但在临床中较少应用。

目前尚无有效的 HTLV 疫苗进行预防。其治疗药物中只有 AZT 有一定的治疗效果。

学 习 小 结

人类免疫缺陷病毒(HIV)是获得性免疫缺陷综合征(AIDS)的病原体。病毒呈球形,外层为包膜,其中嵌有 gp120 和 gp41 两种病毒特异性的糖蛋白。内层为结构蛋白 P24 组成的 20 面体对称的核衣壳,核心部分含病毒 RNA、反转录酶和核衣壳蛋白。AIDS 的传染源主要为 HIV 无症状携带者和艾滋病患者,其主要传播途径为:血源传播、性传播、母婴垂直传播。HIV 感染机体后,潜伏期长短不一,一般为 3 个月至数年或 10 多年。根据临床表现,可将感染的过程分为 4 个阶段:原发感染急性期、无症状持续感染期、艾滋病相关综合征和艾滋病期。目前尚无特效药物治疗艾滋病,因此,广泛开展社会宣传教育,禁毒,确保血液及血液制品的安全,建立 HIV 感染的监测系统,对高危人群进行 HIV 抗原和抗体检测,以及加强对 HIV 的监控等综合性措施仍然是预防艾滋病最有效的办法。

思 考 题

1. HIV 的传染源及传播途径有哪些？
2. 叙述 HIV 的主要感染特点及免疫损伤机制。
3. 如何预防艾滋病？

（王海河）

第二十六章 其他病毒

学习要点

1. 掌握狂犬病毒的感染方式、致病性、紧急处理措施与特异性预防的基本方法。
2. 理解人类微小病毒 B19、人乳头瘤病毒的感染方式及其所致疾病。
3. 理解狂犬病毒的生物学特性及致病机制。

小晴的父亲从市场买了一条不足半岁的小黑狗。有一天小晴与小狗嬉戏时被狗咬伤,当时伤口没有流血,仅在家中进行了简单处理。3 个月后,小晴开始出现低烧、畏寒等症状。小晴的爸爸从邻居家借来温度计,测得她的体温为 38℃,大家以为孩子患了感冒,有轻微发热,无大碍,给她买回感冒药。又过了几天,小晴病症突然加重,出现怕风、畏光、恐水等症状。几天后,小晴就在度过 3 岁生日的当晚离开人世。小晴这枝幼小的花朵为什么会这么早地枯萎呢? 这就是我们今天要认识到的罪魁祸首——狂犬病毒。

第一节 狂 犬 病 毒

狂犬病毒(Rabies virus)是狂犬病的病原体,属弹状病毒科狂犬病毒属的一种嗜神经性病毒。可以引起人和多种动物致死性中枢神经系统感染,以恐水、畏光、吞咽困难、狂躁等临床表现为特征。许多动物(如狼、狐狸、臭鼬、浣熊、蝙蝠、犬、猫等)既是储存宿主又作为传播媒介,在世界范围内维系并传播本病,家犬是狂犬病毒进入人群的主要传播媒介。

一、生物学性状

狂犬病毒形态呈子弹状,大小约 75 nm×180 nm,一端圆形,另一端平坦或稍凹(彩图 24)。核衣壳呈螺旋对称,表面具有包膜,内含有单链 RNA,包膜有许多糖蛋白刺突,与病毒的感染性和毒力有关。病毒含有 5 种主要蛋白(L、N、G、M1 和 M2)和 2 种微小蛋白(P40 和 P43)。G 蛋白具有凝集红细胞的特性,是狂犬病毒与细胞受体结合的结构,在狂犬病毒致病与免疫中起着关键作用。狂犬病毒在易感动物或人的中枢神经细胞(主要是大脑海马回的锥体细胞)中增殖时,在细胞质中形成直径约 2 mm、圆形或椭圆形的嗜酸性包涵体,称内基小体(negri body),在狂犬病的诊断上有重要意义。

根据血清学和抗原关系可以将狂犬病毒分为 4 个血清型:血清 Ⅰ 型为狂犬病毒;血清 Ⅱ、Ⅲ、Ⅳ型为狂犬相关病毒,其原型株分别为 Lagos bat、Mokola 和 Duvenhage 病毒。血清 Ⅰ 型的疫苗株对狂犬相关病毒很少或没有保护作用。遗传学研究肯定并扩展了这种分类:4 种基因分型与 4 种血清分型相对应;此外,后来从欧洲蝙蝠分离得到的狂犬病毒(European Bat Lyssaviruses,EBL1 和

EBL2)分为基因 5 型和基因 6 型。由患者和病兽体内所分离的狂犬病毒称为野毒株或街毒株；经过系列传代适应特定宿主后称固定毒。这种变异株的毒力发生了改变，对人的致病性已大为减弱，脑外接种后不再侵入脑组织中增殖，不再引起发病，因而可用于制备狂犬疫苗。

狂犬病毒不耐热，在 50℃ 下 1 小时，100℃ 下 2 分钟即可灭活；对酸、碱、苯扎溴铵、甲醛溶液等消毒剂敏感；70% 乙醇、0.01% 碘液和 1%~2% 的肥皂水亦能使病毒灭活。在室温下病毒的传染性可保持 1~2 周。

二、致病性与免疫性

（一）致病性

狂犬病是自然疫源性疾病，大多在野生动物和家畜中传播，主要传染源是犬，其次是猫和狼。人通过患病动物咬伤、抓伤和舔伤皮肤黏膜引起感染，但也可因破损皮肤接触含病毒材料而致感染。有报道狂犬病毒可通过呼吸道传播，群居穴谷的蝙蝠经空气由呼吸道传染，在岩洞与实验室工作的人员中有发生气雾感染狂犬病的不测事件；角膜移植可能为传播途径之一，1978 年以来，在美、法、印、泰等国家报告过 10 例以上经角膜移植而感染狂犬病的病例。狂犬病发病过程可分为 3 个阶段。

1. 神经外小量繁殖期　病毒自咬伤部位皮肤或黏膜侵入后，首先在局部伤口的横纹肌细胞内小量繁殖，通过和神经肌肉接头的乙酰胆碱受体结合，侵入附近的末梢神经。从局部伤口至侵入周围神经不短于 72 小时。

2. 从周围神经侵入中枢神经期　病毒沿周围神经的轴索向心性扩散，其速度约 5 cm/d。在到达脊根神经节后，开始大量繁殖，然后侵入脊髓，再波及整个中枢神经系统。主要侵犯脑干和小脑等部位的神经元。但亦可在扩散过程中终止于某部位，形成特殊的临床表现。

3. 从中枢神经向各器官扩散期　即病毒自中枢神经系统向周围神经离心性扩散，侵入各组织与器官，尤以涎腺、舌部味蕾、嗅神经上皮等处病毒最多。由于迷走神经核、吞咽神经核及舌下神经核的受损，可发生呼吸肌和吞咽肌痉挛，临床上患者出现恐水、呼吸困难、吞咽困难等症状；交感神经受刺激，使唾液分泌和出汗增多；迷走神经节、交感神经节和心脏神经节受损，可引起患者心血管系统功能紊乱，甚至突然死亡。此病死亡率为 100%。

近年来，人类狂犬病毒的隐性感染已逐渐得到认同。对隐性感染的判断是依据对无狂犬疫苗接种史的狂犬病毒密切接触者（即狂犬病暴露者）抗狂犬病毒抗体的检测结果。如果被检者体内有狂犬病毒特异性抗体且健康存活，我们就认为他曾经受过狂犬病毒感染，即狂犬病毒的隐性感染者。由于狂犬病的潜伏期长短不一，少数病例可达 20 年左右，因而被检出的隐性感染者是否是真正意义上的隐性感染者，或者说未来他会不会发展为狂犬病而死亡，仍有进一步研究的必要。

（二）免疫性

动物实验表明，机体感染狂犬病毒后，能产生抗体和细胞免疫。抗体除中和、补体介导溶解和抗体依赖细胞毒作用外，特异性 IgG 抗体还能提高和调节 T 细胞对狂犬病毒抗原反应，是接触狂犬病毒后同时注射特异性抗体和疫苗的重要依据。细胞免疫也是抗狂犬病毒主要免疫之一,如杀伤性 T 淋巴细胞针对靶抗原 G,N 蛋白可溶解病毒,单核细胞产生 IFN 和 IL-2 对抑制病毒复制和抵抗病毒攻击起重要作用。

三、微生物学检查

人被狗咬伤后,应检查狗是否患有狂犬病。将咬人的狗捕获,观察 10~14 天,不发病,则可认为未患狂犬病。若观察期间发病,将它杀死,取脑组织做病理切片检查包涵体,或用荧光标记抗狂犬病毒血清染色,检查抗原,如为阴性,则用 10% 脑悬液注射小白鼠脑内,发病后取脑组织同上检测包涵体和抗原,可提高阳性率,但需时较长,约 28 天。如于发病前用同位素标记的合成寡核苷酸探针检测狂犬病毒 RNA,1~2 天就可出结果。

对患者的诊断可取唾液沉淀涂片、睑及颊皮肤活检,用荧光抗体法检查病毒抗原,但一般特异性不高。应用反转录 PCR 检测狂犬病毒的 RNA,敏感性和特异性均较高。

四、防治原则

狂犬病在世界很多国家均有发生,全世界每年因狂犬病导致的死亡人数达 5 万多,我国也属于人狂犬病严重流行的国家之一,发病人数仅次于印度,居世界第二位。近年来,由于"宠物热"的兴起,狂犬病疫情一直呈上升趋势,占传染病发病的第二位,病死数量和病死率都高居我国 37 种法定报告传染病首位。在狂犬病的防治中,犬只免疫和被犬咬伤者及时免疫是防止人患狂犬病的两道屏障;捕杀野犬,加强家犬管理,注射犬用疫苗是其主要的预防措施。

1. 伤口处理 就地及时(最好是在咬伤后几分钟内)对伤口进行清洗消毒,对预防狂犬病具有非常重要的意义。伤口不宜包扎、缝口,开放性伤口应尽可能暴露,先用 3%~5% 肥皂水或 0.1% 苯扎溴铵冲洗,再用清水充分洗涤;对较深的伤口,用注射器伸入伤口深部进行灌注清洗,做到全面彻底。再用 75% 乙醇消毒,继而用浓碘酊涂擦。

2. 被动免疫 应用高效价抗狂犬病毒血清于伤口周围及底部进行浸润注射及肌内注射,剂量为 40 U/kg 体重。

3. 疫苗接种 狂犬病潜伏期较长,人被动物咬伤后应及早接种疫苗,以预防发病。我国近年来多用地鼠肾原代细胞或人二倍体细胞培养制备的灭活疫苗,于第 1、3、7、14、28 天各肌内注射 1 ml,可诱导机体产生高滴度抗体,不良反应小,免疫效果好。目前研制成功的狂犬病毒糖蛋白重组痘苗病毒疫苗,狂犬病毒 G、N 亚单位疫苗等,正在试用中。

第二节 人类微小病毒 B19

人类微小病毒 B19(human parvovirus B19,HPV B19)由英国科学家 Cossart 等于 1975 年从编号为 B19 无症状健康供血员血液中偶然发现。它是儿科常见的出疹性疾病——传染性红斑(又称第五病,erythema infection,EI)的病因。同时还可使慢性溶血病患者发生再障危象及急性多关节病。在免疫缺损患者中可造成持续性感染。如果妊娠期受 B19 病毒感染,可致流产、死胎和胎儿水肿症的发生。此外它还与多种造血系统异常表现(如中性粒细胞减少症、血小板减少症)有关。最近有报道微小病毒 B19 感染与急性肝炎有关。

人类微小病毒 B19 属于细小病毒科的细小病毒属。病毒呈球形,直径 20~26 nm,核心为单正链 RNA,核衣壳为 20 面立体对称型,无包膜。该病毒对热、干燥、冻融以及去污剂等十分稳定。病毒的这种特性使其很难被某些理化方法破坏,至今尚无有效的去除和/或灭活该病毒的办法。

人类微小病毒 B19 一年四季均有感染,但暴发流行多发生在冬末春初,病毒可通过呼吸道、密切接触和垂直传播,输入被该病毒污染的血液或血制品也是其感染途径,潜伏期为 6~8 天,感染的靶细胞是人骨髓祖代红细胞,病毒受体是红细胞 P 抗原。病毒通过对这些细胞的直接杀伤作用和随后引起的免疫应答而致病。

大约有 50% 成年人有人类微小病毒 B19 的 IgG 抗体,年长人中比率增至 80%~90%,每年血清阳转率达 1.5%,因此大多数个体在儿童期已获得免疫。

人类微小病毒 B19 感染的检查方法,以利用 ELISA 方法检测血清中特异性的 IgM 及 IgG 抗体或利用 PCR 方法进行分析为主。

对传染性红斑及再生障碍危象等治疗仅为对症处理。制备含有针对人类微小病毒 B19 的免疫球蛋白,可用于治疗和改善免疫功能受损患者的持续性人类微小病毒 B19 感染。在 B19 病毒流行期可注射含有中和抗体的免疫球蛋白制剂及人类恢复期抗血清。目前尚无预防性疫苗,但有希望用重组的核壳体作免疫原,重组的分子生物学技术为一种安全有效的 B19 病毒疫苗的研制创造了条件。

第三节　人乳头瘤病毒

人类乳头状瘤病毒(human papillomavirus,HPV)是一种具有种属特异性的嗜上皮病毒,在人和动物中分布广泛。长期以来,已知 HPV 可引起人类良性的肿瘤和疣,如生长在生殖器官附近皮肤和黏膜上的人类寻常疣、尖锐湿疣以及生长在黏膜上的乳头状瘤。自从 1976 年德国癌症研究中心的科学家 Harald zur Hansen 提出 HPV 可能是性传播致癌因素以来,HPV 感染与宫颈癌关系的研究成为肿瘤病毒病因研究的热门课题。Harald zur Hansen 也因发现人乳头瘤病毒(HPV)导致子宫颈癌而获得 2008 年诺贝尔生理学或医学奖。

HPV 为无包膜球形病毒,直径为 50 nm;病毒的核心为双链 DNA;病毒衣壳由两种结构蛋白构成的 72 个壳微粒组成,为 20 面体。HPV 具有宿主和组织特异性。只能感染人的皮肤和黏膜上皮细胞,不能感染动物,也未能在组织细胞中培养。HPV 感染后在细胞核内增殖,细胞核着色深,核周围有一不着色的空晕,此种病变细胞称为空泡细胞(koilocytotic cell)。

HPV 的传播,主要是通过与感染者病变部位或被污染物品的直接接触。生殖器感染主要是性接触传播;婴幼儿尖锐湿疣多系分娩过程或出生后与母体的密切接触传染所致;少数患者则可通过内裤、浴巾、浴盆等生活用品感染。仅停留在感染部位的皮肤和黏膜中,不产生病毒血症。

HPV 感染率很高,多为隐性、潜伏及亚临床感染,不同型别的 HPV 侵入部位及所致疾病不尽相同。目前已成功克隆并序列分析了 HPV 的 130 多个基因型,其中 40 多种型别可感染妇女生殖道,约 20 种型别与肿瘤相关。依据不同型别 HPV 与肿瘤发生的危险性高低分为低危险型别 HPV 和高危险型别 HPV,低危险型别 HPV 包括 HPV6、HPV11、HPV42、HPV43、

HPV44 等型别，常引起外生殖器湿疣等良性病变，包括宫颈上皮内低度病变（CIN Ⅰ）；高危险型别 HPV 包括 HPV16、HPV18、HPV31、HPV33、HPV35、HPV39、HPV45、HPV51、HPV52、HPV56、HPV58、HPV59、HPV68 等型别，与宫颈癌及宫颈上皮内高度病变（CIN Ⅱ／Ⅲ）的发生相关，尤其是 HPV16 和 HPV18 型。

感染 HPV 后有 3 种可能的结局：① HPV 基因组可能成为稳定的非整合状态的附加体潜伏在宿主内，没有明显的临床症状及形态学变化；② 大量繁殖的 HPV 导致活动性感染，进而诱发鳞状上皮增殖，转变为良性肿瘤（如疣和乳头瘤）；③ HPV 基因组整合到宿主染色体的高危区，干扰了对高度致癌病毒癌基因的控制，从而引起各种肿瘤。

HPV 感染后，在感染病灶出现 1~2 个月内，血清内出现抗体，病灶消退后，抗体尚维持数月到数年，但该抗体无保护性免疫作用。机体的细胞免疫与抗 HPV 感染相关，细胞免疫功能低下者易发此病。

疣的诊断主要依靠临床特点，对不能确诊的病例，可用染色镜检观察特征性空泡细胞，检测 HPV DNA 及血清学反应检测 HPV 抗原等方法辅助诊断。

HPV 感染的临床治疗方法有药物治疗，如利巴韦林、三氯醋酸软膏等；局部物理治疗，如微波、激光及冷冻等；免疫治疗，如重组人干扰素、α-2b 胶囊、白介素-12 等。对范围广、体积大、浸润深的病变可手术治疗，但手术切除后应配合药物治疗，以防术后复发。

近年来，HPV 疫苗的研究取得了突破性地进展，HPV 疫苗可分为阻止感染的预防性疫苗和使原有感染及相关疾病消退的治疗性疫苗两类。2007 年，美国 FDA 批准了默沙东公司研制的宫颈癌疫苗上市，可防治 4 种类型（HPV6、HPV11、HPV16、HPV18）的 HPV 亚型。美国疾控中心计划免疫咨询委员会（ACIP）推荐以下 3 类人群使用：年龄为 11~12 岁的所有女孩、未注射此种疫苗的 13~26 岁的女孩及患有尖锐湿疣等病症的妇女。目前，该疫苗在临床只针对 16~26 岁女性，26~45 岁女性的临床试验尚在进行中。HPV 疫苗的作用能维持多久，以及疫苗远期安全性如何，尚待进一步跟踪。

学习小结

狂犬病毒是引起狂犬病的病原体，本病属于自然疫源性疾病，传染源为患病的犬、猫和狼等，主要在野生动物和家畜中传播。人通过患病动物咬伤、抓伤和舔伤皮肤和黏膜而感染。机体感染狂犬病毒后，能产生中和抗体和细胞免疫。该抗体能中和游离的狂犬病毒，保护人和动物抵抗病毒感染的攻击。在狂犬病的防治中，捕杀野犬，加强家犬管理，注射犬用疫苗是其主要的预防措施。人被动物咬伤后，应及时有效地处理伤口，由于狂犬病潜伏期较长，可以尽早接种狂犬疫苗加以预防，必要时注射免疫血清以预防发病。

思 考 题

1. 叙述狂犬病毒的感染途径，如何使用狂犬疫苗？
2. 简述人类微小病毒 B19 与疾病的关系。
3. 简述人乳头瘤病毒感染的可能结局。

（马仁福）

第六篇

人体寄生虫学

第二十七章　寄生虫学概述

学习要点

1. 掌握寄生虫学、寄生虫、宿主、带虫免疫等基本概念。
2. 熟悉寄生虫与宿主之间的相互关系及致病作用。
3. 理解寄生虫病的流行因素与防治原则。

寄生于人体的寄生虫种类繁多,对人们的身体健康造成极大危害。据有关史学家考证:三国时期著名的赤壁之战,除刘备联合孙权抗曹外,还因曹军下江南,大量士兵感染血吸虫病丧失战斗力而战败,使曹操统一天下的梦想化为泡影,长期形成魏、蜀、吴三足鼎立的战乱局面。据 WHO 统计报道:1975—1995 年的 20 年间,全世界疟疾感染人数达 4 亿~5 亿,每年死亡人数在 220 万~250 万;全世界 76 个国家有血吸虫流行,受感染者达 1.5 亿,其中以埃及血吸虫病发病率最高。社会经济发展水平愈滞后,寄生虫病流行愈猖獗,不仅给患者带来巨大的痛苦和沉重经济负担,而且严重影响社会经济的发展和人类历史发展的进程。

第一节　寄生关系、寄生虫与宿主

一、寄生关系、寄生生活

在自然界中,各种生物的生活方式千差万别,由于外界环境的变迁,生活条件的变化,某些生物为了生存以及种群的延续,逐渐适应在其他动物体内或体表作一时性或长久性居留,既可得到居留场所又可获得食物,彼此依存共同生活。两种生物共同生活,一方得利,另一方不受益也不受害称共栖,如结肠内阿米巴可在人肠腔内生存。两种生物共同生活,双方相互依赖,彼此受益称互利共生,如寄生于白蚁肠道内的超鞭毛虫。两种生物共同生活,一方得利,另一方受害称寄生,营这种生活方式称寄生生活,如日本血吸虫。

二、寄生虫与宿主

凡营寄生生活的低等动物称为寄生虫(parasite)。寄生于人体的寄生虫称为人体寄生虫或医学寄生虫。寄生于宿主体表的寄生虫,称为体外寄生虫(ectoparasite),如虱、蚤。寄生于宿主体内的寄生虫,称为体内寄生虫(endoparasite),如蛔虫、疟原虫。

被寄生虫寄生并遭受其损害的动物或人称为宿主(host)。如蛔虫寄生于人体的小肠,从肠腔获取食物并损伤机体,蛔虫是寄生虫,人是蛔虫的宿主。

寄生虫经历生长、发育和繁殖的全过程称为寄生虫的生活史,在整个生命周期中有的只需一个宿主,有的还需更换宿主。在寄生虫生活史中,寄生虫成虫或有性生殖阶段所寄生的宿主称终宿主(definitive host)。寄生虫幼虫或无性生殖阶段所寄生的宿主称中间宿主(intermediate host)。有的寄生虫在发育过程中需要两个中间宿主,按照寄生的先后顺序,依次称为第一、第二中间宿主。有些寄生虫除寄生人体外,还寄生于某些脊椎动物体内,在流行病学上,这类动物可作为人体寄生虫病的传染源,被寄生的这些动物称为贮存宿主或保虫宿主(reservoir host)。例如,华支睾吸虫的终宿主为人,第一中间宿主为沼螺,第二中间宿主为淡水鱼、虾,贮存宿主为猫、犬。有的寄生虫的幼虫侵入非正常宿主,不再继续发育,但可长期生存,以后如有机会进入正常宿主体内,则可以继续发育,此类非正常宿主称为转续宿主(paratenic host)。例如,感染裂头蚴的蛙被蛇、鸟类等非正常宿主食入,裂头蚴不能在它们体内发育为成虫,只有当猫、犬吃了非正常宿主后,裂头蚴才能发育为成虫。

寄生虫生长发育过程中,只有其中某一特定阶段进入人体才能继续生存和发育,这一具有感染力阶段称为感染阶段(infective stage)。例如,日本血吸虫生活周期要经历虫卵、毛蚴、胞蚴、尾蚴及成虫阶段,只有尾蚴与人皮肤接触才能使其感染,故尾蚴是日本血吸虫的感染阶段。

第二节 寄生虫与宿主的相互关系

寄生虫侵入宿主后,两者之间相互作用,其结果取决于两者的强弱。当寄生虫致病力强于宿主抵抗力时,可出现局部或全身性的病理损害并出现临床表现,称寄生虫病(parasitic disease)。当宿主防御功能强于寄生虫时,寄生虫对机体的破坏作用被抑制,虫体被包围、杀死、排出,患者痊愈。当寄生虫与宿主之间的相互关系形成一种平衡状态时,寄生虫可在宿主体内存活,宿主无临床表现,称带虫者(carrier)。

一、寄生虫对宿主的作用

寄生虫寄生于宿主体内,可引起一系列的损害。

1. 夺取营养 寄生虫在宿主体内摄夺营养物质,供生长、发育和繁殖所需,导致宿主营养不良,抵抗力下降。例如,肥胖带绦虫、链状带绦虫及蛔虫等。

2. 机械性损伤 寄生虫寄生于宿主体内,可引起寄生部位管道阻塞、压迫组织和组织损伤等。如蛔虫阻塞胆管,猪囊尾蚴压迫脑组织,钩虫的钩齿咬伤肠黏膜均可引起组织机械性损伤。

3. 毒性作用 寄生虫的分泌物、排泄物及代谢产物对机体具有毒性作用,产生多种病理变化。例如,溶组织内阿米巴分泌溶组织蛋白水解酶,可溶解肠黏膜及黏膜下层组织,形成溃疡。

4. 超敏反应 寄生虫虫体及代谢产物对宿主而言具有免疫原性,可引起机体超敏反应。例如,棘球蚴囊液的渗出物,可引起Ⅰ型超敏反应,如荨麻疹、血管神经性水肿,若囊液突然外溢,还可引起过敏性休克,甚至死亡。

在蠕虫感染中,一般IgE水平明显升高,血中嗜酸性粒细胞也明显升高。

二、宿主对寄生虫的作用

寄生虫及其代谢产物对宿主而言均为异物,可引起机体一系列的免疫反应。包括非特异性免疫与特异性免疫两方面。

(一)非特异性免疫

非特异性免疫又称先天性免疫,由遗传因素所决定,相对稳定,对各期寄生虫均有一定的抵抗作用,但无特异性,也不十分强烈。表现为宿主对某些寄生虫具有先天不感染性。例如,鼠疟原虫不能感染人,人疟原虫不能感染鼠;消化液的化学杀灭作用;宿主的皮肤、黏膜屏障阻挡作用;单核-巨噬细胞系统的吞噬作用;淋巴结的过滤作用和补体系统的溶解破坏作用。

(二)特异性免疫

寄生虫进入宿主机体后,刺激免疫系统诱发的免疫应答,称特异性免疫,又称获得性免疫。包括体液免疫和细胞免疫,二者协同发挥作用,可清除和杀伤寄生虫,且对同种寄生虫再感染有一定的抵抗力。寄生虫结构复杂,其抗原可分为虫体抗原、代谢抗原(包括分泌抗原及排泄抗原)和表面抗原,同种寄生虫不同的发育阶段,既有共同抗原,又有不同阶段特异性抗原,一个阶段的抗原刺激所产生的免疫效应,不能延伸到另一阶段。例如,疟原虫的子孢子、裂殖子及配子体各自有不同的抗原特性,子孢子所产生的免疫效应,对同种裂殖子及配子体不起作用。共同抗原还存在于寄生虫不同的科、属及种之间,有的能引起宿主对其体内不同种寄生虫的免疫反应,或对再感染产生保护作用,但大多数是不能产生保护性抗体的。例如,吸虫中的各虫种所含有的某些共同抗原。寄生虫抗原刺激机体产生的免疫反应相对复杂、产生迟缓、程度较弱且较难持久,很难完全清除体内寄生虫。特异性免疫反应的类型主要如下。

1. 消除性免疫 宿主对寄生虫所产生的免疫应答,既能全部清除体内的寄生虫,又能对再感染具有完全的抵抗力。此类型很少,仅见于热带利什曼原虫引起的皮肤利什曼病痊愈后。

2. 非消除性免疫 这是寄生虫感染中最常见的免疫类型。机体感染寄生虫后所产生的免疫力仅对再次感染具有一定的抵抗力,不能完全清除体内的寄生虫。主要表现为带虫免疫和伴随免疫。疟疾患者在临床症状消失后,宿主血内仍保持较低密度的原虫,使机体产生一定的免疫力,能抵抗同种疟原虫的再感染。一旦根治,原虫消失,免疫力也随之消失,此种现象称带虫免疫(premunition)。宿主感染血吸虫后,可产生免疫力,其体内成虫不受免疫效应的作用,但可抵抗下次同种尾蚴的再感染,此种现象称伴随免疫(concomitant immunity)。

第三节 寄生虫病的流行与防治

一、流行基本环节

1. 传染源 寄生虫病的患者、带虫者及保虫宿主均为传染源。

2. 传播途径　指寄生虫从传染源传播到易感宿主的过程。各种寄生虫以不同的传播途径和感染方式侵入人体。常见的传播途径和方式有：经口感染、经皮肤感染、经昆虫媒介感染、经接触感染及经其他方式的感染。

3. 易感人群　指对寄生虫病缺乏免疫力的人群。一般而言，人对寄生虫普遍易感。

二、影响流行的因素

1. 自然因素　包括温度、湿度、雨量、地理环境及生物种群等，气候因素影响寄生虫在外界和宿主体内的生长发育，也影响中间宿主或媒介节肢动物的滋生活动与繁殖。因此，自然因素形成了寄生虫病流行的地方性和季节性。如血吸虫病流行于长江以南地区，与钉螺的分布一致；疟疾流行于每年的 6~10 月份。

2. 社会因素　社会制度、经济发展水平，人们的卫生习惯及生活行为，对寄生虫病的流行均具有一定的影响。

三、防治措施

根据寄生虫病的流行环节和影响因素，应采取以下几个方面的措施，阻断寄生虫生活史的完成，以便控制和消灭寄生虫病。

1. 控制和消灭传染源　普查普治患者、带虫者，查治和处理保虫宿主。做好流动人口监测，控制流行区传染源的输入和扩散。

2. 切断传播途径　加强粪便管理及水源管理，讲究个人卫生，搞好环境卫生，控制和消灭媒介昆虫及中间宿主。

3. 保护易感人群　加强卫生知识的宣传教育，加强集体和个人防护，改变不良的饮食习惯，改进生产方法和生产条件。

学 习 小 结

寄生虫是依靠寄生生活而生存的低等动物。寄生于人体的寄生虫包括原虫、蠕虫以及节肢动物。被寄生虫所寄生的人和动物称宿主，宿主分为中间宿主、终宿主、保虫和转续宿主。寄生虫侵入宿主后，通过夺取营养、机械性损害、毒性作用以及超敏反应造成损害，机体对寄生虫主要通过非消除性免疫，包括带虫免疫和伴随免疫，抑制和清除寄生虫。寄生虫病流行的基本环节是传染源、传播途径和易感人群，其流行受温度、湿度、地理环境和生物种群等自然因素和社会经济发展水平、人们生活习惯等社会因素的影响。通过控制和消灭传染源、切断传播途径和保护易感人群等综合措施，达到防治寄生虫病流行的目的。

思 考 题

1. 名词解释：寄生虫、宿主、中间宿主、终宿主、感染阶段。
2. 寄生虫对宿主的作用表现在哪些方面？
3. 简述寄生虫病流行的基本环节及防治措施。

（陈文标）

第二十八章 医学蠕虫

学习要点

1. 掌握医学蠕虫、土源性蠕虫、生物源性蠕虫、夜现周期性的概念及医学蠕虫的感染虫期、感染方式、致病虫期、诊断虫期。

2. 熟悉主要医学蠕虫的形态结构、诊断措施与防治原则。

3. 理解医学蠕虫的生活史与致病机制。

"千村薜荔人遗矢,万户萧疏鬼唱歌"是毛泽东对旧中国血吸虫病猖獗流行的真实写照。1972 年,我国考古学家从长沙马王堆一号汉墓出土女尸的肝、肠组织中发现了日本血吸虫卵,证明血吸虫病在我国流行至少已有 2 000 多年的历史。我国首例血吸虫病患者的发现者是常德广德医院的美籍医师罗根(Logan)。1905 年,他在当地一名 18 岁农民的粪便中检出日本血吸虫卵。从此,血吸虫病才逐步为我国医务工作者所认识。目前,全球血吸虫病患者为 2 亿人左右,主要流行于亚洲的中国、日本、菲律宾、印度尼西亚以及非洲、拉美等地共 73 个国家,血吸虫病的流行严重危害人类健康。新中国成立后,毛泽东发出了"一定要消灭血吸虫病"的伟大号召,经过几十年的艰苦努力,我国绝大多数地区的血吸虫病得到了有效控制。但是,目前在我国长江流域的部分地区血吸虫病仍然流行,消灭血吸虫病是我们大家不可推卸的责任。

蠕虫为多细胞无脊椎软体动物,借身体的肌肉收缩而作蠕形运动,故称为蠕虫。蠕虫虫体两侧对称,缺附肢,体壁由上皮层和肌肉层组成,内部器官在实质组织内或体腔内,体腔内有体腔液。寄生于人体的蠕虫称为医学蠕虫,包括线虫纲(蛔虫、钩虫、蛲虫、丝虫、旋毛虫、鞭虫)、吸虫纲(如肝吸虫、姜片虫、肺吸虫、日本血吸虫)和绦虫纲(如猪带绦虫、牛带绦虫、包生绦虫、短膜壳绦虫)的蠕虫。蠕虫有的是成虫期寄生,如蛔虫;有的是幼虫期寄生,如包生绦虫;有的是成虫和幼虫期同时寄生,如猪带绦虫。

蠕虫从虫卵、幼虫到成虫的发育过程中,包括许多发育阶段,不同的发育阶段需要不同的外界条件。有的不需要更换宿主,有的需要更换宿主,根据对更换宿主的需要,可将蠕虫分为两大类型:直接型又称为土源型蠕虫,这类蠕虫在个体发育过程中不需要中间宿主,其虫卵在外界适宜的环境中发育成为具有感染性的卵或幼虫,经口或皮肤侵入终宿主,在终宿主体内发育为成虫,如大多数肠道线虫的生活史属于此型;间接型又称为生物源性蠕虫,这类蠕虫生活史复杂,其幼虫均需在 1 个或 1 个以上的中间宿主体内发育为感染期幼虫,通过各种方式和途径传播给终宿主,在终宿主体内发育成为成虫,如吸虫、线虫、棘头虫、大部分绦虫和部分线虫的生活史属于此型。

第一节 线 虫 纲

一、概述

线虫（nematode）属于线形动物门线虫纲，种类繁多，分布广泛，估计全球有 1 万余种。大多数线虫营自生生活，少部分营寄生生活。

（一）形态

1. **成虫** 成虫呈圆柱形或线状，两侧对称，体表光滑不分节。体壁和内脏器官间无体腔膜，故为原体腔，其内充满液体，消化道及生殖器官悬置于内。雌雄异体，雌虫大于雄虫，雌虫尾端尖直，雄虫尾端多向腹面卷曲或膨大成交合伞。线虫虫体大小不一，小者不足 1 cm，如旋毛虫；大者可达 1 m 以上，如麦地那龙线虫。

（1）**消化系统** 较完整，包括口孔、口腔、咽管（食管）、中肠、直肠和肛门（图 6-28-1）。口孔在头部顶端，常有唇瓣围绕。不同线虫口腔形态不一，咽管圆柱状，下端常膨大。肠壁由单层柱状上皮细胞构成。肛门在虫体末端腹面，雌虫肛门与生殖孔分开，雄虫的射精管与直肠末端汇合，形成泄殖腔，通体外。

（2）**生殖系统** 为细长、弯曲的管状结构，雌性生殖器官均为双管型，有 2 套卵巢、输卵管、受精囊、子宫，子宫最后汇入阴道，阴门开口于虫体腹面。雄性生殖系统为单管型，由睾丸、储精管、输精囊、射精管组成，通入泄殖腔，泄殖腔背面伸出交合刺 1~2 根（图 6-28-1）。

（3）**排泄系统** 位于虫体两侧皮下层，各有 1 条排泄管纵贯虫体，有横管相连，横管中央腹面有一小管通到位于咽管附近腹面的排泄孔。

2. **虫卵** 线虫卵一般为卵圆形，卵壳厚薄不均，无卵盖。卵壳主要由 3 层组成，外层薄，称受精膜或卵黄膜；中层为壳质层，较厚，能抵抗机械压力；内层薄，为脂层或称蛔苷层，具有

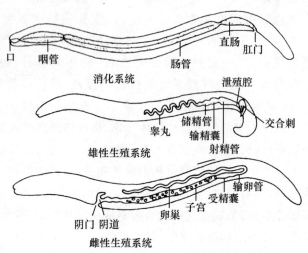

图 6-28-1 线虫消化系统和生殖系统结构模式

调节渗透压作用。内、外层一般在光镜下不易区分。有的虫卵外面附有一层蛋白质膜，为雌虫子宫壁分泌物。卵内含未分裂或已分裂的卵细胞，有的含胚胎或幼虫。

（二）生活史

线虫的发育过程经过卵、幼虫、成虫 3 个阶段。虫卵在适宜条件下发育为感染阶段，或孵出幼虫发育至感染期幼虫后感染新宿主，或成虫产出幼虫进入中间宿主体内发育至感染期幼

虫再感染新宿主,线虫的幼虫一般蜕皮 4 次后发育为成虫。线虫的发育过程可分为两大类。大多数线虫在发育过程中不需要中间宿主,即土源性蠕虫,如蛔虫、蛲虫、钩虫等。少数线虫在发育过程中需要中间宿主,属生物源性蠕虫,如丝虫、旋毛虫等。常见的寄生于人体并能导致严重疾患的线虫有 10 余种。重要的有蛔虫、钩虫、丝虫、旋毛虫等。

二、似蚓蛔线虫

似蚓蛔线虫(*Ascaris lumbricoides* Linnaeus)简称蛔虫,寄生于人体的小肠中,引起蛔虫病。本虫呈世界性分布,是我国最常见的寄生虫之一。

(一)形态

1. 成虫 为寄生人体的肠道线虫中体型最大者,虫体呈长圆柱形,头、尾两端略细,形似蚯蚓。活虫呈粉红色或微黄色,体表可见有细横纹和两条明显的侧索。口孔位于虫体顶端,其周有 3 个呈品字形排列的唇瓣。雌虫长 20～35 cm,个别虫体可达 49 cm,尾端钝圆,生殖系统为双管型;雄虫长 15～31 cm,尾端向腹面卷曲,生殖系统为单管型。

2. 虫卵 自人体排出的蛔虫卵,有受精卵和未受精卵两种。受精蛔虫卵呈宽卵圆形,大小为(45～75)μm×(35～50)μm,卵壳自外向内分为 3 层:受精膜、壳质层和蛔苷层。壳质层较厚,另两层极薄,在普通显微镜下难以分清。卵壳内有一个大而圆的细胞,与卵壳间常见有新月形空隙。卵壳外有一层由虫体子宫分泌形成的蛋白膜,表面凹凸不平,在肠道内被胆汁染成棕黄色。未受精蛔虫卵多呈长椭圆形,大小为(88～94)μm×(39～44)μm,壳质层与蛋白质膜均较受精蛔虫卵薄,无蛔苷层,卵壳内含许多大小不等的折光性颗粒(图 6-28-2)。若蛔虫卵的蛋白质膜脱落,卵壳则呈无色透明,应注意与其他线虫卵的鉴别。

 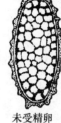

受精卵　　　　未受精卵

图 6-28-2　蛔虫卵

(二)生活史

蛔虫的发育过程包括虫卵在外界土壤中的发育和虫体在人体内发育的两个阶段。生活史不需要中间宿主,属直接发育型。散布于土壤中的受精蛔虫卵,在潮湿、荫蔽、氧充足和适宜温度(21～30℃)的条件下,约经 2 周,虫卵内的细胞发育为幼虫。再经过 1 周,幼虫进行第一次蜕皮后变为二期幼虫。卵内含有二期幼虫的蛔虫卵,称为感染期卵。人体经口误食感染期卵后,在小肠环境条件(温度、pH、低氧等)的综合影响下,幼虫分泌含有酯酶、壳质酶及蛋白酶的孵化液,分别作用于卵壳各层。同时,卵内幼虫的活动性增大,最后破卵壳孵出。孵出的幼虫侵入小肠黏膜和黏膜下层,并钻入肠壁小静脉或淋巴管,经门静脉系统到肝,再经右心到肺,幼虫穿过肺毛细血管进入肺泡。在此,幼虫经过第二次及第三次蜕皮(约在感染后 10 天内),发育为第四期幼虫。然后,四期幼虫沿支气管、气管移行到咽,被吞咽入食管,经胃到小肠。在小肠内,幼虫进行第四次蜕皮后,经数周逐渐发育为成虫(图 6-28-3)。自人体感染到雌虫产卵需60～75 天。一条雌虫每天排卵可多达 24 万个,成虫在人体内存活时间通常为 1 年左右。

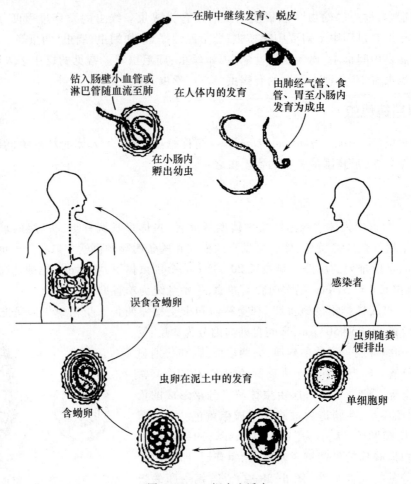

在肺中继续发育、蜕皮

钻入肠壁小血管或
淋巴管随血流至肺

在人体内的发育

由肺经气管、食
管、胃至小肠内
发育为成虫

在小肠内
孵出幼虫

感染者

误食含蚴卵

虫卵随粪
便排出

虫卵在泥土中的发育

单细胞卵

含蚴卵

图 6-28-3　蛔虫生活史

（三）致病

蛔虫幼虫和成虫对人体均有致病作用,主要表现为机械性损伤、超敏反应及肠功能障碍等。

1. 幼虫期致病　在人体内,自二期幼虫侵入肠壁开始,经肝、肺移行,发育至最后在小肠内寄生等,均可引起组织损伤。在肝、肺,幼虫周围可有嗜酸性粒细胞和中性粒细胞浸润,进而转变为由组织细胞、上皮样细胞与多核巨细胞形成的肉芽肿。其中以肺部病变更为明显,重度感染时,可出现肺出血、肺水肿、支气管扩张及黏液分泌增加等。患者可出现发热、咳嗽、哮喘、血痰以及血中嗜酸性粒细胞比例增高等临床征象。

2. 成虫期致病　蛔虫对人体的致病作用主要由成虫引起,可有以下几种表现。

（1）掠夺营养与影响吸收　由于蛔虫以人体肠腔内半消化物为食以及代谢产物毒性刺激的原因,不但掠夺营养、损伤肠黏膜,造成食物的消化和吸收障碍,而且影响机体对蛋白质、脂肪、糖类,以及维生素 A、维生素 B_2、维生素 C 的吸收,导致营养不良。患者常有食欲不振、恶心、呕吐以及间歇性脐周疼痛等表现。重度感染的儿童,甚至可引起发育障碍。

（2）引起变态反应　蛔虫病患者也可出现荨麻疹、皮肤瘙痒、血管神经性水肿以及结膜炎等症状。这可能是由于蛔虫变应原被人体吸收后，引起 IgE 介导的变态反应所致。

（3）常见的并发症　蛔虫有钻孔习性，容易钻入开口于肠壁上的各种管道。如胆管、胰管、阑尾等，可分别引起胆管蛔虫症、蛔虫性胰腺炎、阑尾炎或蛔虫性肉芽肿等。肠穿孔、肠梗死也是临床较为常见的并发症。

（四）实验诊断

自患者粪便中检查出虫卵，即可确诊。由于蛔虫产卵量大，采用直接涂片法，查 1 张涂片的检出率为 80% 左右，查 3 张涂片的检出率可达 95%。对直接涂片阴性者，也可采用沉淀集卵法或饱和盐水浮聚法，检出效果更好。

疑为蛔虫性肺炎或蛔虫幼虫引起的过敏性肺炎的患者，可检查痰中蛔虫幼虫确诊。

（五）流行

蛔虫的分布呈世界性，尤其在温暖、潮湿和卫生条件差的地区，人群感染较为普遍。蛔虫感染率，农村高于城市，儿童高于成人。目前，我国农村人群的感染率仍高达 60%~90%。粪便内含受精蛔虫卵的人是蛔虫感染的传染源，蛔虫卵在外界环境中无需中间宿主而直接发育为感染期卵。而且，蛔虫产卵量大，虫卵对外界理、化等不良因素的抵抗力强。使用未经无害化处理的人粪施肥，或者食用被虫卵污染的生菜、泡菜和瓜果等，都可致人感染。人群感染蛔虫的季节与当地气候、生产活动等因素有关，一般认为，主要在春夏季节。

另外，蛔虫的普遍感染与广泛流行，还与经济条件、生产方式、生活水平、文化水平和卫生习惯等社会因素有密切关系。因此，发展经济、提高文化水平和养成良好的卫生习惯，就会使人群蛔虫的感染率大为降低。

（六）防治

1. 加强卫生知识宣传教育　注意个人卫生及饮食卫生，不随地大便，饭前洗手，消灭苍蝇，减少传播途径。

2. 加强粪便管理　对农作物施用的人粪应先进行无害化处理，如泥封堆肥、粪尿混合储肥等，先将粪内虫卵杀死后再施用。

3. 对患者和带虫者进行驱虫治疗　驱虫治疗可降低感染率，减少传染源。常用的驱虫药物有阿苯达唑、枸橼酸哌嗪等，驱虫效果都较好。

三、蠕形住肠线虫

蠕形住肠线虫（*Enterobius vermicularis Leach*）又称蛲虫，本虫呈世界性分布，儿童感染较为普遍，可以引起蛲虫病。

（一）形态

成虫细小，乳白色（图 6-28-4）。虫体角皮具有横纹，头端角皮膨大，形成头翼。体两侧角皮突出如嵴，称侧翼。口囊不明显，口孔周围有 3 片唇瓣。咽管末端膨大呈球形，称咽管球。

雌虫大小为（8~13）mm×（0.3~0.5）mm，虫体中部膨大，尾端直而尖细，其尖细部分约为虫体长的1/3。生殖系统为双管型，前后两子宫汇合通入阴道，阴门位于体前、中1/3交界处腹面正中线上，肛门位于体中、后1/3交界处腹面。雄虫微小，大小为（2~5）mm×（0.1~0.2）mm，体后端向腹面卷曲，具有尾翼及数对乳突，生殖系统为单管型，泄殖腔开口于虫体尾端，有1根交合刺。虫卵大小为（50~60）μm×（20~30）μm，卵壳无色透明，有两层壳质，蛋白质膜光滑。普通显微镜下观察的卵壳一侧较平，一侧稍凸，两端不等宽，虫卵的立体构型呈近似椭圆形的不等面三角体。虫卵自虫体排出时，卵壳内细胞多已发育至蝌蚪期胚。

（二）生活史

成虫寄生于人体的盲肠、阑尾、结肠、直肠及回肠下段，重度感染时，也可在小肠上段甚至胃及食管等部位寄生。虫体借助头翼、唇瓣的作用，附着在肠黏膜上，或在肠腔内呈游离状态。成虫以肠内容物、组织或血液为食。雌、雄虫交配后，雄虫多很快死亡，雌虫子宫内充满虫卵，并向肠腔下段移行。在肠内低氧压环境中，虫卵一般不被产出或仅少量被产出。当人入睡后，肛门括约肌松弛时，部分雌虫移行到肛门外，因受温度和湿度的改变及氧的刺激，开始大量排卵，虫卵被黏附在肛周皮肤上。排卵后的雌虫多因干枯而死亡，但少数雌虫可由肛门蠕动移行返回肠腔。若进入阴道、子宫、输卵管、尿道或腹腔、盆腔等部位，可导致异位寄生。虫卵在肛门附近，约经6小时，卵壳内幼虫发育成熟，并蜕皮1次，即为感染期卵。雌虫的产卵活动引起肛周皮肤发痒，当患儿用手搔抓时，虫卵污染手指，再经口食入而导致自身感染。感染期卵也可散落在衣裤、被褥或食物上，经吞食或随空气吸入等方式使人受染。虫卵在十二指肠内孵出幼虫，幼虫沿小肠下行途中蜕皮两次，到结肠内再蜕皮1次后发育为成虫。自吞食感染期虫卵至雌虫产卵需2~6周。雌虫在人体内存活一般不超过2个月（图6-28-5）。

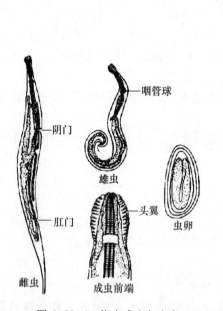

图6-28-4　蛲虫成虫与虫卵

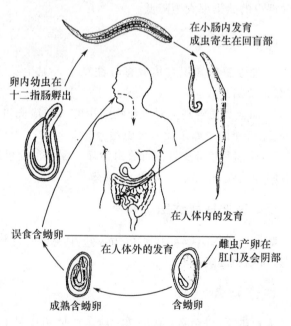

图6-28-5　蛲虫生活史

（三）致病

雌虫的产卵活动所引起的肛门及会阴部皮肤瘙痒及继发性炎症,是蛲虫病的主要症状。患者常有烦躁不安、失眠、食欲减退、夜惊等表现,长期反复感染,会影响儿童的健康成长。虫体附着局部肠黏膜的轻度损伤,可致消化功能紊乱或慢性炎症,一般无明显症状。若有异位寄生时,则可导致严重后果。较为常见的是由于雌虫侵入阴道后而引起的阴道炎、子宫内膜炎和输卵管炎等。如在腹腔、腹膜、盆腔、肠壁组织、输卵管等部位寄生,也可引起以虫体或虫卵为中心的肉芽肿病变。此外,在肝、肺、膀胱、输尿管、前列腺等处,也曾有异位性损害的报道。

（四）实验诊断

诊断蛲虫病常采用透明胶纸拭子法或棉签拭子法,于清晨排便前或洗澡前检查肛周。此法操作简便,检出率高。若首次检查阴性,可连续检查 2~3 天。此外,如发现患儿睡后用手抓挠肛门时,即可查看肛周有无成虫。

（五）流行

蛲虫病是一种常见的人体寄生虫病,国内各地人体感染较为普遍。一般存在城市高于农村、儿童高于成人,在集体机构(如幼儿园等)生活的儿童感染率更高的特点。以往儿童感染率在 40% 以上,但近年由于广泛开展儿童保健工作,儿童的感染率普遍下降。

患者和带虫者是唯一的传染源,感染方式主要是通过肛门-手-口的直接感染和人群的间接接触感染。蛲虫卵的抵抗力较强,在室内一般可存活 3 周左右。因此,在幼儿园的教室、寝室内和玩具、衣被上均可查到蛲虫卵。此外,在儿童的指甲垢中亦可查见虫卵,这是造成相互感染和自身感染的重要途径,也是反复感染的原因。

（六）防治

根据本虫的流行特点,宜采取综合措施,以防止相互感染和自身反复感染。讲究公共卫生、家庭卫生和个人卫生,做到饭前便后洗手,勤剪指甲,定期烫洗被褥和清洗玩具,或用 0.05% 的碘液处理玩具,1 小时后虫卵可被全部杀死。这些都是预防感染的好办法。驱除蛲虫常用药物有甲苯咪唑、噻嘧啶。

四、十二指肠钩口线虫和美洲板口线虫

寄生人体的钩虫(hookworm)主要有十二指肠钩口线虫(*Ancylostoma duodenale Dubini*),简称十二指肠钩虫;美洲板口线虫(*Necator americanus Stiles*),简称美洲钩虫。钩虫成虫寄生于人体小肠,引起钩虫病。钩虫呈世界性分布,尤其在热带及亚热带地区,人群感染较为普遍。钩虫病是我国重要的寄生虫病之一,除西藏等干寒地区外,其他各地均有分布,农村多于城市、南方多于北方。北方以十二指肠钩虫为主,南方以美洲钩虫为主,但多数地区为两种钩虫混合感染。

（一）形态

1. **成虫** 成虫体长约 1 cm，半透明，肉红色，死后呈灰白色。虫体前端较细，顶端有一发达的口囊，由坚韧的角质构成。因虫体前端向背面仰曲，口囊的上缘为腹面、下缘为背面。十二指肠钩虫的口囊呈扁卵圆形，其腹侧缘有钩齿 2 对，外齿一般较内齿略大，背侧中央有一半圆形深凹，两侧微呈突起。美洲钩虫口囊呈椭圆形。其腹侧缘有板齿 1 对，背侧缘则有 1 个呈圆锥状的尖齿（图 6-28-6）。钩虫的咽管长度约为体长的 1/6，其后端略膨大，咽管壁肌肉发达。头腺 1 对，位于虫体两侧，前端与头感器相连，开口于口囊两侧的头感器孔，后

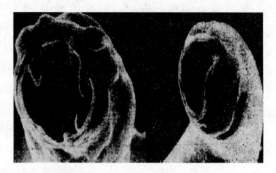

图 6-28-6　两种钩虫口囊扫描电镜图

端可达虫体中横线前后。头腺主要分泌抗凝素及乙酰胆碱酯酶，抗凝素是一种耐热的非酶性多肽，具有抗凝血酶原作用，阻止宿主肠壁伤口的血液凝固，有利于钩虫的吸血。

钩虫雄性生殖系统为单管型，雄虫末端膨大，即为角皮延伸形成的膜质交合伞。交合伞由 2 个侧叶和 1 个背叶组成，其内有肌性指状辐肋，依其部位分别称为背辐肋、侧辐肋和腹辐肋。背辐肋的分支特点是鉴定虫种的重要依据之一。雄虫有 1 对交合刺。雌虫末端呈圆锥形，有的虫种具有尾刺，生殖系统为双管型，阴门位于虫体腹面中部或其前、后。

根据虫体外形、口囊特点，雄虫交合伞外形及其背辐肋分支、交合刺形状，雌虫尾刺的有无等，可以鉴别十二指肠钩虫与美洲钩虫（表 6-28-1）。

表 6-28-1　寄生人体两种钩虫成虫的鉴别

鉴别要点	十二指肠钩虫	美洲钩虫
大小（mm）	♀:(10~13)×0.6　♂:(8~11)×(0.4~0.5)	♀:(9~11)×0.4　♂:(7~9)×0.3
体形	前端与后端均向背面弯曲，体呈"C"形	前端向背面仰曲，后端向腹面弯曲，体呈"∫"形
口囊	腹侧前缘有两对钩齿	腹侧前缘有一对板齿
交合伞	撑开时略呈圆形	撑开时略呈扁圆形
背辐肋	远端分 2 支，每支再分 3 小支	基部先分 2 支，每支远端再分 2 小支
交合刺	两刺呈长鬃状，末端分开	一刺末端呈钩状，常包套于另一刺的凹槽内
尾刺	有	无

2. **幼虫** 钩虫的幼虫通称钩蚴，可分为杆状蚴和丝状蚴两个阶段。杆状蚴体壁透明，前端钝圆，后端尖细。口腔细长，有口孔，咽管前段较粗，中段细，后段则膨大呈球状。杆状蚴有两期，第一期杆状蚴大小为（0.23～0.4）mm×0.017 mm，第二期杆状蚴大小约为 0.4 mm×0.029 mm。丝状蚴大小为（0.5~0.7）mm×0.025 mm，口腔封闭，在与咽管连接处的腔壁背面和腹面各有 1 个角质矛状结构，称为口矛或咽管矛。口矛既有助于虫体的穿刺作用，其形状也

有助于丝状蚴虫种的鉴定。丝状蚴的咽管细长,约为虫体长的1/5,整条丝状蚴体表覆盖鞘膜,为第2期杆状蚴蜕皮时残留的旧角皮,对虫体有保护作用。丝状蚴具有感染能力,故又称为感染期蚴。当丝状蚴侵入人体皮肤时,鞘膜即被脱掉。

3. 虫卵 椭圆形,壳薄,无色透明。大小为(56~76)μm×(36~40)μm,随粪便排出时,卵内细胞多为2~4个,卵壳与细胞间有明显的空隙。两种钩虫虫卵极为相似,不易区别。

(二)生活史

十二指肠钩虫与美洲钩虫的生活史基本相同。成虫寄生于人体小肠上段,虫卵随粪便排出体外后,在温暖(25~30℃)、潮湿(相对湿度为60%~80%)、荫蔽、含氧充足的疏松土壤中,卵内细胞不断分裂,24小时内第一期杆状蚴即可破壳孵出。此期幼虫以细菌及有机物为食,生长很快,在48小时内进行第一次蜕皮,发育为第二期杆状蚴。此后,虫体继续增长,并可将摄取的食物贮存于肠细胞内。经5~6天后,虫体口腔封闭,停止摄食,咽管变长,进行第二次蜕皮后发育为丝状蚴,即感染期蚴。绝大多数的感染期蚴生存于1~2 cm深的表层土壤内,并常呈聚集性活动,在污染较重的一小块土中,有时常可检获数千条幼虫。此期幼虫还可借助覆盖体表水膜的表面张力,沿植物茎或草枝向上爬行,最高可达20 cm左右。

感染期蚴具有明显的向温性,当其与人体皮肤接触并受到体温的刺激后,虫体活动力显著增强,经毛囊、汗腺口或皮肤破损处主动钻入人体,时间需30分钟至1小时,感染期蚴侵入皮肤,除主要依靠虫体活跃的穿刺能力外,可能也与咽管腺分泌的胶原酶活性有关。钩蚴钻入皮肤后,在皮下组织移行并进入小静脉或淋巴管,随血流经右心至肺,穿出毛细血管进入肺泡。此后,幼虫沿肺泡并借助小支气管、支气管上皮细胞纤毛摆动向上移行至咽,随吞咽活动经食管、胃到达小肠。幼虫在小肠内迅速发育,并在感染后的第3~4天进行第三次蜕皮,形成口囊、吸附肠壁,摄取营养,再经10天左右,进行第四次蜕皮后逐渐发育为成虫。自感染期蚴钻入皮肤至成虫交配产卵,一般需时5~7周(图6-28-7)。成虫在人体内一般可存活3年左右,个别报道十二指肠钩虫可活7年,美洲钩虫可活15年。

(三)致病

两种钩虫的致病作用相似。人体感染钩虫后是否出现临床症状,除与钩蚴侵入皮肤的数量及成虫在小肠寄生的数量有关外,也与人体的健康状况、营养条件及免疫力有密切关系。

1. 幼虫所致病变及症状

(1)钩蚴性皮炎 感染期蚴钻入皮肤后,数十分钟内患者局部皮肤即可有针刺、烧灼和奇痒感,俗称为"粪毒"。皮炎部位多见于与泥土接触的足趾、手指间等皮肤较薄处,也可见于手、足的背部。

(2)呼吸道症状 钩蚴移行至肺,穿破微血管进入肺泡时,可引起局部出血及炎性病变。患者可出现咳嗽、痰中带血,并常伴有畏寒、发热等全身症状。重者可表现持续性干咳和哮喘。若一次性大量感染钩蚴,则有引起暴发性钩虫性哮喘的可能。

2. 成虫所致病变及症状

(1)消化道病变及症状 成虫以口囊咬附肠黏膜,可造成散在性出血点及小溃疡,患者初期主要表现为上腹部不适及隐痛,继而可出现恶心、呕吐、腹泻等症状,食欲多显著增加,而体重却逐渐减轻。有少数患者出现喜食生米、生豆,甚至泥土、煤渣、破布等异常表现,称为"异嗜症"。

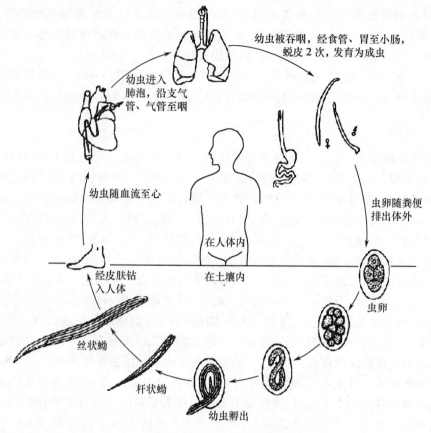

幼虫被吞咽,经食管、胃至小肠,蜕皮 2 次,发育为成虫

幼虫进入肺泡,沿支气管、气管至咽

幼虫随血流至心

在人体内

在土壤内

虫卵随粪便排出体外

虫卵

经皮肤钻入人体

丝状蚴

杆状蚴

幼虫孵出

图 6-28-7　钩虫生活史

（2）贫血　钩虫对人体的危害主要是由于成虫的吸血活动,致使患者长期慢性失血,铁和蛋白质不断耗损而导致贫血。由于缺铁,血红蛋白的合成速度比细胞新生速度慢,则使红细胞体积变小、着色变浅,故而呈小细胞低色素性贫血。感染严重的儿童可影响发育,妇女则可引起停经、流产等。

钩虫寄生引起患者慢性失血的原因包括以下几方面:虫体自身的吸血及血液迅速经其消化道排出造成宿主的失血;钩虫吸血时,自咬啮部位黏膜伤口渗出的血液,其渗血量与虫体吸血量大致相当;虫体更换咬啮部位后,原伤口在凝血前仍可继续渗出少量血液。此外,虫体活动造成组织、血管的损伤,也可引起血液的流失。十二指肠钩虫可能因虫体较大,排卵量较多等原因,其所致失血量较美洲钩虫可高达 6～7 倍。

（四）实验诊断

粪便检查以检出钩虫卵或孵化出钩蚴是确诊的依据,常用的方法有:① 直接涂片法　此法简便易行,但轻度感染者容易漏诊,反复检查可提高阳性率;② 饱和盐水浮聚法　此法检出率明显高于直接涂片法。

免疫诊断方法应用于钩虫产卵前,并结合病史进行早期诊断。方法有皮内试验、间接荧光抗体试验等,但均因特异性低而较少应用。在流行区出现咳嗽、哮喘等,宜做痰及血液检查,如痰中有钩蚴及表现小细胞低色素性贫血可确诊为钩虫病。

（五）防治

1. 治疗患者　治疗患者、控制传染源是预防钩虫病传播的重要环节,常用驱虫药物有甲苯咪唑、阿苯达唑、噻苯达唑等。

2. 加强粪便管理　使用无害化粪便施肥,减少外界环境中的钩虫卵。

3. 加强个人防护和防止感染　耕作时提倡穿鞋下地,并尽量争取使用机械操作代替手工操作,以减少感染机会。

五、班氏吴策线虫和马来布鲁线虫

寄生在人体的丝虫(filaria)有 8 种,我国仅有班氏丝虫(*Wuchereria bancrofti Seurat*)和马来丝虫(*Brugia malayi Buckley*)两种。两种丝虫的成虫均寄生在人体的淋巴系统,引起丝虫病的临床表现相似,急性期为反复发作的淋巴管炎、淋巴结炎和发热,慢性期为淋巴水肿和象皮肿,严重危害流行区居民的健康和经济发展。

（一）形态

1. 成虫　两种成虫的形态相似。虫体乳白色,体表光滑,细长如丝线,多数体长不到 1 cm,雌虫大于雄虫。雄虫尾端向腹面卷曲 2~3 圈,雌虫尾端钝圆,略向腹面弯曲,生殖系统为双管型,子宫粗大,几乎充满虫体。

2. 微丝蚴　虫体细长,头端钝圆,尾端尖细,外被有鞘膜。体内有很多圆形或椭圆形的体核,头端无核区为头间隙,在虫体前端 1/5 处的无核区为神经环,尾逐渐变细,近尾端腹侧有肛孔。尾端有无尾核因种而异。以上结构在两种微丝蚴有所不同(图 6-28-8),其鉴别要点见表 6-28-2。

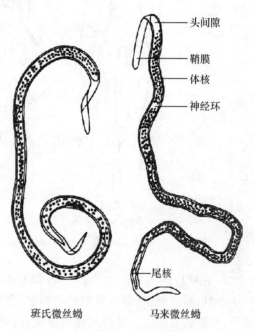

头间隙
鞘膜
体核
神经环

尾核

班氏微丝蚴　　马来微丝蚴

图 6-28-8　丝虫微丝蚴

表 6-28-2　班氏微丝蚴与马来微丝蚴形态鉴别

鉴别要点	班氏微丝蚴	马来微丝蚴
长(μm)×宽(μm)	(244~296)×(5.3~7.0)	(177~230)×(5~6)
体态	柔和,弯曲较大	硬直,大弯上有小弯
头间隙(长:宽)	较短(1:1 或 1:2)	较长(2:1)
体核	圆形或椭圆形,各核分开,排列整齐,清晰可数	椭圆形,大小不等,排列紧密,常互相重叠,不易分清
尾核	无	有 2 个,前后排列,尾核处角皮略膨大

（二）生活史

班氏丝虫和马来丝虫的生活史基本相似,都需要经过两个发育阶段,即幼虫在中间宿主蚊体内的发育和成虫在终宿主——人体内的发育(图6-28-9)。

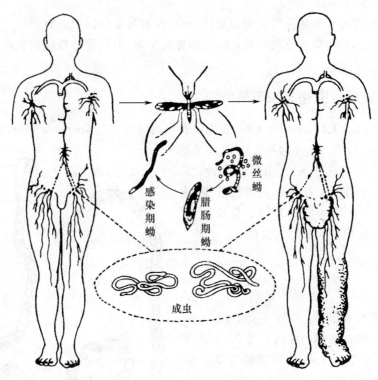

感染期蚴　腊肠期蚴　微丝蚴　成虫

图 6-28-9　丝虫生活史

1. 在蚊体内的发育　当蚊叮吸带有微丝蚴的患者血液时,微丝蚴随血液进入蚊胃,经1~7小时,脱去鞘膜,穿过胃壁侵入胸肌,在胸肌内经2~4天,虫体活动减弱,缩短变粗,形似腊肠,称腊肠期幼虫。其后虫体继续发育,变为细长,内部组织分化,蜕皮2次,发育为活跃的感染期丝状蚴。丝状蚴离开胸肌,进入蚊血腔,其中大多数到达蚊的下唇,当蚊再次叮人吸血时,幼虫自蚊下唇逸出,经吸血伤口或正常皮肤侵入人体。

2. 在人体内的发育　感染期丝状蚴进入人体后的具体移行途径,至今尚未完全清楚。一般认为,幼虫可迅速侵入附近的淋巴管,再移行至大淋巴管及淋巴结,幼虫在此再经2次蜕皮发育为成虫。两种丝虫成虫寄生于人体淋巴系统的部位有所不同。班氏丝虫除寄生于浅部淋巴系统外,多寄生于深部淋巴系统中,主要见于下肢、阴囊、精索、腹股沟、腹腔、肾盂等处。马来丝虫多寄生于上、下肢浅部淋巴系统,以下肢为多见。雌雄成虫常互相缠绕在一起,交配后,雌虫产出微丝蚴,微丝蚴可停留在淋巴系统内,但大多随淋巴液进入血循环。微丝蚴白天滞留在肺毛细血管中,夜晚则出现于外周血液,这种现象称夜现周期性。

关于微丝蚴夜现周期性的机制至今尚未阐明。目前认为与宿主的中枢神经系统,特别是迷走神经的兴奋、抑制有关。两种微丝蚴在外周血液中出现的高峰时间略有不同,班氏微丝蚴为晚上 10 时至次晨 2 时,马来微丝蚴为晚上 8 时至次晨 4 时。一般在夜间 9 时以后就能在外周血液中查获班氏微丝蚴或马来微丝蚴,微丝蚴的寿命一般为 2~3 个月。成虫的寿命一般为 4~10 年,个别可长达 40 年。

(三)致病

1. 急性期炎症反应　幼虫和成虫的分泌物、代谢物及虫体分解产物等均可刺激机体产生局部和全身性反应。急性期的临床症状表现为淋巴管炎、淋巴结炎及丹毒样皮炎等。淋巴管炎的特征为逆行性,发作时可见皮下一条红线离心性地发展,俗称"流火"或"红线"。患者常伴有畏寒、发热、头痛、关节酸痛等,即丝虫热。

2. 慢性期阻塞性病变　淋巴系统阻塞是引起丝虫病慢性体征的重要因素。由于阻塞部位不同,患者产生的临床表现也因之而异。

(1)象皮肿　是晚期丝虫病最多见的体征。象皮肿的初期为淋巴液肿。继之组织纤维化,皮肤弹性消失。最后发展为象皮肿,肢体体积增大。其发病机制一般认为是由于淋巴管阻塞致使淋巴管破裂,淋巴液积聚于皮下组织,刺激纤维组织增生,使局部皮肤明显增厚、变粗、变硬形似象皮。象皮肿较多发生于下肢及阴囊。由于两种丝虫寄生部位不同,上、下肢象皮肿可见于两种丝虫病,而生殖系统象皮肿则仅见于班氏丝虫病。

(2)睾丸鞘膜积液　由于精索、睾丸的淋巴管阻塞,使淋巴液流入鞘膜腔内,引起睾丸鞘膜积液。在积液中有时可找到微丝蚴。

(3)乳糜尿　是班氏丝虫病患者的泌尿及腹部淋巴管阻塞后所致的病变。

(四)实验诊断

实验诊断分为病原诊断和免疫诊断。前者包括从外周血液、乳糜尿、抽出液中查微丝蚴;后者为检测血清中的丝虫抗体和抗原。

1. 病原诊断

(1)血检微丝蚴　由于微丝蚴具有夜现周期性,取血时间以晚上 9 时至次晨 2 时为宜。① 厚血膜法:取末梢血 60 μl(3 大滴)涂成厚片,干后溶血镜检。如经染色可减少遗漏并可鉴别虫种。② 新鲜血滴法:取末梢血 1 大滴于载玻片上的生理盐水中,加盖玻片后立即镜检,观察微丝蚴的活动情况。本法适用于教学及卫生宣传活动。③ 浓集法:取静脉血 1~2 ml,经溶血后离心沉淀,取沉渣镜检。此法可提高检出率,但需取静脉血,且手续较复杂。④ 海群生白天诱出法:白天给被检者口服海群生 2~6 mg/kg 体重,于服后 30~60 分钟采血检查。

(2)体液和尿液检查微丝蚴　微丝蚴亦可见于各种体液和尿液,故可于鞘膜积液、淋巴液、腹水、乳糜尿和尿液等查到微丝蚴。可取上列体液直接涂片,染色镜检;或采用离心浓集法、薄膜过滤浓集法等检查。含乳糜的液体可加乙醚使脂肪充分溶解,去除上面的脂肪层,加水稀释 10 倍后,离心 3~5 分钟,取沉渣镜检。

2. 免疫诊断　可用作辅助诊断。

(1)皮内试验　不能用作确诊的依据,可用于流行病学调查。

（2）检测抗体 试验方法很多，目前以丝虫成虫冰冻切片抗原间接荧光抗体试验（IFAT）、成虫冰冻切片免疫酶染色试验（IEST）及马来丝虫成虫或微丝蚴的可溶性抗原酶联免疫吸附试验（ELISA）的敏感性和特异性均较高。

（3）检测抗原 近年来，国内制备丝虫抗原单克隆抗体进行 ELISA 双抗体法和斑点 ELISA 法，分别检测班氏和马来丝虫循环抗原的实验研究已获初步进展。

（五）流行

1. 传染源 血中有微丝蚴的带虫者及患者都是丝虫病的传染源。近年来我国防治研究结果表明，在达到基本消灭丝虫病的指标后，人群中残存微丝蚴血症者的微丝蚴密度在 5 条/60 μL 以下时，即使不继续防治，也可陆续转阴。因此，在基本消灭该病的地区应加强对外来人口的查治，以防止传染源的输入。

2. 传播媒介 我国传播丝虫病的蚊媒有 10 多种。班氏丝虫的主要传播媒介为淡色库蚊和致倦库蚊，次要媒介有中华按蚊。马来丝虫的主要媒介为嗜人按蚊和中华按蚊，东乡伊蚊是我国东南沿海地区的传播媒介之一。

3. 易感人群 男女老少均可感染。流行区微丝蚴感染率高峰多在 21~30 岁。

4. 影响流行的因素 自然因素主要为温度、湿度、雨量、地理环境等。这些因素既影响蚊虫的孳生、繁殖和吸血活动，也影响丝虫幼虫在蚊体内的发育。如微丝蚴在蚊体内发育的适宜温度为 25~30℃，相对湿度为 70%~90%；气温高于 35℃ 或低于 10℃，微丝蚴在蚊体内即不能发育。因此，丝虫病的感染季节主要为 5~10 月。中华人民共和国成立后对丝虫病防治取得的巨大成绩，说明了社会因素的重要性。

（六）防治

1. 普查普治 及早发现患者和带虫者，及时治愈，减少和杜绝传染源。治疗药物主要是海群生。海群生对两种丝虫均有杀灭作用。现在防治工作中广泛采用了海群生药盐，按每人每天平均服用海群生 50 mg 计，制成浓度为 0.3% 的药盐，食用半年，可使中、低度流行区的微丝蚴阳性率降至 1% 以下。

对象皮肿患者除给予海群生杀虫外，还可结合中医中药及桑叶注射液加绑扎疗法或烘绑疗法治疗。对阴囊象皮肿及鞘膜积液患者，可用鞘膜翻转术外科手术治疗。对乳糜尿患者，轻者经休息可自愈。

2. 防蚊灭蚊 主要是清除蚊滋生地和喷洒药物杀蚊。

3. 加强监测 对已达基本消灭丝虫病指标地区进行流行病学监测。定期复查原微丝蚴血症者及其血中的微丝蚴密度，监测流入人口的疫情，对蚊媒监测，着重加强对传染媒介的密度和感染率的调查。

六、其他寄生线虫

其他线虫的主要特征见表 6-28-3。

表 6-28-3　其他线虫的主要特征

名称		鞭虫	旋毛虫	粪类圆线虫	美丽筒线虫
形态	成虫	虫体前 3/5 系后部较粗,形似马鞭	细小,前端稍细	雌虫细长,虫体半透明,尾端尖细;雄虫虫体短小,尾端向腹面卷曲	细长、乳白色
	幼虫		细小,约 1 mm,卷曲在囊包中	丝状蚴细长,尾端分叉	
	虫卵	纺锤形,壳厚、内含一卵细胞		椭圆形,似钩虫卵	椭圆形,壳厚透明,内含一幼虫
生活史	寄生部位	盲肠	小肠,幼虫寄生于肌肉中	回盲部	口腔、咽、食管黏膜
	感染阶段	感染性虫卵	囊包	丝状蚴	囊状体
	中间宿主		人、猪、鼠		金龟子、蝗虫
	终宿主		人、猪、鼠		牛、羊、人
致病性		鞭虫病	成虫致肠道炎症,幼虫引起血管炎、肌炎、肌痛	幼虫引起过敏性肺炎,成虫引起腹痛、腹泻	局部发痒,口腔黏膜溃疡、出血
诊断		粪便查虫卵	取剩猪肉做压片镜检,寻找囊包	从粪便、痰液中查找丝状蚴	口腔黏膜有虫样爬行感,患处寻找虫体
防治原则		管理好粪便,保护水源,注意个人卫生,驱虫治疗	注意饮食卫生,不吃生肉,灭鼠,驱虫治疗	与钩虫防治相似	注意个人卫生,不生吃昆虫和不洁净的食物

第二节　吸 虫 纲

一、概述

吸虫属于扁形动物门的吸虫纲(Trematodae)。在人体寄生的吸虫生活史复杂,一般需要更换两个或两个以上的宿主,但它们的基本结构及发育过程相似。

(一)形态

吸虫成虫外观多呈叶状、长舌状。虫体均有口吸盘和腹吸盘,背腹扁平,两侧对称,雌雄同体,仅血吸虫呈长柱状,雌雄异体。吸虫缺乏体腔,在体壁和内脏之间充满实质组织(图 6-28-10)。

1. 消化系统　吸虫的消化系统由口、前咽、食管、肠所组成。口位于虫体前端或亚前端,由肌性口吸盘围绕。前咽短,咽为肌性球形,食管细长,后连肠。肠向后延伸而常分为左右两肠支,末端为盲管。

2. 生殖系统　除血吸虫外,均为雌雄同体。雄性生殖器官由睾丸、输出管、输精管、储精囊、前列腺、射精管、阴茎或阴茎袋等组成。雌性生殖器官由卵巢、输卵管、卵模、梅氏腺、受精囊、劳氏管、卵黄腺、总卵黄管及子宫等组成。雌雄生殖系统的远端均开口于生殖孔。精子通过生殖孔进入雌性生殖器官,储存于受精囊内。卵在输卵管受精,受精卵与卵黄细胞及分泌的卵壳前体物质、梅氏腺分泌物在卵模内形成特定形状的虫卵,然后进入子宫经生殖孔排出。

3. 排泄系统　由焰细胞、毛细管、集合管、排泄囊组成,经排泄孔通体外。焰细胞为起始单位,与毛细管构成肾单位,经此将废物输入虫体两侧集合管,经排泄孔排出。

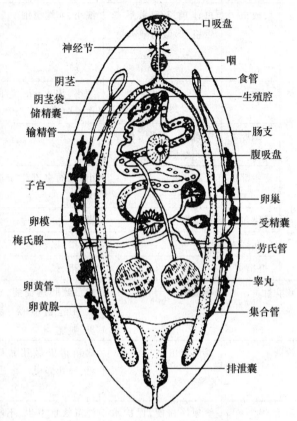

图 6-28-10　复殖吸虫成虫形态

(二) 生活史

吸虫在发育过程中都需要经过世代交替及宿主更换。无性世代(幼虫期)一般在中间宿主(如淡水螺)体内完成,有的还需进一步在淡水鱼、虾、喇蛄、溪蟹等体内发育;有性世代(成虫期)多在脊椎动物或人体内进行。因此,淡水螺类、淡水鱼、虾、喇蛄、溪蟹等为吸虫的中间宿主,人及脊椎动物分别为吸虫的终宿主和保虫宿主。

吸虫的生活史复杂,其基本发育过程包括卵、毛蚴、胞蚴、雷蚴、尾蚴、囊蚴、后尾蚴及成虫。由于虫种的不同,这些吸虫的生活史也不完全相同,有其各自的特点。如华支睾吸虫生活史中无子雷蚴阶段,由雷蚴直接发育成尾蚴;血吸虫幼虫期缺乏雷蚴发育阶段,其毛蚴直接发育为母胞蚴,再直接产生子胞蚴,子胞蚴再发育释放大量的尾蚴。

在人体内寄生的吸虫有 30 多种,在我国较为常见有日本血吸虫、华支睾吸虫、卫氏并殖吸虫、布氏姜片吸虫等。

二、华支睾吸虫

华支睾吸虫(*Clonrchis sinensis Cobbold*)又称肝吸虫。成虫寄生在人的肝胆管内,引起肝吸虫病。该虫在我国的存在,已有 2 300 多年历史。

(一) 形态

1. 成虫　虫体狭长,背腹扁平,前端较窄,后端钝圆,状似葵花籽仁,体表无棘,半透明。

虫体大小为(10~25)mm×(3~5)mm,口吸盘略大于腹吸盘,分别位于虫体的前端和虫体前1/5处。消化器官有口、咽、短的食管及分支的肠管。雄性生殖器官有一对分支状的睾丸,在虫体后端前后排列,自睾丸各向前延伸出一支输出管,至虫体中部汇集为输精管,再向前为储精囊和射精管,最后开口于生殖孔。雌性生殖器官,有一个分支状的卵巢,位于睾丸之前,卵巢的背侧有一个椭圆形的受精囊及略弯曲的劳氏管,输卵管自卵巢伸出,向前与卵模相通。卵模周围有梅氏腺,自卵模向前是盘曲状的子宫,最终开口于生殖孔。卵黄腺位于虫体中1/3处的两侧。在虫体后1/3的中央,有一管状的排泄囊(图6-28-11)。

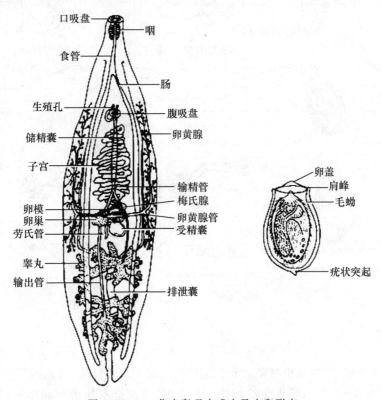

图 6-28-11　华支睾吸虫成虫及虫卵形态

2. 虫卵　黄褐色,形似芝麻粒,大小约30 μm×15 μm,是人体寄生虫卵中最小的一种,前端有明显的小盖,盖旁卵壳隆起称肩峰,后端有疣状的突起,内含有一个成熟的毛蚴(图6-28-11)。

（二）生活史

成虫寄生在人或猫、犬、鼠等哺乳动物的肝胆管内。虫卵随胆汁进入肠腔,随粪便排出体外。卵入水后,被第一中间宿主沼螺或豆螺吞食,在其消化道内孵出毛蚴,经胞蚴、雷蚴增殖发育成大量尾蚴。尾蚴自螺体逸出进入水中,遇到第二中间宿主淡水鱼、虾时,钻入其皮下、肌肉等处,脱去尾部形成囊蚴。人若食入含有活囊蚴的生或不熟的淡水鱼、虾,就可造成感染。囊蚴经胃液、肠液的消化作用,在十二指肠,幼虫从囊内逸出,称为童虫。童虫经胆总管到肝胆管或胆囊内寄生。实验证明,童虫也可经血管或穿过肠壁经腹腔进入肝后,再侵入肝胆管。从食入囊蚴到发育为成虫产卵,需1个月左右。成虫寿命为20~30年(图6-28-12)。

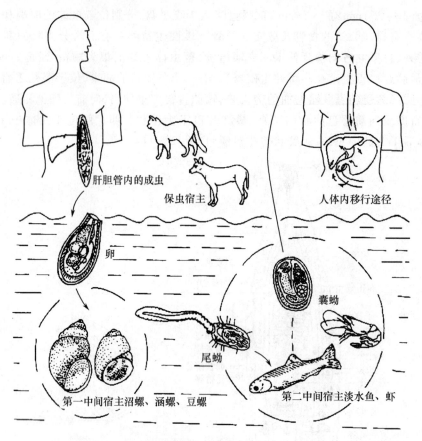

肝胆管内的成虫

保虫宿主

人体内移行途径

卵

囊蚴

尾蚴

第一中间宿主沼螺、涵螺、豆螺

第二中间宿主淡水鱼、虾

图 6-28-12　肝吸虫生活史

（三）致病

　　吸虫的致病作用,主要是机械刺激和代谢产物引起的超敏反应,造成胆管内膜及胆管周围的炎症反应,管腔变窄,周围纤维组织增生。严重时,可使肝实质萎缩和坏死,甚至导致肝硬化、腹水。虫卵、死亡的虫体及脱落胆管组织,易形成结石的核心,发生胆石症,胆汁淤滞。患者常有上腹部胀满、钝痛、食欲不振、厌油腻、消瘦、不规则的腹泻、便秘等。儿童若感染严重,可引起发育不良或侏儒症。此外,肝吸虫感染与肝癌的发生有一定关系。

（四）实验诊断

　　1. 病原学检查　取粪便或十二指肠引流液检查肝吸虫卵。若查到肝吸虫卵,即可确诊。检查方法主要如下。
　　（1）直接涂片法　取粪便直接涂片,用显微镜检查。该法简便,但检出率低。若为十二指肠引流液做直接涂片检查,其检出率较高。
　　（2）沉淀法　取粪便进行水洗沉淀或离心沉淀,再取沉淀物进行镜检,其检出率明显高于直接涂片法。
　　（3）氢氧化钠消化法　该法检出率与沉淀法相似。除检查虫卵外,还可作虫卵计数。

2. 免疫学检查　可弥补轻度感染时粪检容易漏检之不足。常用的试验方法如下。

（1）皮内试验　用肝吸虫成虫制成抗原,对感染者进行皮内试验,大多呈阳性反应。但与其他吸虫感染有交叉反应。常用作辅助诊断或普查时筛选患者之用。

（2）间接血凝试验　该法阳性率高,血清稀释 1∶10 时,阳性率可达 100%。

此外,还有酶联免疫吸附试验、间接荧光抗体试验等。

（五）流行

该虫主要分布在中国、日本、越南、菲律宾等国家。在我国,除西藏和西北地区外,已有 23 个省、市有该病的发生或流行。造成该病流行的主要因素如下。

1. 传染源　除患者和带虫者外,该虫广泛寄生于家畜和野生动物,如猫、犬、猪、鼠、狐狸、水獭等。特别是猫、犬等家畜在某些地区感染率较高,是肝吸虫病的主要传染源。

2. 饮食习惯不良　肝吸虫病的感染,主要是食入含有活囊蚴的淡水鱼、虾所致。这与饮食习惯有关,如广东居民喜食"鱼生""鱼生粥",浙江等地喜食醉虾,朝鲜居民以活鱼下酒等,这些饮食习惯中,鱼、虾中的囊蚴未杀死,均易造成感染。

3. 中间宿主的存在　在我国南北各地塘、湖、河、沟中有第一中间宿主豆螺、沼螺的存在,同时又有第二中间宿主淡水鱼、虾的存在。再加上粪便管理不善,人和动物粪便经常污染水源,如在池塘上建厕所,用鲜粪喂鱼,居民常在池塘、河边洗刷马桶等,均可污染水源。

（六）防治

1. 控制传染源　在治疗患者和带虫者的同时,也要治疗病犬、病猫以及捕杀野生动物等传染源。治疗药物有吡喹酮、阿苯哒唑等。

2. 加强粪便管理　严禁未经无害化处理的鲜粪入水,不随地大便,合理处理粪便,防止虫卵污染水源。结合鱼塘管理,定期进行灭螺。

3. 注意饮食卫生　不食生的或不熟的鱼、虾,是重要的预防措施。

三、日本裂体吸虫

日本裂体吸虫(*Schistosoma japonicum Katsurada*)亦称日本血吸虫,简称血吸虫。成虫寄生在人体肠系膜下静脉内,可致血吸虫病。

除日本血吸虫外,寄生人体的血吸虫尚有曼氏血吸虫(*S. mansoni Sambon*,1907)、埃及血吸虫[*S. haematonium*(Bilharz,1852)Weinland,1858]、间插血吸虫(*S. intercalatum Fisher*,1943)、湄公血吸虫(*S. mekongi Voge Brueker and Bruce*,1978)及马来血吸虫(*S. malayensis Greer et al*,1988)5 种裂体吸虫,它们都分布在其他国家和地区。

（一）形态

1. 成虫　雌雄异体,口、腹吸盘在虫体前部,相距甚近。虫体前端有口,后连食管,无咽,有食管腺包绕。肠管在腹吸盘前分为两支,较直,向后延伸至虫体中部之后汇合成单一的盲管,终止于体末。虫体长圆柱状,雄虫略粗短,呈乳白色或灰白色,大小为(10~22)mm×(0.5~

0.55)mm,背腹略扁,虫体自腹吸盘后向两侧增宽并向腹侧卷折,形成一纵行的沟槽,雌虫即栖息于此沟中,故称为抱雌沟。睾丸常为7个,椭圆形,位于腹吸盘后方的背侧,呈串珠状排列,每个睾丸发出输出管,汇入睾丸腹侧的输精管,向前通入储精囊,开口在腹吸盘后缘的生殖孔。雌虫细长,圆柱形,大小为(12~26)mm×(0.1~0.3)mm,口、腹吸盘均比雄虫的小。消化道与雄虫的略同,但肠管内含有残存的黑褐色血色素,故虫体后半部呈灰褐色或黑色。卵巢1个,呈长椭圆形,位于虫体中部,卵巢后端发出一输卵管,绕过卵巢向前延伸,与卵黄管汇合通入卵模,卵模外包梅氏腺。子宫管状,与卵模相接,向前开口于腹吸盘下方的生殖孔(图6-28-13)。

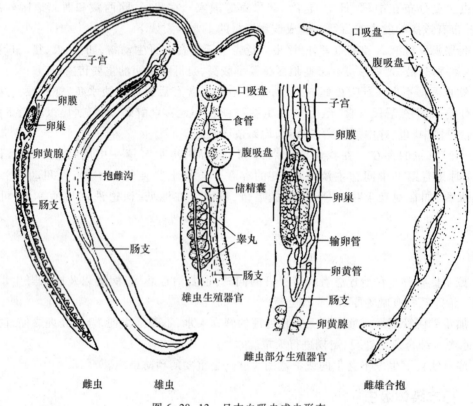

图 6-28-13　日本血吸虫成虫形态

2. **虫卵**　成熟虫卵呈椭圆形或类圆形,淡黄色,大小为(74~106)μm×(55~80)μm,卵壳薄而均匀,无卵盖,在卵壳亚端位有一小棘,有时因卵壳周围附着坏死组织、粪渣等脏物或因虫卵位置关系而不易看清。卵内含一毛蚴(图6-28-14),毛蚴与卵壳之间常可见到由毛蚴头腺分泌的油滴状物,大小不一,此为可溶性虫卵抗原。在粪便内偶尔亦可见有少数未成熟卵,内含卵细胞或胚胎。若成熟卵内毛蚴存在10~11天死亡,即可逐渐成为变性卵或钙化卵。

3. **毛蚴**　梨形或椭圆形,灰白色,半透明,大小为99 μm×35 μm。虫体周身披有纤毛,体前端略尖,有一锥形顶突,并有一顶腺及一对侧腺(头腺),体后部有许多生殖细胞。

4. **尾蚴**　为叉尾型,分体部和尾部,尾部又分为尾干和尾叉。尾蚴大小为(280~360)μm×(60~95)μm。体部前端有一头器,口吸盘位于头器腹面的亚顶端。腹吸盘较小,位于体部后半部,其下方有一团生殖原基。头器中央有一单细胞腺体,在体部的中、后部有单细胞钻腺

（穿刺腺）5 对，以两束导管自左右两侧穿过头器，开口于头器顶端（图 6-28-14）。

5. 童虫　尾蚴钻入宿主皮肤，脱去尾部，直至发育为成虫之前的发育期称童虫。按童虫在宿主体内移行过程中到达的部位及其形态的不同，可将其分为皮肤型、肺型和肝门型 3 型。

（二）生活史

血吸虫生活史包括成虫、虫卵、毛蚴、母胞蚴、子胞蚴、尾蚴及童虫等 7 个发育阶段。

成虫寄生于人体及其他哺乳动物的肠系膜下静脉。雌虫在宿主肠黏膜下层的静脉末梢内产卵，虫卵随静脉血回流，一部分在肝集聚，另一部分在结肠壁组织内沉积。卵内卵细胞反复分裂，约经 11 天发育为毛蚴，此称为成熟卵。卵内毛蚴头腺分泌的可溶性虫卵抗原可引起肠壁组织坏死，形成嗜酸性脓肿。含卵坏死组织因肠蠕动、腹内压和血管内压增高以及虫卵的重力等作用，向肠腔内溃破，使虫卵随粪便排出体外。

含卵粪便如污染水源，在适宜条件（20~30℃）下，经 2~32 小时即孵出毛蚴。毛蚴遇中间宿主湖北钉螺

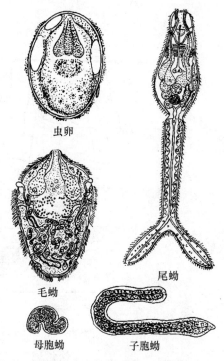

图 6-28-14　血吸虫虫卵和幼虫形态

即主动钻入螺体，并先后发育为母胞蚴、子胞蚴，经再发育和增殖而释放出大量的尾蚴。尾蚴常在近岸边的浅水水面下游动，当人或其他哺乳动物与尾蚴接触时，尾蚴便借其穿刺腺分泌物的溶解作用及体部伸缩、尾部摆动的机械作用，钻入宿主皮肤，脱去尾部即转变为童虫。尾蚴最快可在 10 秒内钻入皮肤。

童虫侵入宿主的小血管或淋巴管，随血循环经右心到达肺部，经肺静脉、左心进入大循环，再经肠系膜动脉及毛细血管网到达肠系静脉，随血流汇集于肝门静脉。经 8~10 天的发育后，从肝内的门静脉分支逆行至肠系膜静脉定居，雌雄合抱，逐渐发育为成虫。从尾蚴侵入人体内至成虫交配、产卵最短约需 24 天。通常在人体感染 30 天后，可在粪便中检获虫卵。每条雌虫日产卵量为 10 000~30 000 个。成虫在人体内的寿命一般为 2~5 年，有时可长达 30~40 年（图 6-28-15）。

（三）致病

血吸虫尾蚴、童虫、成虫及虫卵均可对宿主产生损害，其中，虫卵为最重要的致病阶段。

1. 尾蚴和童虫　尾蚴侵入宿主皮肤时，由于其机械性损伤及化学毒性作用而导致局部炎症现象和免疫反应，出现丘疹，有瘙痒感，此称尾蚴性皮炎，多见于重复感染者，其本质是 I 型和 IV 型超敏反应。童虫移行至肺部时，引起血管炎及毛细血管栓塞、破裂，产生局部细胞浸润和点状出血，导致肺部炎症及超敏反应，患者可出现咳嗽及发热等全身中毒症状。多次重复感染者还可发生严重超敏反应，出现荨麻疹、痰中带血丝及血中嗜酸性粒细胞增多。

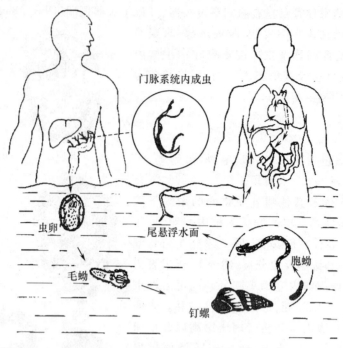

图 6-28-15 日本血吸虫生活史

2. 成虫　成虫寄生的机械损伤及免疫复合物的形成,可致静脉内膜炎和静脉周围炎,还可引起宿主整体性免疫功能下降。

3. 虫卵　虫卵是血吸虫的主要致病阶段。成熟卵内毛蚴释放的可溶性虫卵抗原经卵壳微孔渗出,刺激T细胞产生淋巴因子,吸引嗜酸性粒细胞、浆细胞聚集在虫卵周围,并同时形成虫卵肉芽肿,早期伴有虫卵周围组织的坏死,形成嗜酸性脓肿。随着卵内毛蚴的死亡和组织修复,坏死物质逐步地吸收,纤维组织增生,最后导致纤维化。重度感染者,门脉周围可出现广泛的纤维化,在肝的切面上,围绕在门静脉周围可见白色长纤维束从不同角度插入肝内,此称干线型肝硬化,这是晚期血吸虫病的特征性病变。由于窦前静脉的广泛阻塞,常导致门脉高压,出现肝脾大及腹壁、食管和胃底静脉曲张,甚至发生上消化道出血及腹水等症状,此称肝脾性血吸虫病。肠壁肉芽肿纤维化还可导致肠狭窄、肠息肉等。严重感染时,还可有异位损害,此多见于肺,其次是脑及胃等器官组织。

根据感染程度、宿主免疫状态和营养状况、治疗及时与否以及是否重复感染等具体情况,可将日本血吸虫病分为急性期、慢性期和晚期3个不同的病期。无免疫力的初次严重感染者,临床上表现为肝脾大、肝区痛及压痛,并有发热、腹痛、腹泻或黏液血便等症状,此称急性血吸虫病。若不及时治疗或治疗不彻底,或因少量、多次反复感染而获得部分免疫力,患者可不出现明显的临床症状,部分病例有腹痛、腹泻、黏液血便、消瘦、乏力及劳动力减退等症状,此为慢性血吸虫病。若病程继续发展,肝、肠组织纤维化加重,可出现肝硬化、门脉高压症、巨脾、腹水或上消化道出血等,此称晚期血吸虫病。儿童时期反复大量感染可影响脑垂体功能,生长发育受抑制,临床上表现为侏儒症。还有少数病例,可出现结肠壁明显增厚,甚至发生癌变。

（四）免疫

宿主初次感染血吸虫后,机体产生特异性免疫,能杀伤再感染的童虫,对体内原有成虫没有作用,这种获得性免疫称伴随免疫。成虫逃避宿主免疫反应攻击的机制可能如下。

（1）血吸虫体表具有类宿主抗原,掩盖了虫体本身的表面抗原,从而阻断了宿主免疫系统对血吸虫抗原的识别。

（2）宿主与血吸虫抗原接触后,不仅可产生各种免疫反应,也可出现免疫耐受,从而使成虫逃避免疫反应的作用。

（3）血吸虫抗原发生变异或有明显的期特异性。针对幼虫产生的免疫力,对成虫无有效杀伤作用,只能对新入侵的幼虫发挥免疫效应。

（4）某些血吸虫蛋白酶可能有助于成虫对抗宿主补体非特异性杀伤作用和特异性抗体的免疫效应。有人证明,血吸虫幼虫表膜具有 IgG Fc 受体,能与相应 IgG 结合,但幼虫可释放的某些蛋白酶可使其分解成多肽,使 IgG 功能降低,因而宿主体内一些较老的幼虫得以逃避免疫系统的攻击而继续存活和发育。

（五）实验诊断

1. 病原学诊断

（1）直接涂片法 操作简便,但检出率较低,适用于重度感染和急性感染者。

（2）自然沉淀法和尼龙袋集卵法 均为浓集法,其检出率比直接涂片法高。

（3）毛蚴孵化法 将浓集法所得被检粪便沉渣倒入三角烧瓶进行孵化,观察有无毛蚴,检出率高于一般浓集法。

（4）直肠黏膜活动组织检查 可同时进行虫卵的死、活鉴别,适用于有血吸虫病史而多次粪检阴性病例的检查。

2. 免疫学诊断

（1）皮内试验（ID） 通常以1∶8 000成虫抗原作 ID,可有假阳性,一般用于筛选新感染者及流行病学调查。

（2）环卵沉淀试验（COPT） 是国内最常用的血吸虫病免疫诊断方法,其敏感性高,假阳性率低,可作防治效果考核和监测。

（3）间接血凝试验（IHA） 该法敏感性高,快速、简便,但有假阳性,可用于辅助诊断和流行病学调查。

（4）酶联免疫吸附试验（ELISA） 用于检测血清抗体,双抗体夹心法及竞争法可检测循环抗原,敏感性高,特异性强,假阳性率低。效果明显优于 COPT,使用广泛,有较好的临床诊断和疗效考核价值。

此外,免疫酶染色法（IEST）、酶联免疫印迹技术（ELIB）等方法均可用于检测血吸虫病血清特异性抗体。

（六）流行

1. 分布 日本血吸虫主要分布于中国、日本、菲律宾及印度尼西亚等国家。在我国,则分布在长江流域及以南 13 个省、市、自治区。

2. 流行环节

（1）传染源　血吸虫病为人兽共患寄生虫病,有 40 余种野生动物和家畜(牛、羊、猪、马等)为其保虫宿主,这些保虫宿主和患者均可作为本病的传染源。

（2）传播途径　含血吸虫卵的粪便污染水源、中间宿主钉螺的存在以及人群接触疫水等是传播本病的 3 个重要环节。

（3）易感人群　对血吸虫有感受性的人均为易感人群。不同种族和性别的人对日本血吸虫均易感。有流行区,人群对血吸虫的再感染度随年龄增加而降低。

3. 流行因素

（1）生物因素和自然因素　钉螺是本病传播或流行的重要环节。其滋生繁殖与气温、雨水、湿度、土壤及植被等自然因素有关,在春、夏、秋季,尤其在大雨之后,常可发生大批血吸虫感染。

（2）社会因素　血吸虫病的传播、流行情况与社会制度、农田水利建设、人口流动、生活水平、人群生产方式和社会习惯密切相关。在控制血吸虫病流行过程中,社会因素起主导作用。

（七）防治

1. 查治患者、病畜,控制污染源　积极查治患者病畜,人畜同步治疗是控制传染源的有效措施。治疗药物首选吡喹酮,氯硝柳胺、呋喃丙胺也有一定疗效。治疗病牛可采用美曲膦脂。

2. 切断传播途径　消灭钉螺,加强人、畜粪便管理,严防虫卵入水。

3. 保护易感人群　加强健康教育,做好个人防护,尽量避免与疫水接触。若必须接触疫水时,则应涂抹磷苯二甲酸丁二酯油膏或乳剂或氯硝柳胺酯剂、皮避敌、防蚴宁等,以防血吸虫尾蚴经皮肤感染;亦可使用塑料、橡胶或乳胶衣裤及长筒胶靴等。

四、其他吸虫

寄生在人体引起寄生虫病的吸虫还有许多,如布氏姜片吸虫[*Fasciolopisi buski*(Lankester,1857)Odhner,1902]、卫氏并殖吸虫[*paragonimus westermani*(Kerbert,1878)Braun,1899]、斯氏狸殖吸虫[*Pagumogonimus skrjabini*(Chen,1959)Chen,1963]等,这些吸虫都有各自特殊的形态、生活史,寄生在人体不同的部位,引起相应部位的疾病,临床表现各异。感染严重时,可导致全身疾病及超敏反应症状。有的吸虫还可异位寄生,严重危害人类的健康。

布氏姜片吸虫、卫氏并殖吸虫、斯氏狸殖吸虫 3 种吸虫的生活发育阶段基本相似。成虫寄生在终宿主体内的不同部位,产出虫卵入水,在一定的条件下孵出毛蚴,毛蚴钻侵入第一中间宿主(均为淡水螺体)内发育为胞蚴、母雷蚴、子雷蚴,再形成大量的尾蚴。尾蚴逸出螺体后侵入第二中间宿主或水生植物中发育,分泌成囊物质形成囊蚴,其感染阶段均为囊蚴。当终宿主人或保虫宿主误食含有活的囊蚴的第二中间宿主或水生植物时而被感染。囊蚴被终宿主吞食后,后尾蚴脱囊而出,经过一段时间发育为成虫。由于虫种不同,这 3 种吸虫的日产卵量、寄生在人体的寿命不相同,寄生部位也不相同,导致的疾病也不相同。3 种吸虫的生活史、寄生部位、所致疾病的主要区别见表 6-28-4。

表 6-28-4　三种吸虫的生活史、寄生部位、所致疾病主要区别

区别要点	布氏姜片吸虫	卫氏并殖吸虫	斯氏狸殖吸虫
第一中间宿主	扁卷螺	川卷螺	小型淡水螺类
第二中间宿主	无,但需水生植物	溪蟹、蝲蛄	蟹类
终宿主和保虫宿主	人、猪等	人、肉食类哺乳动物	人、犬、猫科等动物
寄生部位	肠道	肺或脑等	皮下或肝等
致病	局部机械性损伤	机械损伤、免疫病理反应	幼虫移行症等
治疗药物	吡喹酮	吡喹酮、硫双二氯酚	吡喹酮、三氯苯哒唑

第三节　绦 虫 纲

一、概述

绦虫(cestode)或称带绦虫(tapeworm),属于扁形动物门的绦虫纲(Class Cestoda)。寄生在人体的绦虫有 30 余种,均属于多节绦虫亚纲的圆叶目(Cyclphyuidea)和假叶目(Pseudophyllidea)。绦虫成虫大多寄生在脊椎动物的消化道中,生活史复杂,需要 1~2 个中间宿主,人可作为一些带绦虫的终宿主或中间宿主。

(一)形态

1. 成虫　白色或乳白色,细长如带,分节,体长数毫米至数米,因虫种不同而异。雌雄同体,无消化道,缺体腔。各种器官如神经系统、生殖系统、排泄系统等均包埋在实质组织,实质组织中还散布许多石灰小体,营养物质则通过体壁皮层上遍布的微毛吸收。虫体由头节、颈部、链体 3 部分组成。

(1)头节　细小,头节上有附着器,形式多样,如吸盘、突盘、沟槽。通常圆叶目绦虫头节呈球形或近方形,有 4 个吸盘或有顶突和小钩,借以附着在肠黏膜上。假叶目绦虫头节呈梭形,背腹面各有一条沟槽,起着移动作用。

(2)颈部　接于头节之后,短而纤细,不分节,内有生发细胞,链体的节片由此向后芽生。

(3)链体　节片数目因虫种而异,多者可达数千节,少者只有 3~4 节。靠近颈部的节片细小,其内的生殖器官尚未发育成熟,称为幼节;其后的链体逐渐增大,其内的生殖器官逐渐发育,越往后越成熟,雌雄生殖器官成熟的节片称为成节;链体后部的节片最大,子宫内已有虫卵的节片称孕节。

2. 虫卵　假叶目绦虫卵为椭圆形,卵壳较薄,一端有小盖,卵内含一卵细胞和若干个卵黄细胞。圆叶目绦虫卵呈球形,卵壳薄,内有一很厚的胚膜,卵内上已发育的幼虫称六钩蚴。

(二)生活史

绦虫成虫寄生于脊椎动物的肠道中,幼虫寄生于脊椎动物或无脊椎动物组织内。带绦虫生活史只需要一个中间宿主,有的甚至无需中间宿主。从链体脱落的孕节和散出的虫卵随粪

排出体外,被中间宿主吞食后,六钩蚴从胚膜中孵出,钻入宿主肠壁,随血液或淋巴液到达各组织,发育为中绦期幼虫。中绦期幼虫被终宿主吞食后,在肠道中受胆汁的刺激,脱囊或翻出头节,附着在肠壁,发育为成虫。

在我国,较重要的虫种有圆叶目的链状带绦虫、肥胖带吻绦虫、细粒棘球绦虫、微小膜壳绦虫和假叶目的曼氏迭宫绦虫。

二、链状带绦虫

链状带绦虫(*Tænia solium Linnaeus*)又称猪带绦虫、猪肉绦虫、有钩绦虫,是我国主要的人体寄生绦虫。中医学称之为寸白虫或白虫,是最早记载的人体寄生虫之一。成虫寄生在人的小肠内,引起猪带绦虫病。幼虫寄生在猪或人体的组织内,引起猪囊虫病。

(一)形态

1. 成虫　虫体扁平,带状,乳白色,长为2~4 m。分头节、颈节和链体3部分。头节圆球形,如一粒小米,直径约1 mm,有4个吸盘,顶端有顶突,上有两圈小钩。颈节紧接头节之后,纤细。链体分为幼节、成节、孕节3部分,由700~1 000个节片组成。近颈部的幼节宽而短,内部结构不明显。成节近方形,内部有雌、雄生殖器官各一套。有滤泡状的睾丸150~200个,分布在节片两侧近背面,每一睾丸有一输出管,汇集成输精管,经阴茎囊开口于生殖腔。卵巢分三叶,位于节片中后部,两个侧叶较大,中间叶较小,子宫在节片中央,为一纵盲管,阴道在输精管下方,内连卵模,外通生殖孔。卵黄腺位于节片后缘中部。孕节长方形,除充满虫卵的子宫外,其他器官均已退化。子宫呈分支状,主干纵行于节片中央,向两侧各发出7~13个分支,每一节片含虫卵3万~5万个(图6-28-16)。

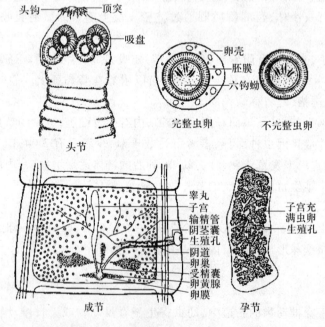

图6-28-16　猪带绦虫头节、成节、孕节及虫卵

2. 虫卵 圆球形,直径约 35 μm,卵壳薄,随粪便排出时已破裂脱落。胚膜较厚,棕黄色,有放射状条纹。卵内含有一个六钩蚴。

3. 囊尾蚴 囊尾蚴又称囊虫,卵圆形,白色透明的囊状物,大小约 9 mm×5 mm。囊壁极薄,囊内充满透明液体和一个白色的头节。头节的结构与成虫的头节相同(图 6-28-17)。

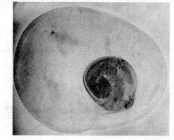

图 6-28-17 猪带绦虫囊尾蚴

(二)生活史

人是猪带绦虫的唯一终宿主,猪(或人)是中间宿主。成虫寄生在人体小肠内,以头节吸附在肠壁上。孕节自虫体末端脱落,与散出的虫卵一起随粪便排出体外。若被猪吞食,经消化液的作用,六钩蚴孵出,钻入肠壁,随血流到达身体各部,但多在股内侧肌、腰肌、肩胛肌和心肌。经 2~3 个月,发育成囊尾蚴。这种含囊尾蚴的猪肉,俗称"米猪肉""米糁肉""豆猪肉"等。人因食入生或不熟的含有活囊尾蚴的猪肉而造成感染。囊尾蚴经消化液的刺激,头节自囊中伸出,附着在肠黏膜上,再经 2~3 个月的发育,成为成虫。囊尾蚴在宿主体内可活 3~5 年,个别可达 15~17 年。成虫在人体内可活 25 年以上(图 6-28-18)。人若误食猪

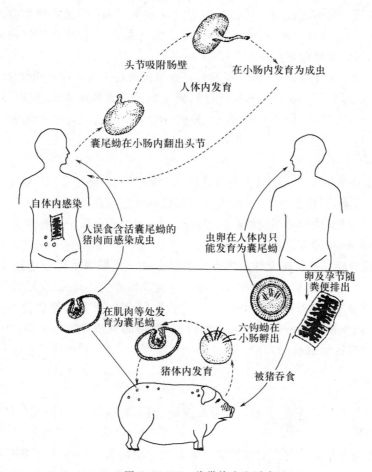

图 6-28-18 猪带绦虫生活史

带绦虫的卵,也可在体内发育成囊尾蚴,引起猪囊虫病,但不能继续发育为成虫。人体感染虫卵的方式有异体感染、自体体外感染和自体体内感染3种,尤以后者最为严重。

（三）致病

1. 成虫　成虫寄生在人体小肠,引起猪带绦虫病。感染多为1条,少数也有6~7条者。患者多无明显临床症状,粪便中发现绦虫节片常是患者求医的原因。成虫在肠腔中夺取营养以及头节附着肠黏膜所致机械性损伤,可出现消化不良、腹痛、腹泻、便秘、食欲不振、恶心等症状。虫体代谢产物被吸收后,可引起荨麻疹、头痛、头晕、失眠等神经系统症状。

2. 囊尾蚴　寄生于人体,引起囊尾蚴病,又称囊虫病。囊尾蚴病对人体的危害远比成虫大,危害程度因囊尾蚴的寄生数量和寄生部位不同而异,所出现的临床症状也不同。囊尾蚴的寄生部位很广,可寄生在人体皮下组织、肌肉、脑、眼、心、舌等部位,临床上依其主要寄生部位可分为3类。

（1）皮下及肌肉囊尾蚴病　多见于头部和躯干。在皮下寄生形成圆形或椭圆形结节,硬度如软骨,手可触及,与皮下组织无粘连,无压痛,常分批出现并可自行逐渐消失。感染轻时可无明显症状,感染数量多时,可出现肌肉酸痛、发胀、痉挛等症状。

（2）眼囊尾蚴病　可引起视力障碍。眼内囊虫寿命1~2年,当虫体死亡后,虫体的分解产物产生强烈刺激,可导致视网膜炎、脉络膜炎、化脓性全眼球炎,甚至产生视网膜剥离,并发白内障、青光眼等,最终导致眼球萎缩而失明。

（3）脑囊尾蚴病　又称脑囊虫病,危害最大。囊尾蚴可寄生在脑内不同部位,引起的症状极为复杂,癫痫发作、颅内压增高和精神症状是脑囊虫病的三大临床表现,但以癫痫发作最常见,其他可有头痛、恶心、呕吐、神志不清、失语、瘫痪、痴呆等表现,严重者可致死亡。

（四）实验诊断

1. 链状带绦虫病的诊断　询问患者有无食用"米猪肉"及大便排出节片病史有助于诊断。确诊有赖于病原学检查,如检获孕节、计数子宫分支数目可鉴定虫种。检查虫卵,可用涂片法、浮聚法、沉淀法、肛门拭子法和透明胶纸法。可疑患者可用槟榔南瓜子试验驱虫,淘洗粪便,若查获头节、成节或孕节,可确定虫种和明确疗效。

2. 囊尾蚴病的诊断　询问有无绦虫病史有重要意义。根据寄生部位选择诊断方法。皮肤和肌肉囊尾蚴病,可手术摘取皮下结节或浅部肌肉包块检查囊尾蚴;眼囊尾蚴病可用眼底镜检查,多可见活动虫体;脑和深部组织的囊尾蚴可用X线、CT、磁共振等现代影像设备检查。免疫学检查对深部组织的囊尾蚴病有重要诊断价值,常用的方法有皮内试验(ID)、间接血凝试验(IHA)、酶联免疫吸附试验(ELISA)等。

（五）流行

猪带绦虫病分布于世界各地,在我国也分布广泛,但一般感染率不高,以东北、华北及西南地区病例较多。

流行因素主要与养猪方式和人们的饮食习惯有关。猪的散放饲养或使用连茅圈(猪圈与人的厕所连在一起),猪就容易感染。有些地区,居民喜食生猪肉,如云南西部喜吃烤猪肉,即将带毛的生猪肉用火烧掉猪毛,再将这种生猪肉加佐料而食,感染率较高。多数地区因食囊尾蚴未杀死的不熟的猪肉,或切生肉的刀具、砧板沾有囊尾蚴的头节,污染熟食而造成感染。囊尾蚴对低温抵抗力较强,-10℃需3天才死亡,但高温下很易死亡。故食熟猪肉,感染机会极少。

(六)防治原则

猪带绦虫患者应及早驱虫,这样既可减少传染源,又对预防猪囊虫病有重要意义。常用的驱虫药物有吡喹酮、甲苯咪唑、氯硝柳胺等。中药有槟榔、南瓜子。驱出虫体后,应仔细检查有无头节,若无头节,隔2~3个月后,再驱虫一次。猪囊虫病的治疗较猪带绦虫病困难。有些部位寄生的猪囊尾蚴,除手术治疗外,还可用吡喹酮、阿苯达唑等药物治疗;要注意个人卫生和饮食卫生,不食生或不熟的猪肉,切生肉与切熟食的刀具、砧板要分开使用;饭前便后要洗手,不随地大便;猪要圈养,严格肉类卫生检查,严禁出售"米猪肉"。

三、肥胖带吻绦虫

肥胖带吻绦虫(*Taenia soginatus Goeze*)又称牛带绦虫、牛肉绦虫。成虫寄生在人的小肠内,引起牛带绦虫病。

(一)形态

牛带绦虫的成虫、虫卵及囊尾蚴的形态与猪带绦虫相似(图6-28-19),特别是虫卵,在显微镜下不易区别。两种带绦虫的主要区别见表6-28-5。

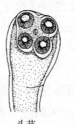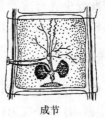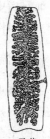

头节　　　　成节　　　　孕节

图6-28-19　牛带绦虫头节、成节、孕节

表6-28-5　猪带绦虫与牛带绦虫的主要区别

主要区别点	猪带绦虫	牛带绦虫
成虫体长	2~4 m	4~8 m
节片数	700~1 000个节片,较薄	1 000~2 000个节片,肥厚
头节	圆球形,直径1 mm	略呈方形,直径1.5~2 mm
顶突及小钩	有顶突和小钩(25~50个)	无顶突和小钩
卵巢	3叶	2叶
子宫分支	每侧7~13支	每侧15~30支
节片脱落	多为数节相连脱落	多为单节脱落
囊尾蚴	多节有小钩,可寄生于人体	头节无小钩,不寄生于人体

(二)生活史

人是牛带绦虫的唯一终宿主,成虫寄生在人的小肠内,孕节或虫卵随粪便排出体外,如被

牛吞食,六钩蚴在牛的小肠内孵出,钻入肠壁,随血流散布到全身各处肌肉,但多数在背部、肩部肌肉及舌肌和心肌。经 2~3 个月,发育成囊尾蚴。人因食生或不熟的含有活囊尾蚴的牛肉而造成感染。囊尾蚴在人的小肠中,经消化液的刺激,伸出头节,吸附在肠黏膜上,经 2~3 个月,发育为成虫。成虫寿命较长,一般可活 20~30 年,甚至更长。

(三) 致病

牛带绦虫只有成虫寄生在人体小肠内,引起牛带绦虫病。其致病作用与猪带绦虫相似,可引起腹部不适、消化不良、腹痛、腹泻、恶心或食欲亢进等,偶可引起肠梗阻。由于牛带绦虫孕节脱落后,仍有较强的蠕动力,可自肛门逸出,引起肛门不适和瘙痒。牛带绦虫的囊尾蚴不寄生于人体,故不会引起人的牛囊虫病。

(四) 实验诊断

询问病史对发现患者有重要意义。因孕节可自动逸出肛门,故透明胶纸法或肛门拭子法检查虫卵阳性率较高。根据孕节内子宫分支和头节形态可鉴定虫种。

(五) 流行与防治

牛带绦虫呈世界性分布。我国各地均有报道,多散在发生。但在新疆、内蒙古、西藏、四川、云南、贵州、广西、甘肃等省、自治区的一些地区,特别是少数民族地区,有地方性流行。该病流行的主要因素是患者与带虫者粪便污染牧草、水源和食用牛肉方法不当。牧民放牧时常在牧区及野外排便,致孕节及虫卵污染牧草和水源,使牛受到感染。有的少数民族,人居楼上,直接排便到楼下牛圈中,更易造成牛的感染。牧民常吃"牛肉干""风干牛肉"等,这些饮食习惯,容易引起人的感染。非流行区居民无吃生肉的习惯,偶可因牛肉未煮熟或切生肉、熟肉共用菜刀、砧板污染牛囊尾蚴而致感染。

防治原则与猪带绦虫病的防治原则基本相同。

四、其他绦虫

寄生于人体的绦虫主要有:细粒棘球蚴绦虫(*Echinococcus granulosus Batsch*,1786)又称包生绦虫,其幼虫棘球蚴也称包虫,引起棘球蚴病也称包虫病;微小膜壳绦虫[*Hymenolepis nana* (V. Siebold,1852)Blanchard,1891]又称短膜壳绦虫,寄生于人体小肠,引起膜壳绦虫病;曼氏迭宫绦虫(*Spirometra mansoni Joyeux et Houdemer*,1928)属于假叶目,成虫偶然寄生于人体小肠,其裂头蚴则常寄生于人体,引起裂头蚴病。主要区别见表 6-28-6。

表 6-28-6　其他绦虫特点的比较

	曼氏迭宫绦虫	微小膜壳绦虫	细粒棘球蚴绦虫
中间宿主	第一中间宿主:剑水蚤 第二中间宿主:人、蛙、蛇、鸟类、兽类等	可无中间宿主	人、牛、羊、猪、马等
终宿主	猫、犬等	鼠类、人	犬、豺、狼等

续表

	曼氏迭宫绦虫	微小膜壳绦虫	细粒棘球蚴绦虫
寄生部位	成虫:小肠 裂头蚴:眼、皮下、脑等全身任何部位	小肠	肝、肺、腹腔、肠系膜、脑等
感染阶段	裂头蚴	虫卵　孕节	虫卵　孕节
致病虫期	蚴虫(裂头蚴)	成虫　似囊尾蚴	棘球蚴
致病	眼裂头蚴病、脑裂头蚴病等	肠壁黏膜损伤分泌物的毒性作用	过敏症状、包块局部压迫及刺激症状、全身中毒
治疗	成虫:吡喹酮、甲苯达唑 裂头蚴:手术摘除	吡喹酮	吡喹酮、甲苯达唑等

学 习 小 结

蛔虫病是儿童常见的寄生虫病。蛔虫成虫寄生于人体小肠,雌雄交配后,雌虫在肠腔产卵并随粪便排出体外。雌虫产卵量大,且虫卵对外环境的抵抗力强。受精蛔虫卵在土壤中发育为含蚴蛔虫卵(感染性虫卵)后,经消化道感染。蛔虫幼虫在体内移行,最终在小肠定居发育为成虫。

钩虫病是我国人群的五大寄生虫病之一。钩虫成虫寄生于人体小肠,雌虫在肠腔产卵并随粪便排出体外。钩虫卵在土壤中发育为丝状蚴(感染性蚴虫)后,经皮肤或黏膜感染。蚴虫在体内移行,最终在小肠定居发育为成虫。

丝虫病也是危害我国人群的五大寄生虫病之一。丝虫属于生物源性蠕虫,其生活史需要两个宿主。丝虫成虫寄生于人体淋巴组织,雌雄交配后产出微丝蚴。当蚊子叮人吸血时,微丝蚴进入蚊胃,在蚊体内发育为丝状蚴(感染性蚴虫);含丝状蚴的蚊子叮人吸血时,将丝状蚴注入人体而感染,最终在淋巴组织中发育为成虫。

血吸虫病在我国长江流域流行较广,对人群健康危害严重,属于我国五大寄生虫病之一。血吸虫尾蚴、幼虫、成虫及虫卵均可对宿主产生损害,其中,虫卵为最重要的致病阶段。血吸虫属于生物源性蠕虫,其生活史需要两个宿主。成虫寄生于人体门静脉系统血管内,雌雄交配后产卵,虫卵随破溃的肠壁组织进入肠腔,随粪便排入水中并孵化出毛蚴,毛蚴侵入其唯一的中间宿主钉螺体内发育为尾蚴并逸出体外,人与疫水接触时,尾蚴经皮肤感染人体,移行至门静脉系统发育为成虫,引起血吸虫病。无免疫力的初次严重感染者,临床上表现为肝脾大、肝区痛及压痛,并有发热、腹痛、腹泻或黏液血便等症状,此称急性血吸虫病。若不及时治疗或治疗不彻底,急性血吸虫病可转为慢性血吸虫病。若病程继续发展,肝、肠组织纤维化加重,可出现肝硬化、门脉高压症、巨脾、腹水或上消化道出血等,此称晚期血吸虫病。

绦虫属扁形动物门绦虫纲,该纲动物全部营寄生生活,虫体背腹扁平、带状分节、前窄后宽。链状带绦虫可致猪带绦虫病和囊虫病,肥胖带吻绦虫可致牛带绦虫病,不吃生的或未熟的肉类,切生、熟菜的刀和砧板分开使用,是防治本类疾病的有效措施。

思 考 题

1. 名词解释:土源性蠕虫、生物源性蠕虫、夜现周期性。

2. 描述蛔虫、蛲虫、鞭虫、钩虫的形态特征。

3. 比较两种钩虫成虫、两种微丝蚴的区别。

4. 简述常见线虫的寄生虫学检查及防治措施。

5. 华支睾吸虫有哪些致病因素？引起哪些疾病？

6. 试述日本血吸虫的生活史、致病性。

7. 列表归纳各种吸虫的生活史特点(感染阶段及方式、宿主种类、寄生部位)。

8. 简述各种吸虫的实验诊断方法及防治原则。

9. 牛、猪带绦虫的成虫和猪囊尾蚴的形态有哪些特征？

10. 猪带绦虫的致病因素是什么？可引起哪些疾病？如何防治？

（王同祥　彭慧丹）

第二十九章 医学原虫

学习要点

1. 掌握疟原虫与溶组织内阿米巴的生活史、致病性及防治原则。
2. 熟悉各原虫的寄生部位、感染阶段、感染途径及实验诊断。
3. 理解各原虫的基本特征及流行因素。

医学原虫曾经对人类健康造成严重威胁,其中,对人类危害较大的是疟原虫,它是引起疟疾的病原体。疟疾是一种流行于热带和亚热带的严重传染病,19世纪前,全球每年有数亿人感染疟疾,病死者达上千万,但疟疾的病原体一直不为人知。1880年,法国科学家拉韦朗(Laveran)用显微镜观察到了疟疾患者血液中的疟原虫,他用两年时间,解剖大量疟疾患者的尸体,描述了疟原虫在人体内红细胞、肝细胞内各发育阶段的形态,终于确定了引起疟疾的病原体,这一发现给当时的医学界带来了极大的震动。1907年,拉韦朗因对全球疟疾防治做出的极大贡献而荣获诺贝尔生理学或医学奖。

第一节 孢子虫纲

孢子虫均营专性寄生生活,是人体重要的寄生虫,生活史包括无性阶段的裂体增殖和有性阶段的配子增殖。这两种生殖方式可以在一个宿主或两个不同宿主体内完成。

一、疟原虫

疟原虫(malaria parasite)寄生于人及哺乳、鸟类和爬行动物,是疟疾(malaria)的病原体,分布地区几乎遍及全球。其生活史包括宿主交替(脊椎动物和吸血昆虫)和世代交替(无性生殖和有性生殖)。

寄生于人体的疟原虫有4种:间日疟原虫(*Plasmodium vivax*)、三日疟原虫(*Plasmodium malariae*)、恶性疟原虫(*Plasmodium falciparum*)和卵形疟原虫(*Plasmodium ovale*),分别引起间日疟、三日疟、恶性疟和卵形疟。我国最常见的是间日疟。

(一)形态与生活史

1. 形态　4种疟原虫各期的形态不尽相同,现以间日疟原虫为例进行描述。

(1)滋养体　滋养体是疟原虫在红细胞摄取营养和发育的阶段。早期滋养体胞核小,胞质少,中间有空泡,胞质多呈环状,故又称为环状体(ring form)。环状体发育长大,胞核增大,胞质增多,并出现伪足,虫体形状不规则,胞质中开始出现棕黄色的疟色素。被寄生的红细胞变大、颜色变浅,出现鲜红色薛氏点,此时称为晚期滋养体,亦称大滋养体。

(2)裂殖体 晚期滋养体继续发育,伪足和空泡消失,虫体变圆,核开始分裂,但细胞质尚未分裂,此时称为未成熟裂殖体。核继续分裂,胞质也开始分裂,每一个核都被部分胞质包裹,此时称为成熟裂殖体。

(3)配子体 疟原虫经过几次红细胞内裂体增殖,部分裂殖子在红细胞内不再进行裂体增殖,而发育为雌、雄配子体。雌配子体核小,致密,胞质呈深蓝色,虫体较大,占满胀大的红细胞。雄性配子体胞质浅蓝而略带红色,核较大,淡红色,多位于虫体的中央。

(4)子孢子 形状细长,长为 10~15 μm,宽约 1 μm。常弯曲呈 C 形或 S 形,是配子体在蚊虫体内发育的最终阶段。

2. 生活史 寄生于人体的 4 种疟原虫,生活史基本相同(图 6-29-1),都需要人和雌性按蚊作为宿主。在人体内先后寄生在肝细胞和红细胞,并进行无性裂体增殖,但在红细胞内,除进行裂体增殖外,还可发育成配子体,配子体是有性生殖的开始。在雌按蚊体内,进行配子生殖和孢子增殖。现以常见的间日疟为例,详述如下。

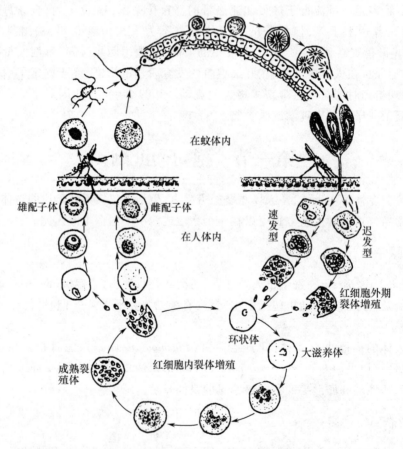

图 6-29-1 间日疟原虫生活史原虫

(1)疟原虫在人体内的发育 ① 肝细胞内发育:疟原虫在肝细胞内的发育称红细胞外期(exo-erythrocytic stage),即疟原虫在人体内的裂体增殖过程。当唾液腺内含有感染性疟原虫子孢子的雌按蚊刺吸人血时,子孢子随蚊唾液进入人体末梢血液。一般子孢子并不立即侵入红细胞,约经 30 分钟后才陆续随血液侵入肝细胞,进行裂体增殖,一个子孢子可形成一个内含数个裂殖子的裂殖体。裂殖体成熟后,肝细胞被胀破,裂殖子释放出来,一部分被吞噬细胞吞噬而消灭,一部分则侵入红细胞进行红细胞内期的发育。间日疟原虫完成红外期发育所需时间为 7~9 天,卵形疟原虫 9 天,三日疟原虫11~12 天。实验研究证实,间日疟原虫的子孢子具有遗传学上不同的两个型,即速发型子孢子和迟发型子孢子。两型子孢子同时进入肝后,速发型子孢子首先完成红外期发育,迟发型子孢子则经过一段或长或短的休眠状态后,才开始红外期发育过程。处于休眠状态的疟原虫称为休眠子,它与日后的疟疾复发有关。② 红细胞内的发育:红细胞内期(erythrocytic stage,红内期),即疟原虫在红细胞内的裂体增殖过程。裂殖子释放入血侵入红细胞后,先发育为小滋养体(也称环状体),逐渐发育为大滋养体,再后发育为裂殖体,裂殖体成熟后胀破红细胞,释出裂殖子,一部分被吞噬细胞消灭,其余则再侵入红细胞内重复红内期裂体增殖过程,在红细胞内循环发育的疟原虫不再回到肝细胞中发育。间日疟原虫完成一个红内期需 48 小时,三日疟原虫需 72 小时,恶性疟原虫需 36~48 小时,卵形疟需 48 小时。配子体(gametocyte)的形成:红内期疟原虫经几次裂体增殖后,部分裂殖子循另一种形式发育成为雌配子或雄配子体。若被雌按蚊吸入蚊体内则开始疟原虫有性生殖过程,如未被雌按蚊吸入蚊体内,则被吞噬消灭或退变死亡。

(2)在蚊体内的发育　疟原虫在蚊体内的发育分为配子生殖和孢子增殖两个阶段。当雌按蚊刺吸患者血液时,疟原虫随血进入蚊胃,除雌、雄配子体外其余红细胞内期各发育阶段的疟原虫均被消化。雌配子体发育为雌配子,雄配子体通过出丝现象形成 4~8 个雄配子,雌、雄配子结合成合子,合子随即延长成为一端较尖一端钝圆能蠕动的动合子,动合子穿过蚊胃壁并在弹性纤维膜下形成圆形的囊合子(卵囊),虫体在囊合子中迅速分裂增殖,形成数千乃至上万个子孢子。子孢子从囊壁的微孔中主动钻出或卵囊破裂后释出,经蚊血淋巴进入蚊的唾液腺。当含有子孢子的雌按蚊叮吸人血时,子孢子随蚊的唾液从刺吸口进入感染人体,重复其在人体内的发育过程。因此子孢子是疟原虫的感染阶段。

(二)致病

疟原虫的红内期是致病阶段,主要引起周期性寒热发作并伴有头痛、全身酸痛等症状,在多次发作后出现贫血及脾脏大。有些患者可发生中枢神经系统症状、急性肾衰竭和急性肺水肿等严重并发症。从疟疾的全过程看,各种疟原虫子孢子侵入人体后,大都经历潜伏期、发作期。如未彻底治愈,则经过长短不一的潜伏期后可出现再燃或复发。

1. 潜伏期　子孢子进入人体至发作前的期间为潜伏期,包括整个红外期发育和红内期裂体增殖使疟原虫达到一定数量而引起疟疾发作的时间。潜伏期长短与侵入的原虫种、株、数量、感染方式以及人体的免疫力等因素有关。间日疟短虫株为 11~25 天,长虫株为 6~12 个月,有的甚至可达 2 年;三日疟 28~37 天;恶性疟 7~28 天。

2. 发作　当红内期疟原虫行裂殖增殖时,成熟裂殖子随红细胞破裂入血后若达到发热阈值(引起疟疾发作的原虫血症最低值称为发热阈值)时,裂殖子、疟原虫的代谢产物、残余的和变性的血红蛋白及红细胞碎片等一起入血。一部分被单核-巨噬细胞吞噬,刺激这些细胞释放内源性热原质,并和疟原虫的代谢产物一起作用于下丘脑的体温调节中枢,引起发热。疟疾的发作与红内期裂殖体胀破红细胞的时间相一致,间日疟及卵形疟为隔日发作一次,三日疟隔两天发作一次。典型的疟疾发作为周期性寒战、发热和出汗退热三个连续阶段。

3. 再燃与复发　疟疾初发后,由于残存的红内期疟原虫在一定条件下大量增殖后而引起的发作,称为疟疾的再燃。疟疾发作数次后,经治疗或不经治疗,可停止发作,血检无疟原虫,经过几周或数月,在无再次感染的情况下,再次出现原虫血症和出现临床症状,称为复发。一般具有迟发型子孢子的间日疟原虫和卵形疟原虫才有复发。

4. 贫血　红内期直接破坏红细胞是患者发生贫血的原因之一。但疟疾多次发作后,脾功能亢进,可大量吞噬破坏红细胞;患者产生的抗体可与有虫红细胞及正常红细胞膜上的疟原虫抗原结合,形成免疫复合物而激活补体等,导致红细胞溶解。以上因素都可导致贫血。

5. 脾大　疟疾早期,脾因充血和吞噬功能增强而肿大。随着发作次数增多,因疟原虫及代谢产物刺激,巨噬细胞和纤维细胞增生,脾可继续肿大变硬。由于疟疾发作停止后脾大持续存在,因此脾肿率可作为判断一个地区疟疾流行程度的指标之一。

6. 疟性肾病　多见于三日疟长期未愈的患者,发病机制是由Ⅲ型超敏反应所致的一种免疫性肾小球基底膜病理改变,严重者可致肾衰竭。

7. 凶险型疟疾　疟疾暴发流行区的一些患者,因各种原因延误诊断和治疗的疟疾患者,可因血流中疟原虫的数量激增而出现凶险型症状,其特点是来势凶猛,病情险恶,病死率高。临床表现为持续高热、抽搐、昏迷。常见的有脑型(昏迷型)、超高热型、厥冷型及胃肠型。

（三）免疫

1. 机体天然防御功能　疟原虫具有显著的种属特异性。人疟原虫只感染人,而动物疟原虫对人不致病。无获得性免疫力的人群对疟原虫普遍易感,但有的人即使无特异性免疫也对某种疟原虫先天不易感,如西非地区和美国黑人中 Duffy 血型抗原阴性者就对间日疟原虫先天不易感。

2. 获得性免疫　人体可通过自动免疫和被动免疫方式获得对疟原虫的特异性免疫力。

（1）体液免疫　疟疾感染过程中,红内期疟原虫可刺激机体主要产生 IgG 类抗体,这些抗体可抑制裂殖体的发育和繁殖,能促进吞噬细胞对裂殖体及裂殖子的吞噬作用,但对滋养体一般无影响,而且有种、株和发育期的特异性。

（2）细胞免疫　通过单核-巨噬细胞系统和 T 细胞的作用,可使红细胞内的疟原虫变性、坏死,并被吞噬消化。细胞免疫在疟疾的免疫中起着重要的作用。

3. 带虫免疫与免疫逃避　所谓带虫免疫是指疟疾在发作停止后,患者产生一定的免疫力,使体内的原虫血症维持在较低水平,宿主与疟原虫之间处于一种相对平衡状态,机体不会出现临床症状,但这种免疫力会随着疟原虫从人体里消失而逐渐消失的现象。所谓免疫逃避是指部分疟原虫在宿主体内能避开宿主的免疫而生存繁殖,与宿主特异性免疫并存的现象。免疫逃避的机制主要有:① 疟原虫在宿主体内发生抗原变异,使宿主的免疫系统不能再有效识别;② 疟原虫分泌的可溶性抗原与抗体结合成免疫复合物,消耗体内特异性抗体而逃避抗体的作用;③ 原虫寄生于宿主正常细胞内而逃避免疫学作用;④ 其他诸如巨噬细胞吞噬受到干扰、宿主出现免疫抑制等都可导致免疫逃避现象。

（四）实验诊断

1. 病原学检查　采外周血制成薄血片和厚血片,经姬姆萨或瑞氏染色后,镜检发现疟原虫即可确诊。采血时间一般在发作后数小时内采取。

2. 免疫学检查　此类方法大多灵敏度高,准确度高,多用于疟疾的流行病学调查和献血员筛选等。较常用的有间接荧光抗体法、间接血凝试验、ELISA 等。

（五）流行

疟疾呈全球性分布,是一种严重危害人体健康的寄生虫病,也是我国五大寄生虫病之一。

1. 地理分布　疟疾遍布全世界,尤以热带及亚热带地区严重。我国最常见的是间日疟,流行于长江以南平原和黄淮下游一带,恶性疟主要分布于长江以南山区。

2. 流行因素

（1）流行环节　疟疾流行必须具备 3 个环节,即传染源（临床患者和带虫者）、传播媒介（按蚊属蚊体）和易感人群（无免疫力或免疫力低下的人群）。

（2）自然因素　适宜的温度、湿度、雨量和地形等环境因素对疟疾的传播具有一定的主导作用。

（3）社会因素　社会经济、卫生状况、教育水平和生活习惯以及人口大量流动的因素,均能影响疟疾的流行和传播。

（六）防治

1. 预防为主　发现和彻底治疗传染源;改善环境卫生,灭蚊防蚊以切断传播途径;采取物理、化学和免疫学方法来保护易感人群。

2. 抗疟治疗　常用抗疟药物主要有以下几类

（1）杀灭红外期裂殖体及休眠体　伯氨喹有治疗和抗复发作用,亦称根治药;乙胺嘧啶对恶性疟原虫有一定作用。

（2）杀灭红内期裂体　如氯喹、奎宁、青蒿素、咯奈啶等,可以控制临床发作。

（3）杀灭配子体　如伯奎,用以切断传播。

（4）杀灭孢子增殖期　如乙胺嘧啶,能阻断其在蚊体内发育。

二、刚地弓形虫

刚地弓形虫（*Toxoplasma gondii*）简称弓形虫,主要寄生于人或动物各种组织的有核细胞内,可引起多种脏器和组织危害,是一种人畜共患疾病。本病呈世界性分布,人和动物感染较为常见。

（一）形态

弓形虫的发育阶段有 5 种不同形态,即滋养体、包囊、裂殖体、配子体和囊合子。较为常见的有 3 种。

1. 滋养体（速殖子）　虫体呈香蕉形,一端钝圆,一端尖。大小为（4~7）μm×（2~4）μm,

姬姆萨染色后,虫体胞质呈蓝色,细胞核为红色,位于虫体中央。滋养体多见于急性期感染,繁殖速度快,可单个或数个成堆在血液等体液中,也可在宿主细胞内形成数个或十多个速殖子的集合体,称为假包囊。

2. 包囊　圆形或椭圆形,直径 5~100 μm,外有囊壁,内含数个至数百个形态与速殖子形态相似的虫体,因虫体增殖速度缓慢,又称缓殖子。多见于隐性感染者的细胞内。

3. 卵囊(卵合子)　圆形或卵圆形,大小约 10 μm×12 μm,具有双层光滑透明囊壁,成熟的卵囊内含两个孢子囊,每个孢子囊内有 4 个稍弯的新月形子孢子。

（二）生活史

弓形虫的发育过程复杂,完成生活史需要两种脊椎动物的宿主。终宿主为猫科类动物,在有核细胞内进行有性生殖。中间宿主为哺乳类、鸟类和人类等。猫既是终宿主也是中间宿主,在有核细胞内进行无性增殖。在生活史中发育的速殖子、包囊、卵囊对中间宿主和终宿主均有感染性。

1. 在中间宿主体内的发育　当成熟卵囊、包囊、假包囊被人及其他中间宿主食入后,子孢子、缓殖子、速殖子在肠腔逸出,侵入肠壁,经血管或淋巴管扩散到全身,并在脑、心、肝、肺、肌肉及淋巴结内进行无性繁殖,随着宿主细胞破裂,释放的速殖子又侵入新的细胞,不断繁殖,因机体保护性免疫力产生,使速殖子繁殖受到抑制。如脑、眼、骨骼肌的有核细胞内繁殖减慢,形成包囊。囊内含有缓殖子,可长期寄生在中间宿主体内,存活数月、数年,甚至宿主的终生。也是疾病复发的根源。

2. 在终宿主体内发育　当成熟卵囊、包囊、假殖子被猫吞食后,子孢子或滋养体侵入猫小肠绒毛上皮细胞内发育为裂殖体,进行裂体增殖。经数次裂体增殖后,一部分裂殖子发育成雌、雄配子体,再发育为雌、雄配子,二者受精后形成合子,发育为卵囊。卵囊脱出肠上皮细胞进入肠腔,随粪便排出体外,卵囊在体外发育成熟,通过污染食物感染中间宿主或再感染终宿主。

（三）致病

弓形虫病的发生及其严重程度,与宿主免疫状态有密切关系,速殖子是其主要致病阶段。

弓形虫可通过先天性和后天获得性两种方式感染,引起两种临床类型,先天性弓形虫病为妊娠早期妇女感染后,虫体经胎盘传给胎儿,多表现为影响胎儿的发育,重者可造成胎儿流产、脑积水、胎儿畸形及死胎等。获得性弓形虫病为食入受卵囊污染的水和食物所致,多数为隐性感染,少数有淋巴结肿大、长期低热等,重者可引起脑膜炎、心肌炎、脉络膜炎、视网膜炎等。

（四）实验诊断

1. 病原学检查　取可疑患者的不同标本,如脑脊液、血液、胸水、羊水等体液涂片或离心取沉淀物涂片镜检,此法检出率较低。

2. 免疫学检查　用免疫学的方法,如间接血凝试验、间接荧光抗体试验、ELISA 检测可疑患者血清中的特异性抗体,是目前应用较广且效果较好的检验手段。

（五）流行与防治

弓形虫病是一种人畜共患病，动物和人的感染较为普遍，动物感染率高于人。据调查，国内人群感染率平均在 5%～6%。弓形虫病的传染源主要是动物。弓形虫病应以预防为主，防止猫粪污染手指、食物及水源，不吃未熟的肉类及乳制品。目前治疗首选药为乙胺嘧啶与磺胺类药联合应用。

第二节 根足虫纲

根足虫的基本特征是具有宽大的叶状伪足，可做变形运动。因伪足不断做变形伸缩运动而称为阿米巴。

大多数种类寄生于人体的消化道和腔道内，以无性二分裂法繁殖。生活史中多有滋养体和包囊两个时期。对人体致病的主要为溶组织内阿米巴。

溶组织内阿米巴（*Entamoeba histolytica*）又称痢疾阿米巴。主要寄生于人体结肠内，可引起阿米巴痢疾，也可侵入其他器官组织，引起肠外阿米巴病。

（一）形态

溶组织内阿米巴生活史中有滋养体（大、小滋养体）和包囊两个期（图 6-29-2）。

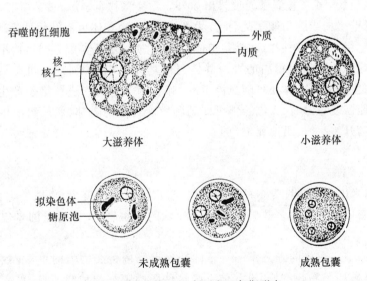

吞噬的红细胞　外质
核　内质
核仁

大滋养体　　　　小滋养体

拟染色体
糖原泡

未成熟包囊　　　成熟包囊

图 6-29-2 溶组织内阿米巴各期形态

1. 滋养体 根据虫体大小、形态，寄生的部位和生理功能，分为大滋养体和小滋养体。

（1）大滋养体 又称组织型滋养体，有致病力，寄生于结肠黏膜、黏膜下组织及肠外器官组织中。在适宜温度时，取新鲜粪便加生理盐水镜检，虫体运动活泼，形态多变，虫体直径 20～60 μm，内外质界线清楚。外质透明，约占虫体 1/3，伸出舌状伪足做定向运动；内质呈颗粒状，随外质突出或缩入。内质有细胞核及食物泡，常有被吞噬的红细胞。当胞质内出现红细胞时,往往是鉴别大小滋养体及其他肠道阿米巴的重要依据。虫体经铁苏木素染色后,细胞核结构清晰可见,圆形,呈蓝黑色、泡状,核膜内缘有一层排列整齐、大小均匀的染色质粒,颗粒核仁居中或稍偏位,着色较深,核仁与核膜间可隐约见到网状核纤丝,因而核的形态略似车轮状。

（2）小滋养体　又称共栖滋养体。常生活在结肠腔内,是该虫的基本生活型。体积较小,直径为 12~20 μm,在生理盐水涂片中,运动缓慢,内外质分界不明显,伪足短小。食物泡中可见吞噬的细菌,但未见红细胞。经铁苏木素染色后,核的结构同大滋养体。

2. 包囊　圆形,直径为 10~20 μm,外有一层囊壁,经碘液染色后,囊壁光滑透明呈黄色,内含 1~4 个核,核中心有 1 个微小核仁,未成熟包囊含 1~2 个核,可见棕红色糖原泡和透明的棒状拟染色体。成熟包囊有 4 个核,糖原泡及拟染色体已消失。经铁苏木素染色的包囊,核结构清晰,与滋养体相同,拟染色体呈蓝黑色棒状,两端钝圆,糖原被溶解留下空泡。

（二）生活史

溶组织内阿米巴生活史的基本过程是:包囊→小滋养体→包囊。成熟包囊（4 核）为感染阶段,人食入污染 4 核包囊的食物或水后感染。包囊能抵抗胃酸的作用,进入小肠下段经肠内碱性消化液的作用,囊壁破裂,虫体逸出,很快分裂为 4 个单核小滋养体,定居在回盲部的结肠黏膜和肠腺窝内,以肠内黏液、细菌及已消化的食物为营养,不断分裂增殖。当小滋养体移行至结肠下端时,随着肠内容物水分不断被吸收、营养物的减少等肠内环境的改变,虫体活动渐停止,排出内含物,虫体变圆,形成包囊前期,然后外质分泌囊壁而转变成 1~2 核的包囊,再分裂为成熟的 4 核包囊。4 核包囊随粪便排出体外。污染食物及水源,感染新宿主。

当宿主因肠壁受损或肠功能紊乱、抵抗力下降时,小滋养体可借助伪足运动及其酶和毒素的作用,侵入肠壁组织,并可吞噬红细胞,虫体增大变为大滋养体,大量繁殖,不断破坏肠黏膜组织,形成肠壁溃疡。溃疡组织内的大滋养体可随坏死组织潜入肠腔,随粪便排出体外而死亡。肠壁组织寄生的大滋养体还可随血流至肝、肺和脑等组织内进行增殖产生病变。当机体状态改善,肠功能恢复正常时,大滋养体可回到肠腔变为小滋养体,肠外组织内的大滋养体不能变成包囊,当离开组织时,迅速死亡（图 6-29-3）。

（三）致病

溶组织内阿米巴的致病性受多种因素影响,与宿主机体免疫力,虫株的毒力、数量及寄生部位、环境等有密切关系。大多数感染后为无症状的带虫者,少数为肠阿米巴病或肠外阿米巴病。

1. 致病机制　① 虫株的毒力作用　急性期患者肠内侵袭力强的虫株（致病型）,通过释放酶和细胞毒素破坏肠黏膜细胞,滋养体吞噬这些肠黏膜细胞和红细胞;② 细菌的协同作用　在肠内某些致病细菌与溶组织内阿米巴混合感染或损伤肠黏膜时,有利于阿米巴侵入肠黏膜、黏膜下层及肌层破坏肠壁组织;③ 宿主功能的改变　如人体免疫功能下降,肠功能紊乱、肠道或全身性感染、外伤大出血、营养不良等出现时,在感染溶组织内阿米巴后均易发病。

2. 临床类型　阿米巴病的临床表现多样,感染后病程较长,常反复不定,根据溶组织内阿米巴的感染和宿主的生理功能表现如下。

（1）带虫者　无明显临床症状,占感染者 90%,大多为共栖型（非侵入型）感染所致。

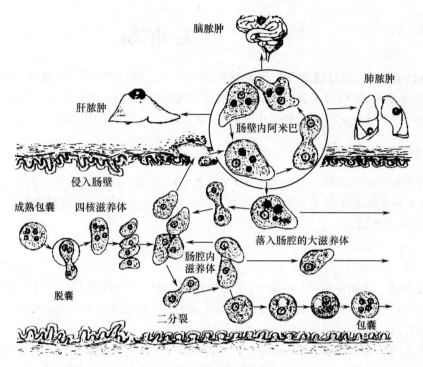

图 6-29-3　溶组织内阿米巴生活史

（2）阿米巴病患者　一般由侵袭型溶组织阿米巴感染引起,有明显的临床症状,多表现为肠阿米巴病,也可引起肠外阿米巴病。① 肠阿米巴病　大滋养体借助伪足、溶组织酶和毒素的作用,破坏肠壁组织,在黏膜下层繁殖扩展,引起液化性坏死,形成口小底大的烧瓶样溃疡,出现痢疾症状,即阿米巴痢疾;患者出现腹痛、腹泻,具有特殊腥臭味,呈酱红色脓血便;② 肠外阿米巴病　大滋养体可随血流至肝、肺、脑等部位,引起肝脓肿、肺脓肿、脑脓肿等肠外感染。

（四）实验诊断

1. 病原学检查　常用的粪便检查方法有:① 直接涂片法查滋养体　如镜下直接查出活动力强,有吞噬红细胞的大滋养体,即可确诊;② 碘液染色法查包囊　在检查中应注意,标本新鲜,应挑取黏液脓血部分检查,冬季要保温,容器要洁净,不可混入尿液。

2. 免疫诊断　临床怀疑为阿米巴病的患者,但又查不到病原体时,可采用免疫方法检测,如 ELISA、IFA 等检测抗体作为辅助诊断。

（五）防治

1. 查治患者和带虫者,控制传染源　对饮食工作人员进行定期体检尤为重要。常用药有甲硝唑、氯喹、大蒜素等。

2. 管理粪便　保护水源,防止包囊污染水源。

3. 加强卫生宣教　注意个人卫生、饭前便后洗手,做好饮食卫生和环境卫生,消灭苍蝇和蟑螂等。

第三节 鞭毛虫纲

鞭毛虫(flagellate)是以鞭毛作为运动细胞器的原虫。因种类不同,虫体有 1 根或数根鞭毛,以二分裂法繁殖,能引起人体致病的鞭毛虫大多寄生在宿主的消化道、泌尿生殖道、血液及组织内。其中对人体危害较大的鞭毛虫有杜氏利什曼原虫、阴道毛滴虫等。

一、杜氏利什曼原虫

杜氏利什曼原虫(*Leishmania donouani*)又称黑热病原虫。在完成生活史的发育阶段中有前鞭毛体和无鞭毛体两个时期。无鞭毛体主要寄生在人及脊椎动物的巨噬细胞内,引起内脏利什曼病,又称黑热病。

(一)形态

1. 无鞭毛体　无鞭毛体(amastigote)又称利杜体,寄生于人体和其他哺乳动物体内,大小为(2.9~5.7)μm×(1.8~4.0)μm,椭圆形。瑞氏染色后,细胞质呈淡蓝色,核大而圆,呈紫红色,动基体细杆状,染色较深,基体为点状,与根丝体相连。

2. 前鞭毛体　前鞭毛体(promastigote)又称鞭毛体,寄生于白蛉的消化道,虫体呈梭形,大小为(14.3~20)μm×(1.5~1.8)μm,核位于虫体中部,前端有动基体和基体,基体发出 1 根鞭毛,伸出体外。新鲜标本中常可见运动活泼的短粗形前鞭毛。虫体常聚集成团,呈菊花形。

(二)生活史

杜氏利什曼原虫的整个发育过程需要人(或其他哺乳动物)和白蛉两个宿主。

1. 在人体内发育　感染阶段是前鞭毛体。当感染有前鞭毛体的雌白蛉叮吸人血时,前鞭毛体随白蛉分泌的唾液注入人的皮下组织。一部分前鞭毛体可被中性粒细胞吞噬消灭,另一部分被巨噬细胞吞噬,随后失去鞭毛,虫体变圆,成为无鞭毛体。无鞭毛体在巨噬细胞内有抵抗酶的消化作用,同时能进行二分裂繁殖。大量的虫体增多可导致巨噬细胞破裂,散出的无鞭毛体又可被其他巨噬细胞吞噬,继续上述繁殖。

2. 在白蛉体内发育　当雌白蛉叮患者时,无鞭毛体可进入白蛉胃内,经 3~4 天后,逐渐发育为成熟的前鞭毛体,以二分裂方式进行繁殖,并向白蛉食管和咽部移动,7 天后前鞭毛体在白蛉口腔及喙处大量聚集。当白蛉叮咬健康人时,可使人感染。

(三)致病

由于无鞭毛体在巨噬细胞内不断重复繁殖,导致巨噬细胞大量破坏。其代谢产物的出现,刺激巨噬细胞、浆细胞等大量增生,尤其在人体肝、脾、骨髓、淋巴结等处更为明显,是导致肝、脾、淋巴结肿大的主要原因,其中脾大最为常见,出现率在 95% 以上。后期由于肝、肾功能受损,清蛋白合成明显减少,肾损伤使清蛋白由尿排出量增加,患者出现血浆总清蛋白降低,加之浆细胞增生,球蛋白总量显著增高,出现血浆清蛋白、球蛋白比例倒置。因脾大引起的脾功能亢进和免疫溶血可使患者出现贫血。患者发病期间常出现发热、贫血、肝脾大和免疫缺陷等,易并发肺炎及其他感染等。如不及时治疗,易造成死亡,死亡率达 90% 以上。

黑热病感染后,死亡率高,但只要用特效药物对症治疗后,痊愈率也可达 95% 以上,治愈后可产生牢固的获得性免疫。

(四)实验诊断

1. 病原检查　可采用穿刺检查方法,如查出无鞭毛体即可确诊。骨髓穿刺物涂片染色,原虫检出率高达 80%~90%;肿大淋巴结穿刺检出率为 46%~87%,且简便安全;脾穿刺虽检出率高达 90.6%~99.3%,但不安全。

2. 免疫诊断　常用 ELISA、IHA 检测患者血清抗体,但易出现交叉反应。目前临床上应用单克隆抗体抗原斑点试验方法,检测循环抗原,阳性率高达 94.12%,敏感性高,特异性强,无交叉反应,也可用于该病的疗效考核。

(五)流行

黑热病是人畜共患的寄生虫病,是新中国成立初期的五大寄生虫病之一,主要流行于中国、印度、地中海沿岸国家。我国曾流行于长江以北的 16 个省、市、自治区,危害严重,新中国成立后,经过大力开展防治工作,1958 年全国基本消灭了黑热病。但目前我国西北地区由于传染源和传播媒介的存在,该病又有散在发生,应引起重视。我国黑热病流行有 3 种类型。

1. 人源型　又称平源型。患者是主要传染源,感染率高,发病对象多为儿童和青少年,犬感染较少。传播媒介为家栖型中华白蛉及中华长管白蛉。

2. 犬源型　又称山丘型。主要在犬中流行,人的感染率低,发病对象为 5 岁以下儿童,病犬是人的主要传染源,传播媒介为近野栖的中华白蛉。

3. 自然疫源型　又称荒漠型。分布于新疆和内蒙古的某些荒漠地区,是某种野生动物的疾病,当人进入该地区可感染,患者以 2 岁以下婴幼儿为主,传播媒介主要是野栖型吴氏白蛉和亚历山大白蛉。

(六)防治

1. 治疗患者,控制传染源　一般需药物治疗一个疗程,特效药为葡萄糖酸锑钠,治愈率可达 95% 以上。

2. 捕杀病犬。

3. 消灭白蛉,切断传播途径　加强个人防护措施。

二、阴道毛滴虫

阴道毛滴虫(*Trichomonas uaginalis*)或称阴道滴虫,主要寄生于女性阴道、尿道及男性尿道、前列腺内,可引起滴虫性阴道炎、尿道炎及男性前列腺炎。

(一)形态

滋养体呈典型梨形,大小为 $(10\sim30)\,\mu m \times (5\sim15)\,\mu m$,经苏木素或瑞氏染色后,位于虫体前 1/3 处有一个椭圆形的紫红色的大细胞核,核的前端有 5 颗排列呈环状的毛基体,从毛基体发出 5 根染成红色的鞭毛。4 根前鞭毛向前伸出体外,1 根鞭毛向后伸展与体侧的波动膜外缘相连,与波动膜等长,波动膜不超过虫体一半,1 根轴柱由前向后纵贯虫体,从末端伸出体外。在阴道分泌物中,虫体呈无色透明,似水滴状,虫体借前鞭毛的摆动前进,以波动膜的波动做螺旋式运动。

(二)生活史

阴道毛滴虫生活史简单,只有滋养体期,以二分裂方式繁殖。感染阶段和致病阶段均为滋养体,滋养体主要寄生在人体泌尿生殖道,以女性多见。通过直接或间接接触的方式传播。

(三)致病

滴虫性阴道炎(trichomonal vaginitis)是女性常见的阴道炎之一,由阴道毛滴虫引起。正常情况下,健康妇女因乳酸杆菌能酵解阴道上皮细胞的糖原,产生乳酸,使阴道保持酸性(pH 3.8~4.4),抑制虫体或其他细菌生长繁殖,即阴道自净作用。阴道滴虫的致病力和临床表现与虫株的毒力及宿主的内分泌、阴道内环境等有密切的关系。大多数感染后无临床表现,为带虫者。尤其在妊娠、产后或月经期,阴道内环境改变,毒性强的虫株大量繁殖,可引起典型的滴虫性阴道炎,出现外阴瘙痒,白带增多,呈黄色泡沫状、腥臭等症状。伴细菌感染时,白带呈脓液状。合并尿道炎时,可有尿频、尿痛等症状。

(四)实验诊断

1. 白带涂片检查 取阴道后穹隆及壁部分泌物,用生理盐水涂片镜检,检出活滋养体可确诊。
2. 涂片染色法 取阴道分泌物涂片,经瑞氏或姬姆萨染液染色后镜检。
3. 培养法 接种阴道分泌物于肝浸液培养基内,37℃孵育 48 小时后涂片镜检。因操作复杂,一般不用。可用于疑难病例的诊断和疗效考核。

(五)流行与防治

该病呈世界性分布,各地感染率不一,以 16~35 岁年龄组的女性感染率最高。传染源为滴虫性阴道炎患者和男女带虫者。传播途径有两种,直接传播主要是通过性生活;间接传播是通过公共浴池、浴缸、浴盆、浴巾、游泳等传播。

增强普查力度,及时治疗患者和带虫者。常用药有甲硝唑、乙酰肿胺、洁尔阴等。加强卫生宣教,改善公共卫生设施,注意个人和集体卫生,提倡淋浴,尤其注意妇女经期卫生,切断传播途径。

学 习 小 结

孢子虫主要寄生于宿主的细胞内,生活史较为复杂,以无性和有性两者兼有的生殖方式增殖。疟原虫以人和蚊为宿主,并以蚊为传播媒介,感染阶段为子孢子,经蚊刺吸感染,寄生于人体肝细胞和红细胞内,引起疟疾。主要临床表现为发作、复发与再燃等。弓形虫生活史复杂,猫是弓形虫的终宿主兼中间宿主,人或其他动物为中间宿主,感染阶段是卵囊、包囊或假包囊。

主要经口感染，引起获得性弓形虫病；也可经胎盘感染，引起先天性弓形虫病。

根足虫以伪足为运动细胞器，多数有滋养体和包囊两个阶段，常寄生于宿主的消化道内，致病性根足虫只有痢疾阿米巴一种。痢疾阿米巴的感染阶段为四核包囊，经口感染，引起阿米巴痢疾和肝、肺脓肿等肠外阿米巴病。

鞭毛虫以鞭毛为运动细胞器，行无性分裂增殖。阴道滴虫仅有滋养体期，感染阶段亦为滋养体，通过性接触和间接接触传播，虫体寄生于人体阴道、泌尿道，引起滴虫性阴道炎、尿道炎和前列腺炎。黑热病原虫的发育阶段包括前鞭毛体和无鞭毛体两个时期。前鞭毛体寄生于白蛉的消化道内，是本虫的感染阶段，人被白蛉刺吸而感染引起黑热病。

思 考 题

1. 溶组织内阿米巴的基本生活史、致病因素和病变特点是什么？

2. 请说明疟疾周期性发作、复发和再燃的原因。

3. 根据间日疟原虫在人和蚊体内的发育过程，解释疟疾患者是否会通过输血传播该疾病，为什么？

4. 阴道滴虫对人体的危害、感染方式及防治原则是什么？

5. 请列表归纳疟原虫、溶组织内阿米巴、阴道滴虫、杜氏利什曼原虫的生活史，感染阶段以及寄生部位。

（于　虹）

第三十章　医学节肢动物

学习要点

1. 掌握医学节肢动物对人的危害及其与传播疾病的关系、防治原则。
2. 熟悉医学昆虫学的概念、昆虫形态结构特征、发育与变态。
3. 理解常见医学昆虫的生活史及其致病机制。

医学节肢动物以寄生和传播病原体的方式危害人类健康,可引起危害极大的传染病,如由蚊传播的疟疾、丝虫病、病毒性乙型脑炎及蚤传播的鼠疫。我们已经知道,疟疾在全球各地流行较广,对人类的健康危害较大,它是由带有疟原虫子孢子的按蚊传给人的。最早发现传播疟疾的媒介昆虫是英国微生物学家罗斯(Ronald Ross)。罗斯花了 7 年时间,通过大量的实验,并深入疟疾猖獗的西非丛林地区实地考察,证实了按蚊就是疟疾的传播媒介。罗斯的重大发现,为防治疟疾奠定了坚实的基础,他也是因研究疟疾而获得 1902 年诺贝尔生理学或医学奖的首位科学家。

第一节　概　　述

节肢动物属于动物界节肢动物门,种类繁多,分布广泛。其中包括通过寄生、吸血、螫刺及传播病原体等与人和动物健康有关的一大类节肢动物叫医学节肢动物。研究医学节肢动物的形态、生活史、生态习性、对人类社会的危害及防治的科学称为医学节肢动物学(medical arthropodology)。

一、形态结构与分类

(一)形态结构

节肢动物的主要特点是:① 虫体左右对称,体壁由坚硬的外骨骼组成;② 躯体与附肢(足、触角、触须)均分支;③ 开放式循环系统,体腔亦称血腔,内有无色或不同颜色的血液循环于各器官和组织间;④ 大多雌雄异体,繁殖方式多样,如卵生、卵胎生等;胚后期发育通常都有蜕皮与变态。

(二)分类

节肢动物门中与医学有关的有 6 个纲。① 甲壳纲　多水栖,用鳃呼吸,头胸融合成为一个头胸部,有触角两对,如石蟹、剑水蚤等;② 倍足纲　体长形,头部有触角一对,以气门呼吸,如马陆;③ 蠕形纲　体长形,呈蠕虫样,口器简单,两侧各有两个具钩的爪,如舌形虫;④ 唇虫纲　体长而扁形、多节,可分头与躯体两部分,头部有触角 1 对,有腿 1 对,第一体节上的附肢成为毒爪,如钱串子、蜈蚣;⑤ 蛛形纲　虫体分头胸部及腹部,头胸部具 6 对附肢,如蜘蛛、蝎、蜱、螨;⑥ 昆虫纲　虫体分头、胸、腹 3 部,头部具眼、触角及口器,胸部 3 节、腹面有腿 3 对。节肢动物种类繁多,约 70 余万种,其中昆虫纲和蛛形纲最重要。

二、医学节肢动物的发育与变态

节肢动物的发育过程包括卵、幼虫、成虫,各期的形态、结构及生活习性等均发生变化,称为变态(metamorphosis)。

1. 完全变态　节肢动物从卵、幼虫、蛹到成虫的 4 个发育期中,各期的形态、生理及生活习性完全不同,如蚊、蝇。

2. 不完全变态　也称半变态。其生活史分为卵、幼虫、若虫和成虫 4 个发育期,其中幼虫、若虫和成虫的形态及生活习性基本相似,如虱、蜚蠊。

三、医学节肢动物对人类的危害

节肢动物对人体危害包括直接与间接危害。

(一) 直接危害

1. 寄生　寄居在人体组织或器官造成损害,如疥螨、蠕形螨。
2. 骚扰　吸血活动造成骚扰,如蚊、蛉等。
3. 毒害　以毒腺或毒毛对人造成损害,如毒蜘蛛、蝎、松毛虫。
4. 超敏反应　虫体及代谢物致人过敏,如尘螨。

(二) 间接危害

节肢动物携带或储存病原体而传播疾病称间接危害。传播方式按其同病原体结合的方式不同分为两大类。

1. 生物性传播　某些昆虫充当了病原体的必然宿主,病原体在昆虫体内经过繁殖发育成为感染阶段,再通过昆虫作用传给人体。分为 4 种不同形式。

(1) 发育繁殖式　病原体在昆虫体内既有形态的变化,又有数量的增加。如疟原虫在雌性按蚊体内的发育。

(2) 发育式　病原体在昆虫体内仅有形态的变化,没有数量的增加。如丝虫微丝蚴在蚊体内的发育。

(3) 繁殖式　病原体在昆虫体内仅有数量的增加。如鼠疫耶尔森菌在蚤体内的繁殖。

(4) 经卵传递式　病原体在昆虫体内繁殖,由昆虫母体经卵传递至下一代而传播病原体。如全沟蜱传播森林脑炎病毒。

2. 机械性传播　病原体在昆虫体表附着或被吞入体内,既无生活史变化又无繁殖过程,昆虫只机械性携带而传播病原体。如苍蝇体表携带痢疾志贺菌等污染食物而传播病原体。

第二节 昆 虫 纲

一、概述

昆虫纲(insecta)是节肢动物门中最大的纲,与医学关系也最为密切,有些昆虫能传播许多疾病。因此,该纲也是医学节肢动物中最重要的一纲。

成虫分头、胸、腹3部分。

(一)头部

头部有复眼、单眼、触角和口器等。

(二)胸部

胸部由3节组成,分前、中、后胸3部分,各具足1对。

(三)腹部

腹部由11节组成,由于高等昆虫前1~2节趋于退化,所以只有9~10节,最后2节变为生殖器官。外生殖器官是鉴定虫种的重要依据(图6-30-1)。

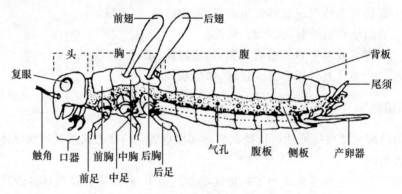

图 6-30-1　昆虫外部形态

二、蚊

蚊(mosquito)属于双翅目,蚊科,种类多,分布广,能传播多种疾病,是最重要的一类医学昆虫。危害人类健康的蚊种主要是按蚊属(*Anopheles*)、库蚊属(*Culex*)和伊蚊属(*Aedes*)。

(一)形态

蚊属小型昆虫,喙长,翅狭长,体披有鳞片和细毛,呈灰褐色、棕色或黑色,虫体分头、胸、腹3部分(图6-30-2)。

1. 头部　似半球形,具复眼,触角及触须各1对。在前下方有一前伸的刺吸口器(亦称喙),末端有 1 对唇瓣。复眼发达,在头部两侧,由许多小眼面构成。

2. 胸部 分前胸、中胸和后胸 3 节,各具足 1 对,仅中胸发达。

3. 腹部 由 10 节组成,各节间可伸缩,末端 3 节形成外生殖器官。

(二)生活史及生态

蚊的生活史分卵、幼虫、蛹和成虫 4 个时期,发育为完全变态。前 3 期生活于水中,后一期生活于陆地。在 30℃ 时卵期 2 天,幼虫期 5~7 天,蛹期 2 天,成虫期雄蚊 1~3 周,雌蚊 1~2 个月,完成一代生活史一般需 7~15 天,一年可繁殖 7~8 代(图 6-30-3)。

孳生地多随蚊种不同而异。中华按蚊多产卵于静止和自然水中,微小按

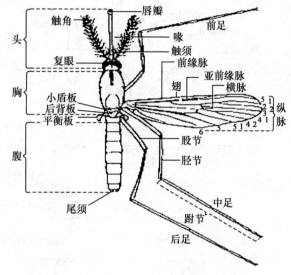

图 6-30-2 成蚊外部形态

蚊多产卵于流动的自然水中,库蚊多产卵于污水中,伊蚊多产卵于小容器积水中。

雌蚊在羽化后开始吸血,除伊蚊外,大都在夜间吸血,在嗜血习性上要求并不严格,一般均吸动物和人血,因此也就造成了某些动物的疾病传给人的人畜共患疾病。

(三)所传播疾病

蚊除叮咬吸血、骚扰人体外,主要传播以下几种疾病。

1. 疟疾 人疟均以按蚊为媒介,在雌蚊叮刺人体时,其唾腺内的疟原虫子孢子经唾液注入人体致病。

2. 丝虫病 班氏丝虫病以淡色库蚊、致倦库蚊、中华按蚊为媒介,马来丝虫以中华按蚊为媒介。

3. 流行性乙型脑炎 传播媒介为三带喙库蚊和白色伊蚊,可经蚊卵传播。

4. 登革热 传播媒介为埃及伊蚊和白色伊蚊,可经蚊卵传递。

(四)防治

蚊的防治多采用综合性措施。

1. 环境防治 改善环境卫生,清除孳生地。

2. 物理防治 安装纱门纱窗、挂蚊帐、灯光诱杀等。

3. 化学防治 使用杀虫剂,如敌敌畏、双硫磷、杀螟松等,采用滞留喷洒、熏蒸熏杀等方法消灭蚊虫。

4. 生物防治 在稻田、池塘中养鱼养鸭捕食蚊幼虫;利用微生物制剂,如苏云金杆菌表达的特异性杀幼虫蛋白杀灭蚊幼虫。

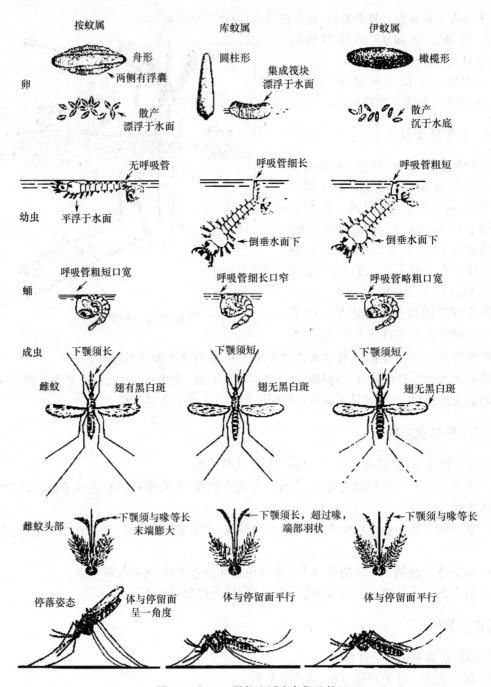

图 6-30-3 三属蚊生活史各期比较

三、蝇

蝇(fly)的种类多、分布广。蝇能传播多种疾病,幼虫寄生人体引起蝇蛆病,对人类有危害作用的蝇类主要有蝇科、丽蝇科、麻蝇科和狂蝇科。

（一）形态

成蝇一般长 6~14 mm。体色呈暗灰、黑、黄褐、暗褐,许多种类带有绿、蓝、紫、青蓝色的金属光泽,全身覆有鬃毛(图 6-30-4)。

1. 头部 近似半球形,两侧各有 1 个大复眼,两眼间距为雌宽雄窄。颅顶中央单眼 3 个,排列呈三角形。颜面正中有 1 对触角。头部下方为吮舐式口器,少数吸血蝇类的口器为刺吸式。

2. 胸部 前胸和后胸退化,中胸特别发达。翅一对着生于中胸背板两侧,腿 3 对,覆有很多鬃毛,跗节分 5 节,末端有爪及爪垫各 1 对。爪垫上有细毛并可分泌黏液(可携带病原体)。

3. 腹部 圆筒状,由 10 节组成,一般仅可见 5 节,其余均变为外生殖器。雌性外生殖器常截于腹部内,产卵时伸出。

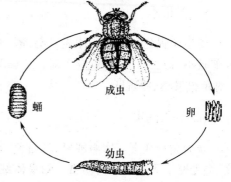

图 6-30-4 蝇生活史

（二）生活史及生态

蝇的发育过程为完全变态,分为卵、幼虫、蛹和成虫 4 期(图 6-30-4),但也有直接产出幼虫的,如麻蝇。在适宜条件下,卵期 1 天,幼虫期 4~8 天,蛹期 3~6 天,只要 8~10 天即可完成一代,一年可有 10~12 代。

蝇多孳生于有机物积贮较多的地方,嗜食香甜食物和腐臭食物、动物的分泌与排泄物,且边食、边吐和边排泄习性。其吐滴和粪便可携带病原体而污染食物。

（三）所传播疾病

1. 机械性传播 主要传病方式,传播可引起消化系统、呼吸系统、神经系统、皮肤和眼等疾病的病原体,如伤寒、痢疾、脊髓灰质炎和肺结核等。

2. 生物性传播 某些蝇类可作为某些寄生虫的中间宿主。如变色纵眼果蝇传播吸吮线虫病,舌蝇可传播锥虫病。

3. 蝇蛆病 蝇类的幼虫寄生于动物或人体的组织和器官而引起的疾病。临床可见胃肠蝇蛆病,眼蝇蛆病,口腔、耳、鼻蝇蛆病,尿道蝇蛆病和创伤蝇蛆病等。

（四）防治原则

1. 环境防治 加强环境治理,消除孳生场所。

2. 物理防治 采用纱门、纱窗防蝇及粘、捕、诱等方法杀灭蝇类。

3. 化学防治 采用美曲膦酯、菊酯类杀虫剂喷洒及毒饵诱杀。

4. 生物防治 运用蝇天敌杀灭蝇蛹或幼虫。

四、蚤

蚤(Flee)为哺乳动物和鸟类的体表寄生虫,体小无翅,极善跳跃,可传播多种人畜共患疾病。

(一)形态

蚤呈深褐色,体侧扁,体表具毛、鬃、刺,有的腹侧边缘还具栉。蚤体分为头、胸、腹3部分。头部较小,似三角形,有触角1对。口器为刺吸式。胸部分前、中、后胸3节,每节有足1对,第3对足很发达、善跳跃。

(二)生活史

蚤为完全变态。卵椭圆形,乳白色,表面光洁无黏性,一般产于宿主毛内或巢穴内,适宜温度、湿度时5天左右孵出幼虫。幼虫体细长无附肢,靠体节鬃毛行动,在适宜条件下,经2~3周,脱皮两次即成熟,并由唾腺分泌的丝作茧化蛹。蛹期一般为1~2周。在适宜条件下,由卵发育至成虫约需1个月(图6-30-5)。

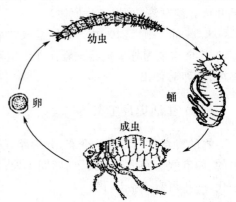

图6-30-5 蚤生活史

(三)危害与疾病

1. 叮刺吸血、骚扰 蚤类因侵袭叮刺人体,引起痒痛感,甚至感染致溃疡。
2. 皮下寄生 潜蚤属及钻潜蚤可钻入皮下寄生,引起危害。
3. 传播疾病 蚤类可传播鼠疫、地方性斑疹伤寒和数种寄生虫病。

(四)防治原则

防治原则要从防蚤灭蚤着手,消除蚤的孳生地;注意个人和环境卫生,注重对宠物的管理;防鼠、灭鼠和清除鼠窝。

第三节 蛛 形 纲

蛛形纲(Arachnida)的成虫期具4对足,无翅,无触角,仅具单眼。体分为头胸部和腹部。在节肢动物中,蛛形纲与人类关系仅次于昆虫纲,其中蜱螨亚纲与人类关系最为密切。

一、蜱

蜱(tick)分硬蜱和软蜱,皆营寄生生活,是多种人畜共患病的传播媒介和储存宿主。

(一)形态

蜱的体形呈长圆体或圆形,背腹扁平,虫体呈灰色、黄色、褐色,体长2~13 mm,吸饱血后胀大如蓖麻籽,体长可达 30 mm。

1. 硬蜱 硬蜱为蜱螨类中体型最大的一类,躯体背面有一坚硬的盾板。蜱体有明显的前端颚体和后部的躯体两部分。硬蜱的主要种类有全沟硬蜱、草原硬蜱、草原血蜱和森林革蜱等。

2. 软蜱 躯体背面无盾板,雌雄两性虫体不易区别,革质的躯体表面多呈颗粒状小疣,或有皱纹、盘状凹陷。颚体小且隐于躯体腹面前方,其两侧有须肢,呈长杆状,各节可活动。

(二)生活史

软、硬蜱生活史相似,分卵、幼虫、若虫和成虫 4 期。硬蜱多栖息于森林、牧场、草原,多在白天侵袭宿主,寿命数月至 1 年。软蜱多栖息于家畜的圈舍、洞穴等隐蔽场所,常在夜间侵袭宿主,寿命数年或更长。蜱的活动范围一般不大,宿主的活动与迁移对蜱的散播起作用(图 6-30-6)。

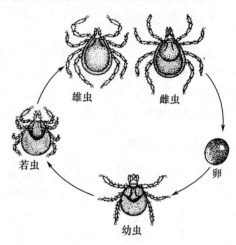

图 6-30-6 蜱生活史

(三)危害与疾病

1. 直接危害 蜱叮刺吸血时可致局部充血、水肿、炎症或继发感染,有些蜱唾液中含有神经毒素,使人瘫痪甚至死亡。

2. 传播疾病 蜱传疾病主要有:森林脑炎、Q 热、布鲁病和蜱媒回归热等。

(四)防治原则

防治原则是减少或清除孳生地,药物杀蜱和个人防护。

二、人疥螨

疥螨(Sarcoptes scabiei)是永久性体外寄生虫,寄生于宿主的皮肤表皮层内,可引起剧烈瘙痒的顽固性皮肤病,即疥疮,寄生在人体的为人疥螨。

(一)形态

成虫背面隆起,长 0.3~0.5 mm,乳黄色,无眼,无气门,体表有大量波状皮纹,背面有成列的圆锥形皮棘,成对的粗刺、刚毛和长鬃。颚体短小,基部陷入躯体内。

(二)生活史

发育过程分卵、幼虫、前若虫、后若虫和成虫 5 期(图 6-30-7)。雌螨产卵于宿主皮内的隧道中,3~4 天可孵出幼虫,经 3~4 天幼虫蜕皮为前若虫,再经 3~4 天又蜕皮为后若虫,最后发育为成虫。

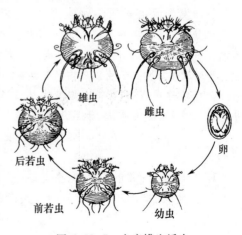

图 6-30-7 人疥螨生活史

完成生活史需 8~17 天。

人疥螨宿生于人皮肤薄嫩处,以角质组织和淋巴液为食,虫体在皮下开凿一条与其体平行的隧道。雄虫与雌性后若虫在表皮上面交配,雄虫在交配后不久死亡,而受精后的雌螨非常活跃,此时也最易感染新宿主,在宿主表皮找到适宜部位,即挖掘隧道钻入皮内,蜕皮为成虫,2~3 天后即开始在隧道中产卵,卵产完后便死在隧道底部。

(三)危害与疾病

主要致病作用:一是挖掘隧道时对皮肤的机械刺激和表皮损伤,二是代谢产物与死亡裂解虫体可引起超敏反应。感染初期,局部皮肤出现针尖大小的丘疹和小疱疹。疥疮最突出的症状是剧烈瘙痒,尤以夜间睡眠时为甚,奇痒难忍,影响睡眠。患者常因此抓破皮肤而继发细菌感染,形成脓疱疮、毛囊炎等。

(四)防治原则

疥螨多直接传播,也可通过患者衣物、用具而间接传播。预防措施主要是加强个人卫生,避免同患者直接或间接接触。患者衣物要高温蒸煮消毒。

疥疮治疗常用 5%~10% 的硫黄软膏、10% 苯甲酸苄酯擦剂、疥宁霜等,均有效果。用药前需先用温水清洗患处,除去脓痂,干后用药涂擦。

学习小结

医学节肢动物对人体的主要危害是传播疾病,病原体在人与人、人与畜之间相互传播,引起自然疫源性疾病。传播方式有生物性和机械性两种,以生物性危害较大。直接寄生人体的有蝇蛆、疥螨、蠕形螨和尘螨等。防治原则以针对病媒的薄弱环节,制订综合性防治措施,治疗患者,加强检疫及控制自然疫源地等。

蚊的发育为完全变态。雌性成蚊吸血传播疾病。我国主要传病媒蚊种有按蚊(传播疟疾、丝虫病、疟疾)、库蚊(传播丝虫病、乙脑)、伊蚊(传播乙脑及登革热)。

蝇的发育为完全变态,以机械性传播疾病为主。成蝇可传播各种肠道传染病及寄生虫病。幼虫寄生人体,引起多部位蝇蛆病。

蚤的发育为完全变态,成虫刺吸人、畜血液,主要传播鼠疫。

蜱分硬蜱、软蜱两种。生活史各阶段皆吸血,对宿主无严格选择性,经卵将病原体传给下一代。毒素可直接引起皮炎及蜱瘫痪。可传播森林脑炎、Q 热、布鲁病和蜱媒回归热等。

疥螨成虫、幼虫、若虫以皮内角质组织和渗出的淋巴液为营养。开凿隧道寄生皮内,引起疥疮。

疥疮治疗用 5%~10% 的硫磺软膏、10% 苯甲酸苄酯擦剂、疥宁霜等均有效。用药前需先用温水清洗患处,除去脓痂,干后用药涂擦。

思 考 题

1. 名词解释:媒介昆虫、完全变态、不完全变态、机械性传播和生物性传播。
2. 简述蚊、蝇、蚤、人疥螨与传播疾病的关系及防治措施。

(万巧凤)

参考文献

[1] 陈育民.免疫学基础与病原生物学.西安:第四军医大学出版社,2009.

[2] 肖纯凌,赵富玺.病原生物学和免疫学.7版.北京:人民卫生出版社,2014.

[3] 杨建平.医学免疫学与病原生物学.西安:第四军医大学出版社,2007.

[4] 詹希美.人体寄生虫学.2版.北京:人民卫生出版社,2010.

[5] 孙万邦.医学免疫学与病原生物学.2版.北京:高等教育出版社,2010.

[6] 陈兴保.病原生物学与免疫学.6版.北京:人民卫生出版社,2009.

[7] 王承明.病原生物学.武汉:华中科技大学出版社,2014.

[8] 曹雪涛.医学免疫学.6版.北京:人民卫生出版社,2013.

[9] 何维.医学免疫学.2版.北京:人民卫生出版社,2010.

[10] 龚非力.医学免疫学.3版.北京:科学出版社,2012.

[11] 关洪全.免疫学基础与病原生物学.北京:人民卫生出版社,2012.

[12] 诸欣平.人体寄生虫学.8版.北京:人民卫生出版社,2013.

[13] 吴观陵.人体寄生虫学.4版.北京:人民卫生出版社,2013.

[14] 刘文辉.免疫学与病原生物学.3版.北京:人民卫生出版社,2014.

[15] 金伯泉.医学免疫学.5版.北京:人民卫生出版社,2008.

[16] 齐永长.病原生物学与医学免疫学.武汉:华中科技大学出版社,2012.

[17] Abbas A K,Lichtman A H,Pillai S.Cellular and Molecular Immunology.6th ed.Philadelphia,
W.B.Sauders Company.2007.

[18] Duarte C.Barral & Michael B.Brenner(Barral DC,Brenner MB).CD1 antigen presentation:
How it works.Nature Review Immunology.2007;7(12):929~941.

常见病原微生物彩图（一）

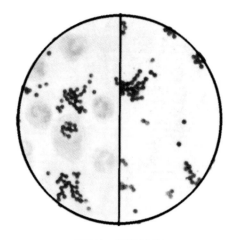

彩图1　葡萄球菌

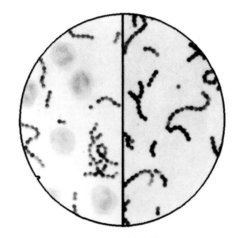

彩图2　链球菌

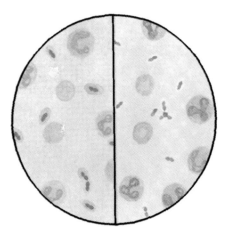

彩图3　肺炎球菌

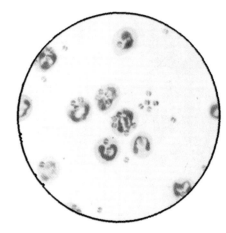

彩图4　脑膜炎奈瑟菌

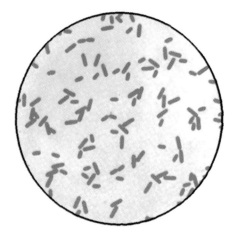

彩图5　大肠埃希菌

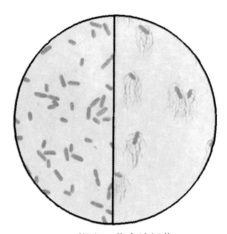

彩图6　伤寒沙门菌

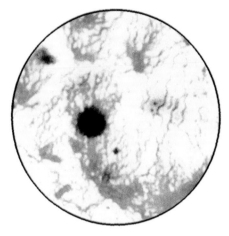

彩图7　变形杆菌

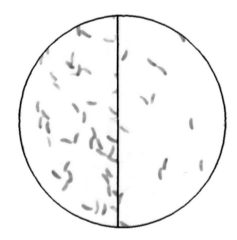

彩图8　霍乱弧菌

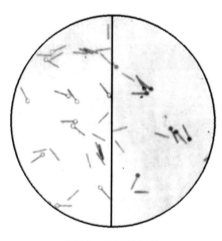

彩图9　破伤风杆菌

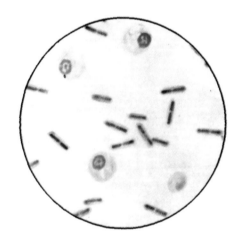

彩图10　产气荚膜杆菌

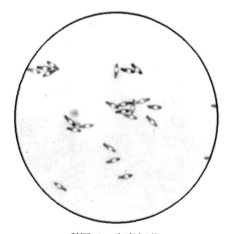

彩图11　肉毒杆菌

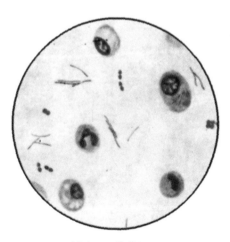

彩图12　结核杆菌

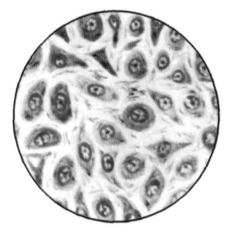

彩图13　麻风杆菌

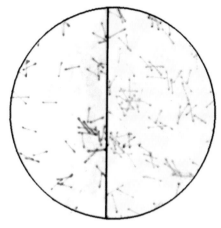

彩图14　白喉杆菌

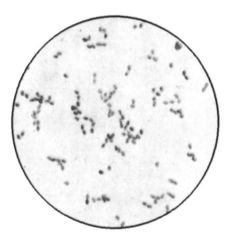

彩图15　百日咳杆菌

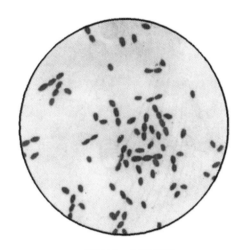

彩图16　布鲁杆菌

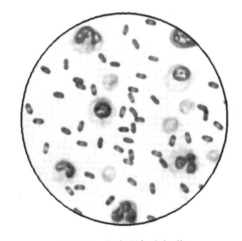

彩图17　鼠疫耶尔森杆菌

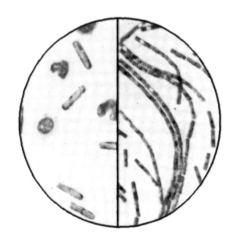

彩图18　炭疽杆菌

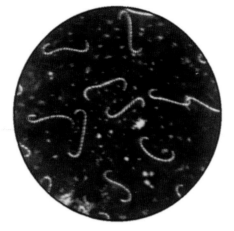

彩图19　钩端螺旋体

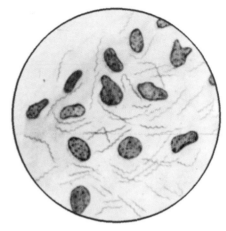

彩图20　梅毒螺旋体

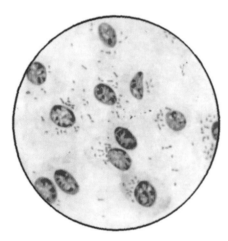

彩图21　普氏立克次体

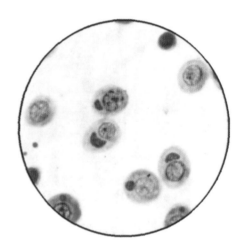

彩图22　沙眼衣原体

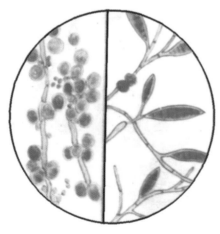

彩图23　白假丝酵母菌、絮状表皮癣菌

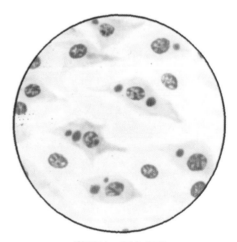

彩图24　狂犬病毒

常见人体寄生虫虫卵彩图

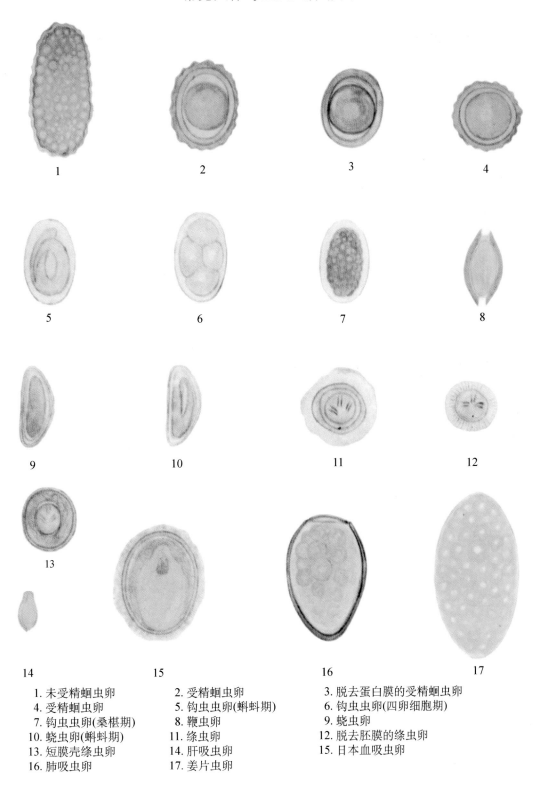

1. 未受精蛔虫卵
2. 受精蛔虫卵
3. 脱去蛋白膜的受精蛔虫卵
4. 受精蛔虫卵
5. 钩虫虫卵(蝌蚪期)
6. 钩虫虫卵(四卵细胞期)
7. 钩虫虫卵(桑椹期)
8. 鞭虫卵
9. 蛲虫卵
10. 蛲虫卵(蝌蚪期)
11. 绦虫卵
12. 脱去胚膜的绦虫卵
13. 短膜壳绦虫卵
14. 肝吸虫卵
15. 日本血吸虫卵
16. 肺吸虫卵
17. 姜片虫卵

四种疟原虫形态图

	间日疟原虫	恶性疟原虫	三日疟原虫	卵形疟原虫
小滋养体				
大滋养体				
裂殖前期				
裂殖体				
小配子体				
大配子体				